U0347830

小病轻松一扫光

很老很灵的 偏方 验方 名方

彩图版

【张银柱◎主编】
北京中医药大学副教授
副主任医师

浙江出版联合集团
浙江科学技术出版社

图书在版编目（CIP）数据

很老很灵的偏方验方名方/张银柱主编.—杭州：
浙江科学技术出版社，2013.9
ISBN 978-7-5341-5466-9

Ⅰ.①很…　Ⅱ.①张…　Ⅲ.①土方－汇编
Ⅳ.①R289.2

中国版本图书馆CIP数据核字（2013）第140916号

很老很灵的偏方验方名方

▶▶▶ 张银柱 主编

责任编辑：宋　东　李骁睿		**特约编辑**：鹿　瑶　赵旌羽	
责任校对：刘　丹　王　群　王巧玲		**特约美编**：王道琴	
责任美编：金　晖		**封面设计**：罗　雷	
责任印务：徐忠雷		**版式设计**：李彦霞	

出版发行：浙江科学技术出版社
　　　　　地址：杭州市体育场路347号
　　　　　邮政编码：310006
　　　　　联系电话：0571-85058048
制　　作：日知图书（www.rzbook.com）
印　　刷：天津市光明印务有限公司
经　　销：全国各地新华书店
开　　本：710×1000　1/16
字　　数：192千字
印　　张：15
版　　次：2013年9月第1版
印　　次：2013年9月第1次印刷
书　　号：ISBN 978-7-5341-5466-9
定　　价：39.00元

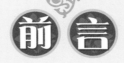

偏方、验方、名方是中医方剂学的重要组成部分。大部分偏方所包含的药味数不多，只有一味食材或药材就能对疾病产生良好的调治和预防作用。例如一根大葱、一块生姜就能驱走风寒，一杯白开水就能止住打嗝……这些偏方简单易行，深受广大人民群众的欢迎。

本书中大量偏方的取材都来源于日常生活中的食材以及常见中药材，力求以最低廉的药材取得最佳的治疗效果。而且，经专家指导，将搜集的偏方按科别进行分类，有五官科、内科、外科、皮肤科、骨科、妇科、男科等几个类别。书中每一种疾病按照病症、病因、特点以及每一种治疗疾病的药剂配方、制用法、功效等作了系统的分析和说明，便于读者对症查找使用。收录的偏方分为食疗、药疗偏方、验方、名方和特效理疗偏方、验方、名方两大类。其中食疗、药疗偏方，辅标治本；特效理疗偏方，内病外治，安全可靠。

本书实用性强，具有用药常见、组方巧妙、简便易行、易学实用、省钱省事的特点，适合大众日常保健的需求，可作为广大读者的家庭"医疗顾问"。

张银柱

北京中医药大学副教授

副主任医师

⚠ 本书推荐的祛病偏方、验方、名方仅供辅助治疗，不能代替医师诊治。

目录

很老很灵的偏方验方名方

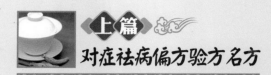

上篇
对症祛病偏方验方名方

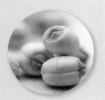
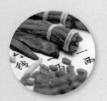

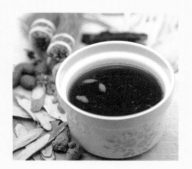

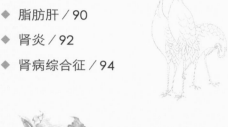
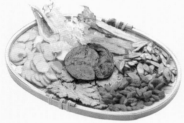

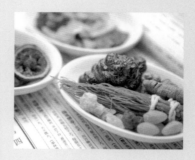

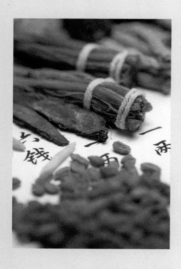

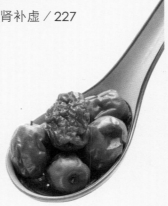

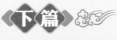

下篇
养生保健偏方验方名方

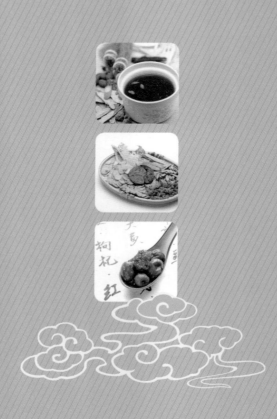

上篇

对症祛病偏方验方名方

偏方治病在民间使用比较普遍，也是传统中医学的重要组成部分。经历代医家反复实践，积累了诸多有效的偏方验方。本篇为了方便读者对症选方，精心挑选了包含日常食材、中药材的多种偏方验方，并且按照内科、外科、皮肤科等分科介绍，便于查找。

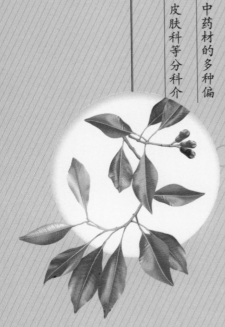

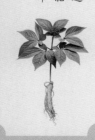

五官科疾病

五官科疾病不仅关乎健康，还可能关乎容貌。对症小偏方能帮助调治五官疾病，还原面部健康与美丽。

【结膜炎】

　　结膜炎，是结膜组织在外界和机体自身因素的作用下发生的炎性反应的统称，是一种眼科常见病。临床以眼分泌物增多与结膜充血为主要症状。其病因多是由于结膜大部分与外界直接接触，容易受到周围环境中感染性（如细菌、病毒及衣原体等）和非感染性因素（外伤、化学物质及物理因素等）的刺激，而且结膜的血管和淋巴很丰富，容易发炎、过敏。

食疗、药疗 偏方验方名方

两根汤

　　板蓝根、白茅根各60克（小儿药量减半）。每日1剂，水煎，早、晚饭后服。小儿则少量频服。禁忌辛辣。适用于急性、慢性结膜炎。

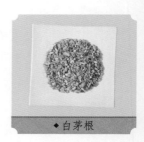

◆白茅根

谷精草蜜茶

　　蜂蜜25克，谷精草、绿茶各12克。将后2味加水250毫升煮沸5分钟，去渣，加蜂蜜，分3次饭后服，每日1～2剂。适用于急性结膜炎。

三草汤

　　金钱草、夏枯草、龙胆草各30克，菊花100克。前3味水煎成500毫升药液，冲泡菊花，每日分早、晚2次服。适用于急性结膜炎。

蒲菊汤

　　蒲公英、菊花各30克，黄连9克。水煎服。每日1剂，日服2次。适用于急性卡他性结膜炎。

腥菊汤

　　鱼腥草30克，菊花15克。将以上药材放入保温杯中，冲入沸水，加盖闷15～20分钟。先揭开杯盖，熏蒸患眼数分钟，再代茶饮用。每日1剂。适用于风热型急性卡他性结膜炎。

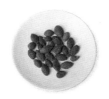

特效理疗 偏方验方名方 ----------------------

🍁 槐菊煎液熏洗双眼

槐花10克，菊花6克。上药煎汤，熏洗双眼。适用于流行性结膜炎。

🍁 胖大海敷眼睑

取胖大海3～4枚，用温开水将其泡散。用0.9%生理盐水冲洗患眼后，将泡散的胖大海覆盖患侧上、下眼睑（每只眼1～2枚），用纱布固定。每晚1次，每次20分钟，3～4日即可治愈。适用于流行性结膜炎。

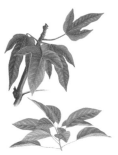

◆ 胖大海

🍁 黄菊汤

黄柏30克，菊花15克。将以上药材加入开水500毫升浸泡2小时后，再用纱布过滤备用。用时以此药液外敷或洗涤患眼，每日2次，每次10分钟。一般用药1～2天即可治愈。适用于急性卡他性结膜炎。

🍁 青黛散

青黛、川芎、夏枯草各30克，鹅不食草、薄荷各15克。将以上药材共研为极细末，储存于瓶中备用，勿泄气。用时先口含温开水，再取药末适量吹鼻，左痛吹右，右痛吹左，双眼均痛则双鼻均吹，以泪出为度，流泪后吐出所含之水。每日吹2～3次。3天为1个疗程。适用于急性结膜炎。

🍁 蒲菊汤

蒲公英、菊花各30克，黄连9克。将3味药用水煎药汁100毫升，趁热熏眼洗目15～20分钟，每日2次。适用于急性卡他性结膜炎。

🍁 蚂蟥液

活水蛭3条，蜂蜜6毫升。将活水蛭置于蜂蜜中，6小时后将浸液倒入清洁瓶内。每日取此液滴眼1次，每次1～2滴。适用于急性卡他性结膜炎。

🍁 蚯蚓水

新鲜蚯蚓3～5条（洗净），白糖适量。将蚯蚓放入碗内，加适量白糖，用碗扣住，待其化水后，用此水点眼，每日3～5次，每次1～2滴。适用于急性卡他性结膜炎。

🍁 千里光眼药水

鲜千里光适量。上药加水适量，煎煮并过滤取汁，配成1∶1（干品煎汁后按1∶4）的眼药水。用时每2小时滴眼1次，一般用药5～10天即愈。适用于急性结膜炎。

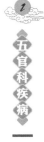

五官科疾病

【鼻炎】

鼻炎是鼻腔黏膜和黏膜下层的急、慢性炎症。主要表现为鼻塞、鼻流浊涕、嗅觉减退，并伴有发热、喷嚏、头痛、头胀、咽部不适等症。鼻炎有急性鼻炎、慢性鼻炎、萎缩性鼻炎、过敏性鼻炎之分。急性鼻炎即通常所讲的"伤风"，往往是上呼吸道感染的一部分。慢性鼻炎是一种常见的鼻腔和黏膜下层的慢性炎症，大多由急性鼻炎反复发作、迁延不愈引起。萎缩性鼻炎是鼻腔黏膜、鼻甲萎缩的疾病。过敏性鼻炎是身体对花粉、药物等过敏而引起的鼻部异常反应。鼻炎患者平时应加强身体锻炼，以提高身体抵抗力，改善心、肺功能，促进鼻黏膜的血液循环，对预防和治疗鼻炎都有帮助。

食疗、药疗 偏方验方名方

丝瓜藤猪肉汤

丝瓜藤（取近根部者）2～3节，瘦猪肉60克，盐适量。将丝瓜藤洗净，切成数段，猪肉切块，同放锅内加水煮汤，加盐调味即可。饮汤吃肉，每日1次，5次为1个疗程，连用1～3个疗程。适用于萎缩性鼻炎。

姜枣红糖茶

生姜、红枣各10克，红糖60克。前2味煮沸加红糖，当茶饮。本方适用于急性鼻炎，流清涕。亦适用于慢性鼻炎。

芥菜粥

芥菜头适量，大米50克。将芥菜头洗净，切成小片，同大米煮粥，作早餐食用。本方可健脾开胃、通鼻利窍，适用于急、慢性鼻炎。

辛夷花乌鱼汤

辛夷花3朵，鲜乌鱼1尾（约500克），豌豆苗50克，鸡汤、鸡油、食用油、盐、味精、葱、姜、酒等各适量。将辛夷花切成丝。乌鱼两侧各剞直刀，放入沸水中煮沸，去皮，再入油锅略煸，加入鸡汤，入调味品煮熟，再撒上辛夷花，淋上鸡油即可。吃鱼喝汤。适用于慢性鼻炎。

苍耳子茶

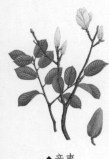

◆辛夷

苍耳子12克，辛夷、白芷各9克，薄荷4.5克，葱白2根，茶叶

2克。以上药材共研为粗末。每日1剂，当茶频饮。本方可宣肺通窍，适用于慢性鼻炎。

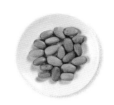

刀豆酒

老刀豆（带壳）约30克，黄酒1盅。老刀豆焙焦，研细末，用黄酒调服。每日1～2次。

刀豆，又称挟剑豆、大戈豆、大刀豆，为豆科植物刀豆的种子。刀豆甘、温，无毒，有温中下气、益肾补元之功效。本方可活血通窍，适用于慢性鼻炎。

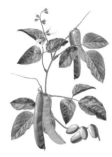

◆刀豆

特效理疗 偏方验方名方

白萝卜煮水熏鼻

白萝卜3～4根。将萝卜放入锅中加清水煮，待煮沸之后，用鼻吸蒸汽，数分钟后，鼻渐畅通，头痛消失。适用于慢性鼻炎、鼻塞流涕、语音带鼻音。

葱白汁熏口鼻法

葱白10根。葱白捣烂绞汁，涂鼻唇间；或用开水冲泡后，趁温熏口鼻。本方通鼻利窍，适用于气滞血瘀型慢性鼻炎，症见鼻塞、涕黄稠或黏白。

蜂蜜涂鼻法

蜂蜜适量。先用温水洗去鼻腔内的结痂和分泌物，充分暴露鼻黏膜后，用棉签蘸蜂蜜涂患处，每日早、晚各涂1次，至鼻腔无痛痒、无分泌物、无结痂、嗅觉恢复为止。本方可养血、润燥、消炎，适用于萎缩性鼻炎。

桃树叶塞鼻法

嫩桃树叶1～2片。将叶片揉成棉球状，塞入患鼻10～20分钟，待鼻内分泌大量清涕不能忍受时取出，每日4次，连用1周。适用于萎缩性鼻炎。

辛夷花吹鼻法

辛夷花30克。将辛夷花研末，储存于瓶中备用。用时取药适量吹鼻，每日3～5次，3日为1个疗程。适用于急性鼻炎。

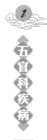

五官科疾病

【鼻出血】

　　鼻出血又称鼻衄，是一种常见的症状，一般发生在鼻中隔前部。轻者鼻涕中带血，严重者可出血不止，甚至引起失血性休克，反复出血者还会造成贫血。

　　引起鼻出血的原因很多，有鼻腔本身的原因，也可能是全身性疾病。鼻中隔前下部血管丰富且表浅，黏膜又比较薄，与下面的软骨紧密贴在一起，出现外伤时没有缓冲的余地，很容易出血。鼻腔内的某些病变，比如炎症、肿瘤等也会引起鼻出血。这些都是鼻腔局部的原因。容易引起鼻出血的全身性疾病有血小板减少等凝血功能障碍性疾病。这些患者的血管稍有破损就会出血不止。中老年人的动脉趋于硬化，血管脆性增加，比年轻人更容易出血，特别是血压较高的人，一旦出血更不容易止住。

　　鼻出血的时候，可冷敷额部，用手指捏紧鼻孔压迫止血，如无效则可用浸油的棉花或纱布条塞鼻腔。止血后检查病因再作根本处理。

食疗、药疗 偏方验方名方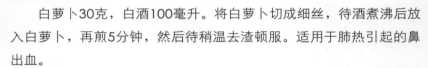

荸荠莲藕饮

　　白萝卜、荸荠、莲藕各500克。以上3味药材分别洗净切片，水煎服，每日1剂，连服3～4剂。本方可清泻肺热、宁络止血，适用于肺热引起的鼻出血。

白萝卜酒

　　白萝卜30克，白酒100毫升。将白萝卜切成细丝，待酒煮沸后放入白萝卜，再煎5分钟，然后待稍温去渣顿服。适用于肺热引起的鼻出血。

旱莲草猪肝汤

　　旱莲草60克，猪肝250克。水煎服，每日1剂，连服数剂。本方滋补肾阴、清热止血，适用于鼻出血，兼见头晕耳鸣、鼻中干燥灼热、腰膝酸软等症。

空心菜饮

　　空心菜250克，白糖适量。将空心菜洗净，和糖捣烂，冲入沸水饮用。本方可清肝泻火、宁络止血，适用于肝火引起的鼻出血。

◆ 白萝卜

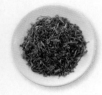

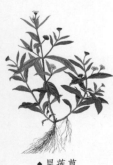
◆ 旱莲草

鸡冠花煮鸡蛋

白鸡冠花15～30克，鸡蛋1个。将鸡蛋、白鸡冠花加水2碗，煎至1碗，鸡蛋去壳放入再煮，去渣吃蛋。每日1剂，连服3日。适用于肝火上扰引起的鼻出血。

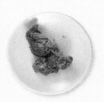

猪蹄黑枣汤

猪蹄1只，黑枣500克，白糖250克。猪蹄洗净加水，入黑枣同煮，加糖。分数天食完，连服2～3剂。本方可健脾益气、养胃止血，适用于肝阴肾虚型鼻出血。

白萝卜饮

白萝卜数个，白糖适量。将萝卜洗净、切碎、绞汁，用白糖调服。每次50毫升，每日3次，连服数剂。本方可清胃泻热、凉血止血，适用于胃热上蒸引起的鼻出血、鼻燥、口臭、口渴等。

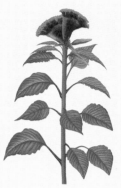

◆鸡冠花

韭菜汁

韭菜500克。将韭菜洗净，绞汁。夏天冷服，冬天温服。本方可温脾暖胃、和中止血，适用于鼻出血伴脾胃虚寒者。

荠菜鲜藕汤

荠菜（带花）60克，藕100克。荠菜、藕洗净，加水同煮。喝汤吃藕，每日2次。适用于血热引起的鼻腔出血。

鲜藕汁

鲜藕500克。鲜藕洗净，绞汁200毫升，顿服。本品可清热除烦，适用于血热引起的鼻出血。

黄花菜饮

黄花菜60克。将黄花菜洗净，加水煎服。每日2次。本方可凉血止血，适用于鼻出血属血热证者。

荷叶冰糖汁

鲜荷叶1张，冰糖30～50克。荷叶加冰糖、水3碗，煎至2碗。每次服1碗，早、晚各服1次，连服3日为1个疗程。以后每年夏、秋季节各服1个疗程，以巩固疗效。本方可凉血止血，适用于血热引起的鼻出血。

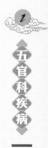

五官科疾病

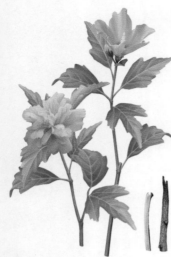

◆木槿

木槿花豆腐方

豆腐250克，白木槿花10克，生石膏、白糖各30克。加水先煎生石膏，再放入木槿花、豆腐，小火煎至豆腐有小孔状即入白糖。每日服1剂，喝汤吃豆腐，宜冷服。本方可清热滋阴、凉血止血，适用于鼻出血。

荠菜蜜枣饮

鲜荠菜90克，蜜枣5～6枚。将鲜荠菜洗净，加入蜜枣，加水1500毫升，小火煎至500毫升。去渣饮汤。本方可清热凉血，适用于鼻出血，兼见鼻干口燥等症。

生地茅根煎

鲜生地黄（干品15克）、白茅根各30克。以上药材水煎服。每日分2次服，服1～2剂即可。本方滋阴凉血，适用于鼻出血。

青蒿茶

青蒿30克。捣汁，以温开水冲之，代茶饮。本方可清肝泻火、宁络止血，适用于鼻出血。

茅根车前茶

绿茶1克，鲜白茅根50～100克（干品减半），鲜车前草150克。后2味药加水300毫升，煮沸10分钟，加入绿茶，分2次服，每日1剂。适用于鼻出血。

白茅花茶

白茅花15克。用水煎代茶饮。适用于鼻出血。

丝瓜茶

鲜丝瓜200克，绿茶1克。丝瓜去皮切片，加水450毫升，煮沸3分钟，加入绿茶，分3次服用，每日1剂。适用于鼻出血、咯血、尿血。

萱草姜茶

生姜汁1份，萱草根汁2份。以上药材混合，每次15毫升，每日2次，温开水送服。适用于阴虚火旺型鼻衄，症见鼻中出血、咽干口渴等。

桑叶菊花方

桑叶9克，菊花6克，白茅根15克，白糖适量。以上药材加水煎服，每日1剂，连服数剂。本方可清泻肺热、宁络止血，适用于鼻出血。

葫芦子酒涂鼻法

苦葫芦子（捣碎）30克，白酒150毫升。将葫芦子置于净瓶中，用白酒浸之，经7日后开瓶，去渣备用。用时，用消毒棉签蘸取少量纳鼻中，每日3～4次。本方可清胃泻热、凉血止血，适用于血热引起的鼻出血。

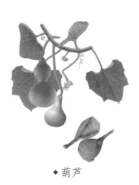

◆葫芦

姜塞鼻法

干姜1块。将干姜削尖，用湿纸包裹后放火边煨，然后塞入鼻孔。适用于鼻出血不止。

葱泥外敷足心法

带须大葱4根。将大葱捣烂如泥，敷于出血鼻孔之对侧足心，如双侧鼻出血则要敷双侧足心，一般10分钟即可止血。适用于鼻出血。

蒜韭生地外贴足心法

大蒜5瓣，生地黄15克，韭菜根适量。前2味药材捣烂如泥。韭菜根捣烂取汁半小杯，加开水适量。将药泥摊在纱布上，做个约铜钱大、厚约3毫米的蒜泥饼，左鼻孔出血贴右足心，右鼻孔出血贴左足心，两鼻孔都出血，两足心均贴之，同时服用已稀释好的韭菜根汁。适用于鼻出血。

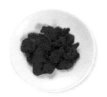

◆生地黄

桃花散塞鼻法

生大黄片45克，熟石灰240克。将以上药材入铁锅同炒，以熟石灰变成桃花红色为度。剔除大黄片，将熟石灰研成细末（称为桃花散），储存于瓶中。同时取消毒棉球饱蘸桃花散塞于患部出血区，每日1～2次。适用于鼻出血。

指压治鼻出血

以拇指和食指捏脚后跟（踝关节及足跟之间的凹陷处），左鼻孔出血捏右脚跟，右鼻孔出血捏左脚跟。

两手互勾止鼻血

将两只手的中指互相紧勾，即可在数秒内止血。幼儿不会勾手指，家长可以用自己两手的中指勾住幼儿的左、右中指，同样可以止住鼻血。

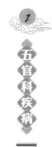

五官科疾病

17

【口腔溃疡】

　　口腔溃疡是发生在口腔黏膜上的浅表性溃疡，可从米粒至黄豆大小，呈圆形或卵圆形，溃疡面凹陷，周围充血。口腔溃疡具有周期性、复发性及自限性等特点，好发于唇、颊、舌缘等。病因及致病机制仍不明确。诱因可能是局部创伤、精神紧张、食物、药物、激素水平改变及维生素或微量元素缺乏等。

食疗、药疗 偏方验方名方

双耳山楂饮

　　银耳、黑木耳、山楂各10克。所有材料用水煎，喝汤吃双耳，每日1～2次。黑木耳具有清肺、润肺、益气补血等功效，具有增强人体免疫力、防癌抗癌等功效。银耳富含天然植物性胶质，加上它的滋阴作用，长期服用可以润肤。本方可有效防治口腔溃疡。

西瓜汁

　　西瓜适量。取西瓜瓤榨汁，瓜汁含于口中，徐徐咽下，一天数次。西瓜清热解毒，适用于口舌生疮，对治疗高血压也有一定疗效。

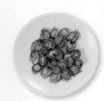

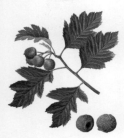

◆山楂

萝卜藕汁

　　萝卜5个，鲜藕500克。所有材料洗净，共捣烂取汁，以汁漱口，每日数次，连用有效。萝卜可散瘀血、消积滞、除热毒。适用于口舌生疮、口腔溃烂有灼痛、口臭、便秘等。

苦瓜饮

　　取鲜苦瓜160克（干品80克）。苦瓜切片用沸水冲泡，代茶饮。每日1剂，一般连用3～5日可显效。适用于口腔溃疡。

　　苦瓜是瓜类蔬菜中含维生素C最高的一种，有增进食欲、明目、助消化、清凉解毒等疗效。

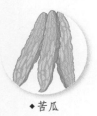

◆苦瓜

蜂蜜方

　　蜂蜜适量。将口腔洗漱干净，再用消毒棉签将蜂蜜涂于溃疡面上，15分钟后连口水一起咽下，一天可重复涂擦数遍。蜂蜜可清热解毒，促进组织再生，对工作劳累、熬夜之后火气上升所致的口腔溃疡有较好的治疗效果。

特效理疗 偏方验方名方

野菊花煎剂涂抹口腔法

野菊花、野蔷薇花、金银花各20克，生甘草6克。所有材料水煎煮成药汁150毫升左右，储存备用。消毒棉签蘸此液轻轻擦拭口腔溃破处，也可将药水含在口中，5～6分钟后再吐去，每天数次。野菊花可广泛用于治疗疔疮痈肿、咽喉肿痛、风火赤眼、头痛眩晕等病症。野蔷薇花为芳香理气药，可用于治疗胃痛、胃溃疡。

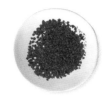

◆ 野菊花

绿茶漱口法

取明矾5克，加水100毫升，进行充分搅拌，含漱1～2分钟；还可用沸水冲泡浓绿茶，在口腔内含漱。坚持用绿茶漱口，能加快口腔溃疡的愈合。

萝卜芥菜子敷剂

取白萝卜子30克，芥菜子25克，葱白15克，放一起捣烂，贴于足心，每日1次。

外擦芦荟

用芦荟胶外擦，每日3～4次。适用于口腔溃疡。

隔夜茶

早晨用隔夜茶漱口，坚持数日。适用于口腔溃疡。

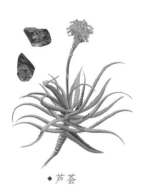

◆ 芦荟

贴六味地黄丸

取一小粒六味地黄丸放入患处，闭紧嘴约10分钟，连续施治2～3次，口腔溃疡即愈。

贴口香糖

口香糖嚼到没有甜味，再用舌头卷贴在创面，可治口腔溃疡。

口含维生素C

患口腔溃疡时，可口含一片维生素C，此法对慢性咽炎也有效。亦可将其碾碎成面，涂在患处。

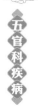

五官科疾病

【牙痛】

牙痛为口腔疾病常见症状之一。《诸病源候论》卷二十九："牙齿皆是骨之所终，髓气所养，而手阳明支脉入于齿脉湿髓气不足，风冷伤之，故疼痛也。"牙痛以牙齿及牙龈红肿疼痛为主要表现，多因平时口腔不洁或过食膏粱厚味、胃腑积热、胃火上冲，或风火邪毒侵犯伤及牙齿，或肾阴亏损、虚火上炎、灼烁牙龈等引起。

❖ 食疗、药疗 偏方验方名方

🌿 鸭蛋牡蛎肉粥

咸鸭蛋2个，干牡蛎肉100克，大米适量。将鸭蛋打碎，三者同煲粥，连吃2～3天。适用于牙痛、牙龈红肿的虚火牙痛。

鸭蛋味甘、性凉，具有滋阴清肺的作用，适用于病后体虚、燥热咳嗽、咽干喉痛等病患者食用。

◆ 干牡蛎肉

🌿 西洋参饮

西洋参5克。将西洋参研细末，用纱布包好，然后放入茶壶中，用沸水冲泡即可。可像喝茶一样饮用。适用于阴虚发热、虚火等引起的牙痛。

西洋参性凉、味甘，除有补气养阴的功效外，还能清火生津，对津液不足、口渴舌燥具有很好的疗效。

◆ 西洋参

🌿 水煎露蜂房

露蜂房3克。将露蜂房和半碗清水一起放入沙锅中煎汁，待汁液煎至原来的一半时关火即可。将煎好的汁液含在嘴里一会儿，然后吞下。

露蜂房具有消肿去痛的功效，可以起到缓解牙痛的作用。

❖ 特效理疗 偏方验方名方

🍀 牙咬腌茄条

茄子200克，盐适量。将茄子切成3～4厘米长的条，加入适量盐，腌渍2小时即可。牙痛时用牙齿直接咬住茄条，疼痛缓解后吐掉。

茄子具有消炎、消肿止痛的作用；盐具有杀菌的功效。本方可以缓解牙龈出血及肿胀的症状。

❧ 杏仁大蒜外敷法

洗净脸部，取苦杏仁、大蒜各适量，捣碎成泥，外敷于太阳穴处，然后用胶布固定。适用于缓解牙周炎、牙髓炎等引起的牙痛。

需要注意的是，左侧牙痛应外敷于右侧太阳穴处，右侧牙痛则外敷于左侧太阳穴处。

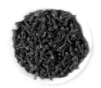
◆ 丁香

❧ 七味含漱汤

丁香、花椒、细辛、荜茇各10克，薄荷、防风、白芷各6克。将以上药材加水500毫升，煎沸后15～20分钟即可去渣取汁备用。每日取汁含漱数次，切勿吞下。适用于牙痛。

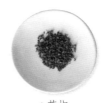
◆ 花椒

❧ 韭椒膏

韭菜10克，花椒20粒（研末），香油适量。将韭菜洗净，同花椒共捣烂如泥，加入香油调和成稠糊状，涂在病牙一侧的面颊上，药干再涂。数次即愈。适用于牙痛。

❧ 花椒末

取花椒15克，研末，入50毫升白酒中浸泡10～15天，过滤去渣。用棉球蘸药酒塞入蛀牙孔内。适用于龋病（龋齿）牙痛，即用即愈。

◆ 细辛

❧ 滑甘散

滑石18克，甘草6克，朱砂3克，雄黄、冰片各1.5克。将上药混匀，共研为细面备用。每日早、晚刷牙后涂患处。或以25克药面兑60克蜂蜜调和后，早、晚涂患处。7天为1个疗程。适用于慢性牙周病。

❧ 白萝卜末外敷法

取白萝卜适量，切成碎末状，然后用干净的纱布将白萝卜末包起来，敷于牙痛的部位，待牙痛症状缓解之后取下即可。这是因为白萝卜具有活血化瘀、消肿止痛的功效，可以有效缓解牙痛症状。

❧ 牙痛膏

取樟脑、花椒各3克，细辛2克，共研为细末，放铜勺内，用茶盅盖上，再用面糊封严四周，勿漏气。再放在小火上烧15～20分钟，待樟脑味透出即收起，放在地上冷却，揭开后霜药皆在茶盅底，储存在瓷器瓶内备用。牙痛时取适量霜药置痛处，一般3～5分钟内即可达到止痛效果。适用于龋齿牙痛。

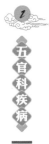

【牙周炎】

牙周炎是指发生在牙龈、牙周韧带、牙骨质和牙槽骨部位的慢性炎症，多数病例由长期存在的牙龈炎发展而来。由于病程缓慢，早期症状不会造成明显痛苦，患者未及时就医，使支持组织的破坏逐渐加重，最终导致牙齿的丧失。

牙周炎常表现为牙龈出血、口臭、溢脓，严重者牙齿松动、咬合无力和持续性钝痛。平时需保持良好的口腔卫生，掌握正确的刷牙方法，有利于预防牙周炎的发生。

食疗、药疗 偏方验方名方

酒煮鸡蛋

白酒100毫升，鸡蛋1个。白酒倒入瓷碗中，用火点燃，将鸡蛋打入，不搅动，不加调料，待火熄蛋熟，冷后顿服，每日2次。适用于牙周炎。

辛甘绿茶方

绿茶1克，细辛3克，炙甘草10克。后2味药材加水400毫升，煮沸5分钟，加入茶叶即可，分3次饭后服，每日1剂。适用于牙周炎、龋齿。

特效理疗 偏方验方名方

牙疳散漱口法

五谷虫20个，冰片0.3克。将五谷虫以油煎脆，与冰片共研细末，储存于瓶中备用。温水漱口，药棉拭干，将药末撒于齿龈腐烂处，每日5~6次。适用于牙周炎。

热姜水漱口法

生姜适量。将生姜切片，放入水中煮沸，然后趁热代茶漱口，并清洗牙结石。每日早、晚各1次。也可每日代茶饮用数次。适用于保护牙齿、预防和治疗牙周炎。

涂擦大蒜瓣

大蒜瓣去皮，削出新茬，用新茬在牙齿上反复涂擦，每次饭后1次。适用于牙齿过敏。

◆冰片

月黄散外擦法

老月黄10克，雄黄5克。以上药材共研细末，储存于瓶中备用。在患处擦少许即可，勿口服。适用于牙周炎。月黄即藤黄，据《中国医学大辞典》记载，月黄"味酸、涩，寒，有毒，功用止血化毒、杀虫，治虫牙齿黄"。

嚼干茶叶

慢慢嚼干茶叶，早、晚各1次。适用于牙齿过敏。

五倍子汤

用中药五倍子煎汤，一次加2碗水煎成1碗药液；凉了含在口中即可，不必吞咽，每天至少早、晚各1次。由于此液甚苦涩，刚开始不必含太久，漱漱口即可。使用3～5天后，肿痛消失；如再犯，再如法炮制，则能很快恢复正常。煎药可多些，放在冰箱，用时温后服。

涂骨碎补末

骨碎补60克。小火炒后研末，涂在牙痛处，然后吐出来。亦可用骨碎补末15克、青黛9克、冰片1.5克，研细代牙粉用。适用于满口牙动摇不固，或时有疼痛，牙周病。

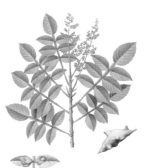

◆五倍子

食盐配浓茶方

首先用手蘸食盐在牙周病的部位按摩、擦拭，等咸得受不了的时候再以浓茶漱口；然后再以手指蘸盐继续按摩，擦拭患处的牙齿、牙龈、牙床，再用浓茶漱口，如此重复2～3次即可。每天早、晚各做1次，2～3天即可痊愈，严重的1周内康复。

使用食盐配浓茶方的注意事项

使用的茶不拘好坏，如能浸泡3～5小时则较为理想，隔夜茶效果会更好。

所用盐是通常的食用精盐；如果没有精盐而用粗盐时，务必先将其压碎后再用。

按摩牙床时，用力应量力而行，不可搓得牙床皮破血流。对于外出旅游、地处偏僻时犯牙周病，无医无药者，本方能救急止痛。

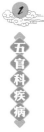

五官科疾病

【咽喉肿痛】

咽喉肿痛是以咽喉部红肿疼痛、吞咽不适为特征，又称"喉痹"。咽接食管，通于胃；喉接气管，通于肺。如外感风热之邪熏灼肺系，或肺、胃二经郁热上壅，而致咽喉肿痛，属实热证；如肾阴不能上润咽喉，虚火上炎，亦可致咽喉肿痛，属阴虚证。咽喉肿痛常见于西医学的急性扁桃体炎、急性咽炎和扁桃体周围脓肿等。

食疗、药疗 偏方验方名方

鸡蛋冰糖

鸡蛋2个，冰糖15克，香油1小匙。将鸡蛋打破，浇上香油，一同打散，用沸水冲，盖上盖片刻，最后加入冰糖即可。空腹服食，一次食尽。适用于嗓子疼痛、口渴者。鲜鸡蛋可清咽润喉、止渴。

双耳冰糖汤

银耳、黑木耳、冰糖各适量。将银耳和黑木耳洗净，泡发，将冰糖和泡好的双耳一同放入碗中，加入300毫升凉开水，盖上碗，放在蒸锅里，蒸约1小时，即可食用。

此汤有滋阴润肺、止咳、养胃的功效，可缓解咽喉肿痛。

生地玄参连翘汤

生地黄、玄参各12克，连翘10克。所有药材用水煎，每日2次，每日1剂。适用于咽喉肿痛、口干咽燥。

生地黄可凉血解毒、养阴生津。

生地麦冬汤

生地黄60克，麦冬30克，桔梗10克。所有药材用水煎，每日2次，每日1剂。适用于阴虚咽喉肿痛，见口干便秘、虚热盗汗等。麦冬可清热，养肺、胃之阴。

薄荷桔梗生甘草僵蚕煎剂

薄荷9克，桔梗6克，生甘草3克，僵蚕5克。所有药材用水煎，每日2次，每日1剂。适用于风热壅盛，咽喉肿痛。

薄荷有抗菌消炎作用，常喝能预防病毒性感冒、口腔疾病，使口气清新。

◆玄参

◆连翘

🌿 金银花桔梗煎剂

金银花15克，桔梗、射干各9克，甘草6克。所有药材水煎，每日2次，每日1剂。适用于咽喉肿痛。

金银花味甘、性寒，可清热解毒利咽，疏散风热。

🌿 露蜂房末

露蜂房适量。露蜂房烧灰研末，每次3克以乳汁调服。每天固定2次。本方可改善风热牙痛肿，适用于小儿喉痹肿痛。

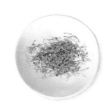
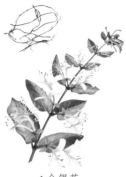

◆金银花

特效理疗 偏方验方名方

🍃 点压左手无名指尖

用右手拇指或食指直接有节奏地点压左手无名指尖，坚持每日3次，饭前点压。每次点压5～10分钟，一般3～4日可起到治愈效果。适用于中老年性咽喉炎。

🍃 自我按摩廉泉穴

将中指和食指弯曲，蘸适量温水以润滑，夹捏廉泉处的皮肤，把皮肤和肌肉夹起，用力向外滑动再松开，一夹一放，反复操作6～7遍，以局部出现紫红色瘀血为宜（正坐仰靠位取穴，前正中线，喉结上方，舌骨下缘凹陷处即为廉泉穴）。

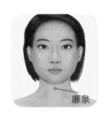

廉泉

🍃 吴茱萸敷涌泉

取3～5克吴茱萸粉，用白醋调成糊状，涂敷于涌泉，用胶布固定，12～20小时后取下。隔日1次，7～10次为1个疗程。涌泉穴取穴时，可采用正坐或仰卧、跷足的姿势，涌泉穴位于足前部凹陷处第2、3趾趾缝纹头端与足跟连线的前1/3处。

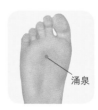

涌泉

🍃 莲藕汁漱口法

将莲藕削皮洗净，捣碎挤出藕汁，与蛋清（鸡蛋1个可分3次用）一起拌匀，保存在阴凉处，即可用来漱口。用藕汁加蛋清漱口治感冒引起的咽喉肿痛有特效。

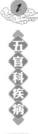

【咽炎】

咽炎是一种常见的上呼吸道炎症，可分为急性和慢性两种，多与过度使用声带，吸入烟尘及有害气体，过度吸烟、饮酒等因素有关。主要表现为咽干、发痒、灼热，甚者有咽痛、声音嘶哑、咳嗽、发热等症状。急性咽炎常因感染病毒、细菌或受烟尘、气体刺激所致。起病急，初起咽部干燥、灼热，继而疼痛，可伴发热、头痛、声音嘶哑、咳嗽等症状。慢性咽炎常常因急性咽炎未彻底治愈而成。

食疗、药疗 偏方验方名方

生梨脯

生梨2个，食盐3～4克。将梨洗净，切成小块，加入食盐，腌渍15分钟。每次取1块含于口中，每日4～6次。适用于治疗咽炎。

荸荠汁

生荸荠适量。将荸荠洗净切碎，用纱布绞取汁。不定量服用。本方可养阴生津，利咽，适用于咽喉炎。

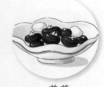

◆荸荠

蜂蜜茶

茶叶、蜂蜜各适量。取茶叶（龙井尤佳），用小纱布袋装好，置于杯中，用沸水冲泡，稍凉后加适量蜂蜜，搅匀后缓慢服下，每日5～7次，每次1杯。适用于咽喉炎。

◆龙井茶

蜂蜜蛋花饮

鸡蛋1个，生蜂蜜20克，香油数滴。将鸡蛋打入碗内，搅匀，以沸水冲熟，滴入香油及蜂蜜，调匀，顿服。每日2次，早、晚空腹服食。本方清肺养阴、化痰散结，适用于肺热伤阴型慢性咽炎。忌烟、酒及辛辣食物。

◆鸡蛋

胖大海饮

胖大海3枚，蜂蜜15克。将胖大海洗净，放入茶杯内，加入蜂蜜，以开水冲之，加盖，闷3～4分钟后，开盖，用勺拌匀即成。以之代茶饮。适用于肺热所致慢性咽炎，症见咽喉干燥、疼痛，有明显异物感，痰多且稠。

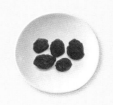

清咽茶

乌梅肉、生甘草、沙参、麦冬、桔梗、玄参各等份。将上药捣碎混合均匀。每用15克，放入保温杯中，以沸水冲泡，盖严浸1小时。代茶频饮，每日3次。适用于肺热伤阴型慢性咽炎。

青果酒

白酒1000毫升，干青果50克，青黛5克。将干青果洗净，晾干水气，逐个拍破，同青黛入白酒，浸泡15日，每隔5日摇动1次。适量饮服。可清肺养阴、化痰散结。适用于肺热伤阴型慢性咽炎。

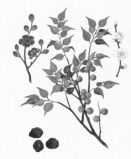

◆乌梅

海带白糖方

水发海带500克，白糖250克。将海带洗净、切丝，放入锅内加水煮熟后捞出，拌入白糖腌渍1日后食用，每服50克，每日2次。本方可利咽，适用于慢性咽炎。

橄榄海蜜茶

绿茶、橄榄各3克，胖大海3枚，蜂蜜1匙。先将橄榄放入清水中煎沸片刻，然后冲泡绿茶及胖大海，盖严闷片刻，入蜂蜜调匀，徐徐饮汁。适用于慢性咽炎。

甘桔饮

桔梗6克，生甘草3克。桔梗、甘草研为粗末，共置杯中，以沸水浸泡，温浸片刻，代茶频饮，每日2次。桔梗祛痰利咽、开声音，甘草清热解毒。本品可清肺生津、利咽，适用于慢性咽炎。

特效理疗 偏方验方名方 ----------------------◆

口含牙皂蛋清方

鸡蛋清1个，猪牙皂角1.5克。将皂角研为细末，与鸡蛋清调匀，噙口内使口水流出为度。本方疏风清热，适用于风热引起的急性咽炎。猪牙皂角又名小皂荚，为植物皂荚树因受外伤等影响而结出的畸形小荚果，呈圆柱形而略扁，多作药用。

吴茱萸外敷涌泉穴

吴茱萸60克，盐水适量。将吴茱萸研为细末，分作4份，盐水适量调为稀糊状，外敷双足涌泉穴（足底掌心前面正中凹陷处），每日1次。适用于咽炎。

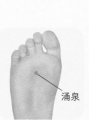

涌泉

【声音嘶哑】

喉是人发出声音的主要器官，声音嘶哑是喉部病变的特有症状。病变轻时，声音失去清亮、圆润的音质，音调变低，声质变粗。严重时便会声音嘶哑，甚至只能像耳语一样，或者完全失音。引起声音嘶哑的主要疾病有急性或慢性喉炎、声带结节、声带或喉息肉、喉良性肿瘤、喉神经麻痹等。

声音嘶哑患者的注意事项：

1.睡觉时，侧卧为宜，勿张口。

2.治疗期间，禁绝烟、酒。

3.忌食辛辣、油腻的食物。

❧ 食疗、药疗 偏方验方名方 ❧

金嗓子方

皮蛋2个，冰糖30克。将皮蛋、冰糖用水同煎1大碗汤，早、晚各服1次。适用于防治声音沙哑。

冰糖鸡蛋

鸡蛋2个，冰糖适量。冰糖加水溶成糖汁，煮沸后，冲泡鸡蛋，每日傍晚服用1次。本方可扶正养阴、清热降火，经常服用可防治声音沙哑。

白萝卜蘸糖方

白萝卜1个，白糖适量。白萝卜去皮，切成约一食指的长度，蘸白糖食用。适用于防治声音沙哑。

萝卜生姜饮

白萝卜500克，生姜80克，白糖50克。将白萝卜、生姜分别捣烂取汁，两汁混合，加白糖和适量水，煮沸后频服。每日1剂。适用于咽喉疼痛、声音嘶哑等。

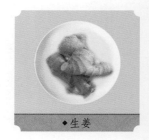

◆生姜

葡萄甘蔗汁

葡萄350克，甘蔗500克。将葡萄洗净，与甘蔗绞汁，混匀，用温开水送服。一日量，分3次服。本方可生津润肺，适用于咽喉干痛、声音嘶哑等。

龙眼参蜜膏

党参250克，沙参150克，龙眼肉120克，蜂蜜适量。前3味加水适量浸泡后,加热煎煮,每20分钟取煎汁1次,共取3次。合并煎液,以小火煎熬浓缩至黏稠如膏时,加蜂蜜1倍,熬至沸,待冷装瓶备用。开水调服2匙,每日2~3次。本方可清肺补气,适用于咽喉干痛、声音嘶哑。

萝卜皂角汤

白萝卜1个,皂角3克。将白萝卜切片,与皂角共同用水煎,吃萝卜喝汤,每日2次。本方利咽喉,适用于声音嘶哑。

罗汉果汤

罗汉果1个。罗汉果切片,加水煎约20分钟,待凉频服。本方可宣肺化痰,利咽喉,适用于声音嘶哑。

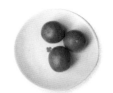

◆ 罗汉果

金针叶蜜汁

金针叶30克,蜂蜜15克。金针叶加水1杯,煮好后在汁液中加蜂蜜15克服用,一日内分3~4次喝完。本方可解热、润喉、止咳,适用于声音沙哑。

荷花汁酒

鲜荷花、黄酒各适量。鲜荷花捣汁,和入黄酒,频频含漱,每日数次。适用于烟酒过度、咽喉炎引起的声音嘶哑。

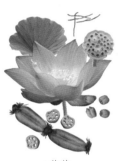

◆ 荷花

胖大海饮

胖大海3枚,白糖适量。开水冲泡胖大海,饮时加入白糖适量。频饮。本方可开肺清气利喉,适用于声音嘶哑、头痛等。

牛蒡子茶

牛蒡子200克。牛蒡子拣去杂质,置炒锅内,小火炒至微鼓起,外呈黄,略带香。取出,晾凉,研成细末,开水冲泡,当茶频饮。本方可散风消肿,适用于咽喉疼痛、声音嘶哑等。

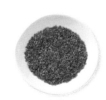

◆ 牛蒡子

咸橄榄芦根茶

咸橄榄4枚,干芦根30克(鲜品60克)。芦根切碎,咸橄榄去核,加清水2碗半,共煎至1碗。每日1次,代茶饮。本方可清热生津、利咽喉,适用于声音嘶哑、喉部有异物感,伴神疲体倦等。

青蒿煎剂

青蒿干品60克(鲜者120克)。该药材加清水1000毫升,大火急煎,或用开水冲泡代茶饮。每日1剂,分2~3次服。适用于失音(音哑)。

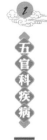

【扁桃体炎】

扁桃体炎即扁桃体发炎，是指位于咽部的扁桃体的非特异性炎症，由病毒或细菌感染引起。

临床上扁桃体炎分为急性扁桃体炎和慢性扁桃体炎，主要症状是咽痛、发热及咽部不适感等。此病可引起耳、鼻以及心、肾、关节等局部或全身的并发症。扁桃体炎的致病原以溶血性链球菌为主，其他如葡萄球菌、肺炎球菌、流感杆菌以及病毒等也可引起。

食疗、药疗 偏方验方名方

穿心莲末

穿心莲、蜂蜜各适量。穿心莲研末，每次6克，温开水冲服，服用时调入适量蜂蜜，每日2次。穿心莲可清热解毒、凉血消肿。适用于扁桃体炎、急性菌痢、胃肠炎、口腔炎。

清热解毒合剂

玄参10克，生石膏25克，板蓝根15克，儿茶5克。先将儿茶用纱布包紧，与其他药投入药锅，水煎2次，过滤去渣，合并药液，再煎10分钟，药液稠浓即可（约50毫升），日服2次，每日1剂。玄参可凉血解毒、清咽利膈、收敛去腐。适用于扁桃体炎。

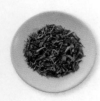

金银花煎剂

金银花30克，山豆根15克，甘草6克。三味药加水煎煮，每日2次，每日1剂。金银花既能宣散风热，还善清解血毒。适用于各种热病，对治疗扁桃体炎有较好的效果。

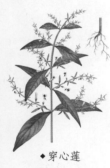

◆穿心莲

蒲公英橄榄粥

蒲公英15克，萝卜100克，橄榄、粳米各50克。将蒲公英、橄榄、萝卜共捣碎，用纱布包好，加水适量，水煎20分钟，去渣后与淘洗干净的粳米一同煮粥。顿服，每日2次。本品具有清热解毒、消肿止痛的功效，对扁桃体炎有较好的疗效。

胖大海甘草茶饮

胖大海4枚，甘草3克，冰糖适量。将胖大海、甘草洗净放入碗内，冲入沸水，加盖闷半小时左右，加入冰糖适量调味，慢慢饮用。

隔4小时再泡1次，每天2次。胖大海可清热、润肺、利咽，适用于干咳无痰、喉痛等症。本方对急性扁桃体炎疗效明显。

🍃 一枝黄花煎剂 🍃

一枝黄花9～30克。水煎内服，每日1剂。适用于扁桃体炎，咽喉肿痛。

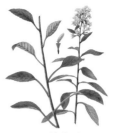

◆ 一枝黄花

🌿 特效理疗 偏方验方名方 🌿 ─ ─ ─ ─ ─ ─ ◆

🍁 敲太溪穴 🍁

太溪穴被古人认为"回阳九穴之一"。正坐或仰卧位，于内踝后缘与跟腱前缘的中间，与内踝尖平齐处取穴。正坐，将一腿屈曲放于另一腿膝盖上方，呈"4"字形。用食指或按摩锤敲打太溪穴3～5分钟，以感觉酸胀为度。需要注意的是，敲打时频率应均匀一致，不可时轻时重。

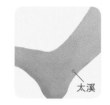

太溪

🍁 按揉合谷穴 🍁

当发生急性扁桃体炎时，手上的合谷穴会生出一个硬结。这时可以用拇指按住这个硬结，用力按揉，多次反复直至硬结消失，疾病就会痊愈。合谷穴位于手背，第1、2掌骨间，第2掌骨中点的桡侧，左、右各一。还可以按压头顶的百会穴。按压之后，可改用虚拳拍打，拍打时如能蘸上凉水，效果会更好。

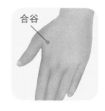

合谷

🍁 热水泡脚法 🍁

首先准备一盆热水，溶入适量食盐，搅匀，将与喉咙发炎一侧相反的脚浸入其中，一次浸泡5分钟左右即可。传统认为泡脚可以养肺，长期坚持可缓解喉咙不适。

🍁 内金散 🍁

鸡内金96克，青黛、冰片各2克。以上药材共研极细末，储存于瓶中备用，勿泄气。每取蚕豆大小之药粉，分别吹两侧咽喉。每日吹4～6次。适用于急性扁桃体炎。

◆ 黄连

🍁 三黄液 🍁

黄连、玄明粉各3克，黄柏6克，黄芩9克，冰片2克。先将黄连、黄柏、黄芩共研成细粉，再加入开水100毫升密封，浸泡30分钟后过滤去渣。然后加入冰片、玄明粉，溶化后备用。用时将此药液装入雾化器喷喉。成人每次5毫升，小儿2～3毫升，每日喷6次。不能进食者，经喷喉4～8小时后，均能进流质饮食。适用于急性扁桃体炎。

◆ 黄芩

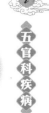

五官科疾病

【中耳炎】

　　中耳炎就是中耳发炎，是累及中耳全部或部分结构的炎性病变，常发生于8岁以下儿童，其他年龄段的人群也有发生，它通常是普通感冒或咽喉感染等上呼吸道感染所引发的疼痛并发症。慢性中耳炎是中耳黏膜、鼓膜或深达骨质的慢性炎症，常与慢性乳突炎合并存在。急性中耳炎未能及时治疗，或病情较重，也可能形成慢性中耳炎。

食疗、药疗 偏方验方名方

生地麦冬汤

　　生地黄、白芍、白术、大枣、磁石、生牡蛎、麦冬各10克，甘草3克，葱白6克。以上药材用水煎。每日1剂，煎2次，分2次服。本方可健脾益气、养血和营、滋阴潜阳，适用于慢性化脓性中耳炎。

白茯苓粥

　　白茯苓15克，粳米50克。白茯苓研细末，与粳米入沙锅内，加水500毫升，煮成稠粥，每日2次，分早、晚温热服食。本品可健脾渗湿，适用于化脓性中耳炎。

特效理疗 偏方验方名方

白矾猪胆末吹耳法

　　白矾15克，猪胆1个。将白矾装入猪胆内，放阴凉处晾干，取出白矾研末过筛备用。用双氧水冲洗患者耳道，吹适量药物入耳中，每日1～2次。白矾具有较强的收敛作用。本方可清热解毒，适用于化脓性中耳炎。

柏子仁香油滴耳法

　　柏子仁10克。将柏子仁烘干研细末，加香油调成稀糊状，将药油装入滴鼻净小瓶中。先用双氧水洗拭净患耳脓液，然后将药油滴入耳道内，早、晚各1次，每次3～4滴，滴完后扯耳轮活动几下，以使药油进入中耳。如果没有并发症，可以不用其他药物。

苦参黄柏散滴耳法

　　苦参、黄柏各3克，冰片1克，枯矾（煅白矾）2克。先将前2味

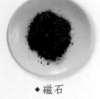

◆白术

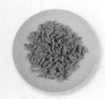

◆磁石

◆麦冬

烧炭，再与后2味共研为细末，一并放入烧沸并冷却的香油中调匀备用。用时滴入患耳内，每日2次，每次2～3滴。苦参可清热除燥、杀虫；黄柏可解毒，治疗疗疮；冰片可消肿止痛。此3味药再配合枯矾，可有效缓解化脓性中耳炎症状。

🍃 大蒜丝瓜汁滴耳法

大蒜2头，丝瓜1根。以上药材洗净，共捣烂，用纱布包挤汁，滴耳，每次3～4滴，每日3次。需要注意的是，如果耳朵剧烈疼痛，或疼痛持续1周，或疼痛伴有发热，应该及时就诊。另外，耳内有液态分泌物，感到头晕或咀嚼时耳内疼痛，也要及时就医。

🍃 蛋清香油滴耳法

取香油、蛋清各10毫升，即1/5个鸡蛋的蛋清量，将香油和蛋清充分搅拌均匀。将耳内脓液清除干净，滴入2～5滴调好的滴耳液，每日1次。适用于急性化脓性中耳炎。需要注意的是，此方不宜一次配制太多，否则会不新鲜，影响滴耳液的治疗效果。

🍃 蛋黄油滴耳法

鸡蛋1个（取蛋黄），放锅（不要用铁锅）内加热翻炒片刻盛出，滤出油即可，注意不要炒焦。冷却后取其油滴耳，每次滴3滴，每日坚持滴2次。适用于慢性中耳炎。

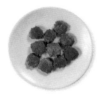

🍃 木鳖子油滴耳法

木鳖子3个。将木鳖子劈开，锅内滴入香油适量，煎至黑色，晾凉，取油滴耳，早、晚各1次，每次3～4滴，滴完后扯耳轮活动几下，以促进药物吸收。木鳖子有消肿散结的功效，适用于中耳炎。

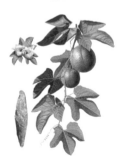

◆ 木鳖子

🍃 热敷疗法

侧卧，将热水袋或电暖宝放在耳朵部位，对耳朵进行热敷，以促进耳部的血液循环，缓解中耳炎引起的耳痛。如果没有热水袋，用热毛巾也可以。需要注意的是，温度不宜过高，以免造成烫伤。中耳炎急性期忌用此法。感觉器官反应不灵敏者以及糖尿病患者慎用。

🍃 热风疗法

将吹风机的温度调至中低温，对着患耳进行热吹风。需要注意的是，吹风机应离耳部15厘米以上。此法的治疗原理与热敷疗法有些相似，都是通过促进耳部的血液循环来缓解病症，中耳炎急性期忌用此法。

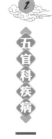

【耳鸣】

耳鸣是耳部疾病的常见症状。耳鸣是指患者自觉耳内鸣响，如闻蝉声，或如潮声。耳聋是指不同程度的听觉减退，甚至丧失。耳鸣可伴有耳聋，耳聋亦可由耳鸣发展而来。婴幼儿时期就发生的全聋或严重的重听，因为不能学习语言，会导致聋哑。内耳病变有时可以侵犯前庭，使平衡功能失常，所以在耳、耳聋的同时，可伴有较严重的眩晕。

耳鸣患者平日应注意精神调养，少思虑静养神，可收听柔和音乐。居处、工作环境要肃静，噪声不宜过大。如环境中噪声强度超过80～90分贝时，可采取塞耳塞、戴耳罩等措施，以预防噪声对耳的损害。注意休息，减少房事，忌浓茶、咖啡、烈酒等刺激性饮品。

食疗、药疗 偏方验方名方

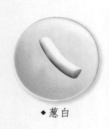

◆ 葱白

枸杞羊肾粥

枸杞叶250克，羊肾1对，羊肉60克，大米80克，葱白2茎，盐适量。先加水煮枸杞叶，取汁去渣，与羊肾、羊肉、大米、葱白同煮成粥，加盐适量。每日服1～2次。本方益肾填精，适用于肾虚引起的耳鸣。

磁石猪肾粥

磁石60克，猪肾1具，大米60克。磁石打碎，入沙锅中水煎1小时，去渣。入猪肾、大米，煮粥。每晚温热服。本方具有养肾益阴、填髓海的功效，适用于肾虚引起的耳鸣。

猪肉煮黑豆

猪肉500克，黑豆50克。将猪肉、黑豆加水同煮，至烂熟。随意服之，可常服。本方健脾益肾，适用于脾肾虚弱导致的耳鸣。

甜酒煮乌鸡

白毛乌骨雄鸡1只，甜酒120毫升。此2味加水适量同煮熟食，连服5～6只。适用于肾虚所致的耳鸣、腰膝酸软、阳痿、遗精等。

苁蓉炖羊肾

肉苁蓉30克，羊肾1对，胡椒、味精、盐各适量。将肉苁蓉及羊肾（剖洗切细后）放入沙锅内，加水适量，小火炖熟，加入调味品即可。当菜食用。本方补肾益精，适用于肾虚耳鸣，阴虚火旺者慎用此法。

🌿 柚子肉炖鸡

柚子1个（最好隔年越冬的），公鸡1只（约500克）。公鸡去毛及内脏，洗净。柚子去皮留肉。柚子肉放鸡肚内，加清水适量。隔水炖熟。饮汤吃鸡，每2周1次。本方补肾填精，适用于肾虚所致的耳鸣。

🌿 天麻炖猪脑

天麻10克，猪脑1个。将猪脑洗净，切成小块，与天麻同置碗内，加适量凉开水，放入锅内隔水炖熟。每日或隔日服1次，3～4次为1个疗程。适用于肝阳上亢型耳鸣。

特效理疗 偏方验方名方

🍃 鸣天鼓功法

两手掌心紧按耳孔，五指置于脑后，然后两手食、中、无名三指叩击后脑，或将两手食指各压在中指上，食指向下滑弹后脑部。每次弹24下，每日3次。适用于耳鸣。

🍃 声音掩蔽法

打开收音机，调到一个有噪声的波段，把音量调整到稍高于自己耳鸣的音调，每次听10～15分钟，每天听5～8次，连续数日。

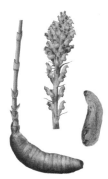

◆ 天麻

🍃 矾连油塞耳法

枯矾、黄连各3克，香油25克。将前2味药研为末后与香油调膏，装入药棉球里，每晚临睡前塞入耳内，次日换之。适用于耳聋伴有分泌物。

🍃 芥菜子粉塞耳法

芥菜子30克。上药研细末，分别装在药棉球里，分塞耳朵内，每晚睡前使用，次日更换。本法开郁通窍，适用于实证暴鸣。药棉大小要适度，用力勿过重，以免损伤内耳。小儿慎用此法。

🍃 葱白塞耳法

葱白数段。将葱白放入炭火中煨热，放入耳中，每日更换3次。适用于耳鸣、耳聋。

🍃 葱汁滴耳法

葱汁适量。每次滴入耳内2滴。适用于因外伤瘀血聚积所致的耳鸣。

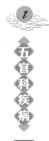

五官科疾病

【耳聋】

在临床上，耳聋分为以外耳和中耳病变引起的传导性耳聋；以内耳和听神经病变引起的神经性耳聋；外、中耳病变和中耳听神经共同病变引起的混合性耳聋。造成耳聋的原因很多，如遗传、产伤、感染、药物应用不当、免疫性疾病、生理功能退化、某些化学物质中毒等。

对耳聋要早发现、早确诊、早治疗。对传导性耳聋、混合性耳聋，要查清病因彻底治疗，改善中耳内环境和传音功能，最大限度地恢复听力。

食疗、药疗 偏方验方名方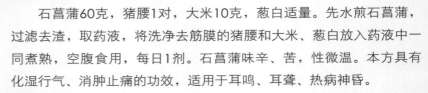

石菖蒲猪腰大米粥

石菖蒲60克，猪腰1对，大米10克，葱白适量。先水煎石菖蒲，过滤去渣，取药液，将洗净去筋膜的猪腰和大米、葱白放入药液中一同煮熟，空腹食用，每日1剂。石菖蒲味辛、苦，性微温。本方具有化湿行气、消肿止痛的功效，适用于耳鸣、耳聋、热病神昏。

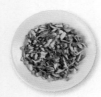

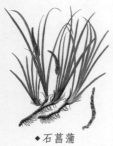

◆石菖蒲

嚼食核桃仁

核桃仁5个。晨起细嚼核桃仁，徐徐咽下，经常食用。核桃仁可补肾、温肺、润肠、安神补脑。适用于虚证耳鸣、耳聋，腰膝酸软，虚寒嗽喘。

葛根参茶

葛根15克，太子参20克，绿茶10克。将葛根、太子参和绿茶放入茶杯内，用沸水泡茶，每日2次，每日1剂。葛根具有扩张脑及内耳血管的作用，改善内耳循环，促进耳聋的治愈。

黄酒炖乌鸡

雄乌鸡1只，黄酒1000毫升。将乌鸡去毛，洗净，加入黄酒，先用大火烧沸，然后改用小火炖熟。食肉饮汤，每日1次。乌鸡性平、味甘，具有滋阴清热、滋补肝肾、气血双补的功效。适用于肾虚引起的耳聋或老年人耳聋以及小便频数等。

磁石猪腰

磁石30克，猪腰1个，葱、姜、豆豉各适量。将磁石打碎，用水淘去赤汁，纱布包裹，水煮1小时，去磁石，投入猪腰再煮熟，最后把调料放入即可。吃肉饮汤。猪腰适宜肾虚之腰酸腰痛、遗精、盗汗者食用。适用于老年人肾虚耳聋、耳鸣、久聋不愈。

特效理疗 偏方验方名方

按揉耳门、听宫、听会

在外耳道前有一软骨凸起称为耳屏，自上而下于一条直线上排列着三个穴位，分别叫做耳门、听宫、听会。张嘴时三个穴位都会出现凹陷。按揉它们都有治疗耳鸣、耳聋的作用。老年人每天可以用手指按揉它们，也可用食指或中指指腹上下搓擦，按揉程度以发热为佳。

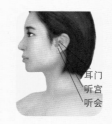

耳门
听宫
听会

指摩耳轮法

双手握空拳，以拇指、食指沿耳轮上下来回做推摩直至发红、发热。再用两拇指、食指、中指屈蜷成钳子形状，夹捏外耳道做向前、后、左、右的提扯动作，整套动作做6次。中医有介绍，"以手摩耳轮，不拘遍数，所谓修其城廓，以补肾气，以防聋聩"。

推摩耳根法

食指放在耳前，拇指放在耳后沿耳根由下向上推摩，每次40～50下。推后感觉耳部发热，面部、头部等部位也会有发热的感觉。

经常按摩耳朵，可以疏通经络、运行气血、调理脏腑功能，对预防和缓解耳聋、头痛、神经衰弱、高血压等都有较好的效果。

全耳腹背按摩法

搓热双手，手指伸直，由前下向后上推擦耳郭，然后反折耳郭推擦耳背返回，反复5～6遍；以掌心劳宫穴（握拳时中指指尖下）分别对准耳腹及耳背作按揉，使全耳发红、发热。

拉耳部法

双手握空拳，用拇指和食指沿耳郭上下来回按摩，直至耳郭充血发热。用右手绕过头部拉住左耳郭上缘向上拉20次，再用左手以同样的方法拉右耳郭20次。不但可以起到预防耳聋的作用，还可以预防和缓解头痛、神经衰弱等。

梳头抹耳法

双手十指由前发际向后梳头，梳到后部时，掌心贴住耳郭后部，两手分别向左、右两侧抹耳郭至面颊为1次。连续108次。

五官科疾病

内科疾病

历代医家总结的一些偏方验方对很多常见内科疾病有较好的调治效果，而且方便实用。对一些西药无法治愈的顽固性疾病，不妨试一试偏方验方。

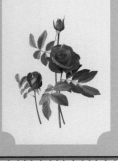

【感冒】

　　感冒分为普通感冒和流行性感冒。普通感冒，中医称"伤风"，是由多种病毒引起的一种呼吸道常见病，其中30%～50%是由鼻病毒引起的。普通感冒全年均可发病，但以冬、春季节为多。流行性感冒是由流感病毒引起的急性呼吸道传染病。病毒存在于患者的呼吸道中，在患者咳嗽、打喷嚏时经飞沫传染给他人。

食疗、药疗 偏方验方名方

口含生大蒜

　　大蒜2～3瓣。将蒜瓣含在口中，慢慢嚼碎，然后咽下汁液，无味时吐掉杂质，连嚼2～3瓣即可。大蒜可行滞气、暖脾胃、消症积、解毒、杀虫，具有解表、杀毒、灭菌之功效。适用于感冒初起流清涕、咳嗽。咽痛者禁用。

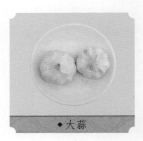

◆大蒜

姜蒜茶

　　大蒜、生姜各15克。将大蒜去皮，洗净，切片；生姜洗净，切片；大蒜片、生姜片放入锅中，加水1碗，煎至半碗，饮时加红糖10～20克。生姜可发汗解表、温中止呕、温肺止咳。适用于感冒恶寒无汗者。

紫苏叶姜糖饮

　　紫苏叶15克，生姜5片，红糖适量。生姜、紫苏叶以沸水冲泡10分钟，加红糖适量即可。每日2次，趁热服食。紫苏叶味辛、性温。本方可发汗解表，适用于风寒感冒，对患有恶心、呕吐等症的胃肠型感冒更为适宜。

葱姜茶

　　葱白5根，姜3片，淡豆豉20克。所有药材放入沙锅中，加水，煎5分钟，趁热喝，服后盖被可助发汗。葱白适用于感冒风寒、阴寒腹痛。本方解表散寒，适用于感冒恶寒无汗者。

桑菊薄竹饮

桑叶、菊花各5克，薄荷3克，苦竹叶、白茅根各30克。所有药材洗净，同放入茶壶内，用沸水泡10分钟即可，代茶随时饮用。桑叶味甘、性寒。本方疏散风热，可辛凉解表，适用于风热感冒。

葛根汤

葛根6克，升麻、秦艽、荆芥、赤芍各3克，紫苏叶、白芷各2.4克，甘草1.5克，生姜2片。将上述几味药一起放入锅内水煎。温服。本方具有发汗解表的功效，对于发热、头痛、全身酸软有很好的辅助疗效。

特效理疗 偏方验方名方 ----------◆

生姜蒲公英水泡脚法

生姜、蒲公英各50克。生姜洗净、切片，与蒲公英同放入锅中，加适量水煎成汤药，待药温适宜时用来泡脚，每次约40分钟，每日2～3次，连续坚持3天。本方散寒退热，适用于风寒感冒患者。

竹叶辣椒水泡脚法

竹叶、辣椒各30克。此2味加水适量煎水取汁，待药温适宜时泡脚，然后盖被子卧床，让身体微微出汗。每次30分钟，每日1～2次。本方发汗解表，适用于风寒感冒。

银花连翘薄荷水泡脚法

金银花30克，连翘50克，薄荷40克。将上3味药材一同放入锅中加适量水，煎煮2次，每次20分钟，合并滤汁，与沸水一同倒入盆中，先熏蒸，然后泡洗双足。每次30分钟，每日1～2次，3日为1个疗程。适用于风热感冒。

冷水洗脸法

用冷水洗脸时，一定要用冷水把脸浸湿，然后再用双手搓脸。需注意，当脸上有汗时不宜马上用冷水洗脸，应待汗干后再洗。如果不习惯用冷水洗脸，可先用温水，再用冷水洗。本法可以有效预防感冒。

冷水浸脸法

先用手掌将面部搓热，接着深吸一口气，将脸浸入冷水中，匀速缓慢地呼气，呼气时间尽可能长一些，随后起身。休息片刻，再进行第二次。需要注意的是，不要将双耳浸入水中。本法可预防感冒。

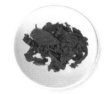

◆ 薄荷

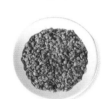

◆ 桑叶

◆ 菊花

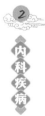

内科疾病

【咳嗽】

　　咳嗽是因外感六淫，脏腑内伤，影响于肺所致有声有痰之症。《素问·病机气宜保命集》中说："咳谓无痰而有声，肺气伤而不清也；嗽是无声而有痰，脾湿动而为痰也。咳嗽谓有痰而有声，盖因伤于肺气动于脾湿，咳而为嗽也。"

　　咳嗽无痰或痰量很少称为干咳。根据病程长短，咳嗽又分为急性骤然发生的咳嗽和长期慢性咳嗽。

食疗、药疗 偏方验方名方 - - - - - - - - - ◆

贝母冰糖汁

　　川贝母5克，冰糖20克。川贝母研末，同冰糖20克放入碗内，加水150毫升，隔水炖煮20分钟，早、晚各1次，连服3～5次。川贝母味苦、甘，性微寒。本方清热润肺、化痰止咳，适用于肺热咳嗽、干咳少痰、阴虚劳嗽、咳痰带血，尤其适用于久咳不止等。

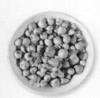

◆川贝母

鱼腥草冲鸡蛋

　　鱼腥草30克，鸡蛋1个。将鱼腥草加水浓煎取汁，用沸腾的药汁冲鸡蛋1个，一次服下，每日1次。鱼腥草具有清热、养阴、解毒的功效。适用于胸痛和肺热咳嗽等症。

浙贝母丸

　　浙贝母、苦杏仁各45克，甘草9克。三药捣碎研末，炼蜜为丸，如梧桐子大，每次含2～3丸，含化咽津。浙贝母可清肺热、化痰，本方适用于肺热咳嗽痰多、咽干。

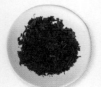

◆鱼腥草

姜梨汁

　　梨汁、姜汁、白萝卜汁、蜂蜜各适量。将梨汁、姜汁、萝卜汁煎煮后，小火熬膏，加蜂蜜调匀，早、晚服用。梨汁可润肺清热、滋润咽喉、清热去火。适用于肺燥咳嗽。

川贝炖雪梨

　　雪梨1个，川贝母末6克。雪梨洗净，切开，去核后放川贝母末，然后再并拢，用牙签固定，碗中放适量水加冰糖20克，隔水炖煮30分钟，吃梨喝汤，每日1次，连服3～5日。亦可用川贝母12克，打碎；雪梨1个，去核；冰糖20克，蒸熟后食用。

◆浙贝母

雪梨具有生津润燥、清热化痰之功效，适用于肺阴虚者。本方具有润肺止咳之功效。

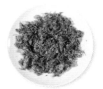

特效理疗 偏方验方名方

艾叶水泡脚法

将艾叶50克洗净，放入沸水中煎煮约20分钟，去渣取汁。将药液倒入脚盆中，先熏蒸双脚15分钟，待水温降低后，浸泡双脚30分钟。每晚1次。适用于咳嗽。

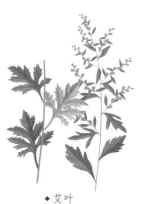

◆艾叶

荞麦桔梗水泡脚法

金荞麦60克，桔梗、薄荷各25克，洗净，一同放入锅中，加水2000毫升，煎煮20分钟，去渣取汁，倒入脚盆中，先熏蒸，然后泡洗双脚。每日1次，每次40分钟，5日为1个疗程。本方可疏风理气、化痰止咳，适用于风热咳嗽。

萝卜葱白水泡脚法

将1根萝卜切成小片，用水先将萝卜煮熟，再放葱白6根、姜15克，煮剩1碗汤，与1000毫升沸水同入洗脚盆中，先熏蒸，待水温适宜时浸泡双脚。每日2次，每次30分钟。本方可宣肺解表、化痰止咳，适用于风寒咳嗽、痰多泡沫，伴畏寒、身倦酸痛等。

喉咙运动法

紧闭嘴巴，舌尖抵牙齿，正转18次，反转18次，然后将口中津液分3次咽下。早、晚坚持各做1次。此动作有助于强化气管与肺部，能够有效改善肺病及咽喉炎等问题。

葱白包喉咙法

先将一段葱白用刀切开，火烤后用长条布或纱布卷起来，然后包在脖子上；还可以用一叉子将葱白叉起，火烤后晾凉些，直接放在脖子处，用纱布绑住。葱白包喉咙可缓解喉痛、鼻塞、咳嗽等症。

中药外敷治宝宝咳嗽

如果家中的宝宝患有咳嗽，可以使用一些比较安全有效的中药外敷方法。因为很多婴幼儿由于他们的生理原因，用药很容易产生呕吐，喂药很困难，这时可配合一些外贴药，以获得事半功倍的效果，如百草琼浆益气贴、夏季使用的三伏贴等。

2

内科疾病

【哮喘】

　　哮喘是世界公认的医疗难题，被世界卫生组织列为四大顽症之一，是由多种细胞特别是肥大细胞、嗜酸性粒细胞和淋巴细胞参与的慢性气道炎症；在易感者中此种炎症可引起反复发作的喘息、气促、胸闷和咳嗽等症状，多在夜间或凌晨发生；此类症状常伴有广泛而多变的呼气流速受限，但大多数人会自然缓解或经治疗缓解；此种症状还伴有气道对多种刺激因子的反应性的增高。

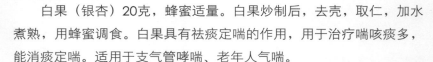

食疗、药疗 偏方验方名方

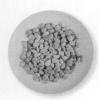

◆ 白果

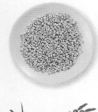

◆ 薏苡仁

白果调蜂蜜

　　白果（银杏）20克，蜂蜜适量。白果炒制后，去壳，取仁，加水煮熟，用蜂蜜调食。白果具有祛痰定喘的作用，用于治疗喘咳痰多，能消痰定喘。适用于支气管哮喘、老年人气喘。

薏苡仁杏仁粥

　　薏苡仁30克，苦杏仁10克，冰糖适量。将薏苡仁加清水煮粥，待半熟时，加入苦杏仁，小火煮至熟，加冰糖，早、晚食用。苦杏仁可祛痰利湿，止咳平喘。适用于咳嗽痰多之喘症。

柚子皮百合汤

　　柚子皮1个（约1000克柚子去肉），百合120克，白糖125克。所有材料加水600毫升，小火煎2小时。每日分3次服完，3个柚子为1个疗程。儿童减半。柚子皮可补脾虚、清肺热、消痰涎，适用于久嗽、痰多、哮喘、肺气肿者。忌食油菜、萝卜、鱼虾。

核桃粥

　　核桃仁50克，大米100克。核桃仁、大米洗净入锅，加入适量水，煮约20分钟，成粥后即可食用。核桃仁具有益肾补脑、止咳定喘的功效。本方是冬季哮喘病常用的食疗方，经常食用可防止咳喘旧病复发。

陈醋冰糖液

　　冰糖500克，陈醋500毫升。将冰糖、陈醋放入锅内，以大火加热煮沸，每次服10毫升，每日2次。陈醋可滋肾益肺，适用于阴虚哮喘痰鸣、口燥咽干、消瘦、烦热、舌质红、脉细数。

核麻蜜

核桃仁250克，黑芝麻100克。核桃仁捣碎，黑芝麻上锅炒一下，取1勺蜂蜜，2勺水，煮沸，趁热倒入核桃仁和黑芝麻，搅拌均匀，然后放在笼屉上蒸20分钟即可。每天早、晚各喝2汤勺。

油炒姜蛋

鸡蛋1~2个，姜丝、食用油适量。油热后，放入少许姜丝，在油中稍热一下，随即倒入鸡蛋拌匀，趁热吃下。量可自己掌握，临睡觉前吃最好。连续吃3~5次即可见效。

杏仁冰糖

甜杏仁20克，粳米100克，冰糖10克。用60℃热水将杏仁的皮泡软，去皮后砸碎，加入50~100毫升水与大米同煮，煮沸后加入冰糖，煮稠即可。经常服用，既可治疗哮喘又可治疗便秘。

特效理疗 偏方验方名方

推墙缓解哮喘法

首先找一个地面平坦、宽敞的屋子。自然站立在墙壁前面，双脚分开与肩同宽，身体距墙壁的距离为30～40厘米，然后双脚十趾抓地，双掌与肩平或略偏高于肩按在墙上，同时要用身体前倾之力把双臂压弯。这样坚持3分钟，同时要意守膻中穴。

缩唇呼吸法

先用鼻子做2次深吸气，然后再从收成圆筒状的口唇间缓慢呼气。呼吸力求柔和舒适。时间长短可随意，但初练时宜短，然后再根据习惯和体力调整呼吸深度和频率。

胡椒贴膏

取白胡椒粉约0.5克，放在伤湿止痛膏上，敷贴在大椎穴，3天换1次。

如果哮喘时间较长，可加服白芥子、莱菔子、紫苏子各15克，水煎服。每日1次，睡前服。

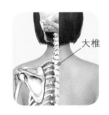

大椎

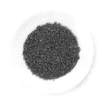

◆莱菔子

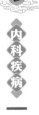

【慢性支气管炎】

慢性支气管炎是由于感染或非感染因素引起气管、支气管黏膜及其周围组织的慢性非特异性炎症。其病理特点是支气管腺体增生、黏膜分泌增多。临床出现有连续2年以上，每次持续3个月以上的咳嗽、咳痰或气喘等症状。

早期症状轻微，多在冬季发作，春暖后缓解；晚期炎症加重，症状长年存在，不分季节，严重影响工作和健康。疾病进展又可并发阻塞性肺气肿、肺源性心脏病。

食疗、药疗 偏方验方名方

猪肺杏仁煎剂

猪肺250克，苦杏仁10克，姜汁1～2汤匙，盐适量。将猪肺洗净，切块，放入苦杏仁及清水煲汤，汤将好时冲入姜汁，加盐调味，饮汤食猪肺。

苦杏仁味苦、性微温，有止咳平喘之效，适当配伍，还可用于风热、肺热、寒饮引起的哮喘。适用于慢性支气管炎。

沙参百合茶

沙参、百合各15克，川贝母3克。所有药材共研粗末，冲入沸水，加盖闷30分钟，代茶饮用。每日1剂。

百合可清热益肺、润燥生津。适用于燥热型急性支气管炎，症见干咳无痰，或痰中带血、鼻燥、咽干、大便干燥、小便黄少。

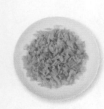

紫苏子大米粥

紫苏子15～20克，大米100克，冰糖适量。将紫苏子捣烂如泥，加水煎取浓汁，去渣，入大米、冰糖，同煮为稀粥。

紫苏子可止咳平喘、养胃润肠，适用于急慢性气管炎、咳嗽多痰、胸闷气喘、大便干结者。

黄精冰糖方

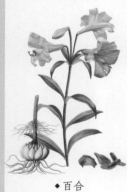

◆百合

黄精30克，冰糖50克。将黄精洗净，用冷水发泡，置沙锅内加适量水慢煮，直至黄精烂熟，加冰糖服用。每日2次，吃黄精饮汤。

黄精可清肺、健脾、益肾。适用于肺燥干咳无痰、食少口干、肾虚腰痛、支气管炎。

🌿 蜜枣甘草汤

蜜枣8颗，生甘草6克。将蜜枣、生甘草加清水2碗，煎至1碗，去渣即可。饮服，每日2次。本方补中益气、润肺止咳，适用于慢性支气管炎咳嗽、咽干喉痛。

❧ 特效理疗 偏方验方名方

🍁 意想膻中穴

取立、卧、坐式均可，使身体处于放松状态，自然呼吸，意想两乳之间的膻中穴。经常意想此穴，可有效预防和缓解支气管炎。

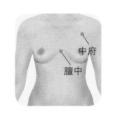

🍁 按摩中府穴

取坐位，双脚分开与肩同宽，腰微挺直，全身放松，双目微闭，呼吸调匀，双手重叠，掌心朝内放于小腹上，静坐2分钟。双手中指指腹同时按摩对侧中府穴，注意力度要适中，每次1分钟，以感觉酸胀为宜。中府穴是肺经的募穴。两手叉腰立正，锁骨外侧端下缘的三角窝中心是云门穴，由此窝正中垂直往下推一条肋骨（平第1肋间隙）处即是本穴。经常按摩中府穴可有效预防和缓解支气管炎。

🍁 吞舌根法

嘴巴闭着，将舌尖抵住牙齿往前后伸展，当舌根往后挤时，脖子两边的淋巴结同时要鼓起。此动作对于支气管炎有很好的缓解作用。

◆桃仁

🍁 敷足心法

取糯米、白胡椒、桃仁、苦杏仁各7粒，栀子9克，共研末，以鸡蛋清调和均匀后敷于足心，然后用布包好即可。此方对老年慢性支气管炎有很好的辅助治疗效果。

🍁 芳香疗法

桉树、薰衣草、松木和迷迭香的精炼油可帮助缓解呼吸不适、鼻充血。通过深吸气，吸入由以上一种或几种精油涂在手帕上的芳香气味即可。此外，也可将精油混合放入热水中，将毛巾浸湿，然后盖住头面部，并在芳香蒸汽中进行自由呼吸。本法可缓解支气管炎。

◆桃

🍁 滴鼻法

将地龙提取液、葱白提取液各8毫升，混合滴鼻。每次1～3滴，每日3次，10日为1个疗程。本法可缓解支气管炎。

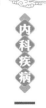

内科疾病

【呃逆】

膈肌痉挛，中医称"呃逆"，是气逆上冲、喉间呃逆连声，声短而频、致人不能自主的一种症状。本病大多单独出现，若继发于其他疾病中则为病势转重之预兆。

呃逆主要是胃气上逆所致，与脾、胃、肾、肝关系密切。多因受寒凉刺激，干扰胃气；或因饮食过急；或饮食不节，过食生冷，损伤胃气；或情志抑郁，肝气犯胃；或脾胃虚弱，中气虚损所致。亦可因肾气不纳致使气逆上冲，动膈而作呃逆声，其病较重。

呃逆连声，症有轻重之分。若偶然发作，大多轻微。若反复发作、迁延不止者，其症较重。若继发于其他疾病中，其症尤重，治当详察。

食疗、药疗 偏方验方名方

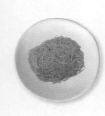

橘皮竹茹汤

橘皮10克，竹茹8克，生姜5克，红枣3颗。所有药材水煎2次，分次服用，每日1剂。橘皮可疏理气机、降逆止呃，适用于呕吐、呃逆。

鲜韭菜汁

鲜韭菜30克。韭菜洗净，捣烂，取汁，加入一小杯烫热的黄酒趁热服下。如不饮酒，用沸水加入韭菜汁同服亦有同样效果。韭菜的辛辣气味有散瘀活血、行气导滞作用，适用于反胃、肠炎、呕血、胸痛等症。

荔枝末

荔枝7颗。荔枝连皮、核烧炭存性，研为末。用白汤送服。荔枝末可散滞气，适用于呃逆不止、咽喉肿痛。

冰糖芦根水

鲜芦根100克，冰糖50克。鲜芦根、冰糖加适量清水共煮，代茶饮用。芦根有清热生津、除烦止呕的作用，适用于胃热引起的口臭、烦渴、呃逆、呕吐等。

白糖方

白糖1汤匙。打嗝时立即吃1汤匙白糖，不要等白糖溶化，应立即下咽。持续打嗝6周以上者，可重复使用此法。对呃逆有较好的疗效。糖尿病患者不适用本方。

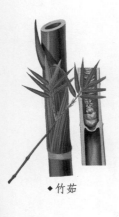

◆竹茹

青皮鸭蛋汤

青皮鸭蛋1个，红糖适量。将青皮鸭蛋磕入碗中，搅拌均匀，加入红糖。用温开水冲服。可理气止呃，适用于病后呃逆。

荜拨煎剂

荜拨3克，干姜5克，厚朴6克。所有药材用水煎2次，早、晚服用，每日1剂。干姜味辛、性热。本方可温中散寒、回阳通脉、温肺化饮，适用于胃寒脘腹冷痛、呕吐、呃逆、泄泻等。

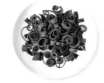

特效理疗 偏方验方名方

鼻吸皂角粉法

皂角20克。皂角去仁，研细末，吸入鼻中适量，直到打喷嚏为止，每日3~4次。皂角粉可温中散寒、行气止痛，治胃寒脘腹冷痛、呕吐、呃逆。

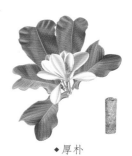

◆厚朴

缓解呃逆按摩法

将手掌放在上腹部，以中脘穴为中心，顺时针方向抚摩，重复50圈，至腹部发热为宜。

按压眉头治呃逆法

双手微屈，食指贴于额头着力，以拇指指腹按压眉头（攒竹穴），用力要均匀、持久、柔和，以自觉胀痛为最佳效果。一次按压持续5~10秒，3~5次便可见效。

自我治疗法

手掌罩口鼻法：用手掌罩住口鼻，正常呼吸。这样能增加体内的二氧化碳，缓解打嗝。

掌心按压法：用拇指按压掌心，越重越好，可缓解呃逆。

按压虎口法：用拇指按压左手虎口，分散注意力，缓解打嗝。

吸气法：深吸一口气，然后屏息片刻。随着肺中二氧化碳的增加，膈肌会松弛下来。

伸舌头法：伸出舌头，这样便能使左右声带间的裂隙（声门）扩张。呼吸顺畅，就不会打嗝了。

按压耳垂法：按压耳垂后颅骨基部的柔软部位，这便能使膈膜放松下来。

【呕吐】

胃炎以呕吐为主症者，属中医"恶心呕吐"范畴。中医认为：有声有物为"呕"，有物无声为"吐"，有声无物为"干呕"。在临床上呕与吐常常同时出现，故统称"呕吐"。主要是胃失和降、胃气上逆所致。此多因胃腑被外邪所伤；或饮食不洁，过食生冷之物，损伤脾胃；或痰饮内阻，肝气犯胃等脏腑，病邪干扰所引起；或因饮食不节，食滞伤胃；或脾胃虚弱，胃阳不足而致。

以呕吐为主症。病有急性与慢性之分，证有寒热虚实之辨。病情复杂，兼症颇多。如呕吐清水痰涎、口不渴、喜热饮、四肢厥冷者为寒吐（或呕吐）；或吐酸苦水，或嗳气、喜冷饮、口渴、小便短赤者为热吐。急性多突然呕吐，慢性多时吐时止、反复发作等。

食疗、药疗 偏方验方名方

萝卜蜂蜜

萝卜1个，蜂蜜50毫升。将萝卜洗净，切丝，捣烂成泥，拌蜂蜜。分2次吃完。常吃萝卜有健脾和中、养胃的功效。本方可软化血管、稳定血压，适用于动脉硬化、胆石症引起的呕吐。

芦根绿豆粥

绿豆、芦根各100克，生姜10克，紫苏叶15克。先煎芦根、生姜，再下紫苏叶，片刻后，去渣取汁；绿豆煮粥，与药液混合，再稍煮片刻。任意食用。芦根味甘、性寒。《药性论》记载："芦根能解大热，开胃，治噎哕不止。"本方可止呕利尿，适用于胃热呕吐及热病烦渴、小便赤涩，并解鱼鳖中毒。

甘蔗姜汁

甘蔗汁半杯，鲜姜汁1汤匙。甘蔗捣烂绞取汁液。姜汁制法与此同。将两汁混合加温水饮用，每日2次。甘蔗可清热解毒、和胃止呕。适用于妊娠反应、慢性胃痛等引起的反胃吐食或干呕不止。

姜汁砂仁

鲜生姜100克，砂仁5克。将鲜姜捣烂为泥，用纱布挤汁。将姜汁倒入碗内，加水，放入砂仁，隔水炖半小时，去渣饮汤。本方可温胃散寒、行气止呕，适用于胃寒呕吐、腹痛、妊娠呕吐等。

◆ 芦根

◆ 紫苏叶

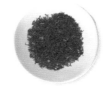

黄连香薷汤

黄连3克，香薷8克，厚朴6克，白扁豆15克。所有材料用水煎2次，混合后分上、下午服，每日1剂。香薷治脾胃不和、胸膈痞滞，适用于呕吐脾胃湿热证，症见呕吐吞酸、胃痛嘈杂、心烦、口渴、小便黄。

特效理疗 偏方验方名方 ◆

胡椒末敷脐法

胡椒9克。将胡椒研为细末，填满肚脐，外用胶布固定，隔日更换1次。本方可辅助治疗脾胃寒湿性呕吐。

葱白饼热敷肚脐法

葱白、盐适量。葱白拌盐捣烂，蒸熟捏成饼，敷于肚脐上，固定。本方可温中散寒降逆，用于久呕不止。

十滴水滴肚脐法

把十滴水滴在肚脐里，外面用纱布及胶布封盖，12小时以后取下。十滴水是一味常见的中成药，它的主要成分是樟脑、干姜、大黄、小茴香、肉桂、辣椒、桉油和酒精，既能祛寒，又能去火，一滴入脐，可治暑天之火和食物之寒，寒热两邪通吃，治疗夏天易出现的胃肠问题。

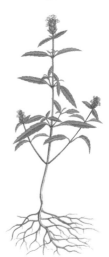

◆ 香薷

较急的呕吐按摩疗法

掐内关穴：用拇指指尖掐住对侧内关穴（在手腕上两横指，两筋之中）1分钟，以有麻胀感为度。

擦任脉：用一手的手掌自膻中穴（在两乳中间）擦至肚脐，由上向下反复5～7遍。

推膀胱经：让别人用其一手手掌自肺俞穴（在第3胸椎棘突下督脉旁开1.5寸处）推至胃俞穴（在第12胸椎棘突下督脉旁开1.5寸处），自上向下左、右各5～7遍。

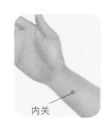

内关

慢性呕吐按摩法

按揉中脘、天枢穴：自己用手掌或他人用拇指按揉中脘穴（脐上4寸处）、天枢穴（肚脐横开2寸处），每穴各2分钟。

擦腹直肌：双手分别放在腹直肌上，自上而下反复擦动，约1分钟。

点揉脾俞、胃俞穴：他人用拇指指尖或肘尖点揉脾俞（在第11胸椎棘突下督脉旁开1.5寸处）、胃俞穴，每穴约半分钟，不可用蛮力。

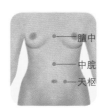

膻中
中脘
天枢

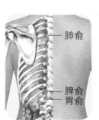

肺俞

脾俞
胃俞

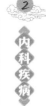

2

内科疾病

【胃痛】

胃痛是由于脾胃受损、气血不调所引起的胃脘部疼痛的病症，又称胃脘痛。历代文献中所称的"心痛"、"心下痛"，多指胃痛而言。如《素问·六元正纪大论》说："民病胃脘当心而痛。"胃痛是临床上常见的一个症状，多见急慢性胃炎，胃、十二指肠溃疡病，胃神经官能症。也见于胃黏膜脱垂、胃下垂、胰腺炎、胆囊炎及胆石症等病。

食疗、药疗 偏方验方名方

百合乌药煎剂

百合30克，乌药9克。百合、乌药用水煎2次，混合后分上、下午服，每日1剂。乌药治气逆胸腹胀痛、宿食不消、反胃吐食、寒疝、脚气、小便频数。适用于胃痛（萎缩性胃炎或溃疡）胃热阴虚者，症见胃脘痛、空腹时胃痛、口干欲饮等。

玫瑰花膏

玫瑰花100克，将玫瑰花捣碎，与白砂糖300克混匀，置于阳光下，待糖溶化后服用。日服3次，每次10克。适用于胃痛、消化不良、肺结核咯血，此膏可以长期食用，具有强身健体、和脾健胃、润肤美容之功效。

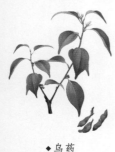

◆乌药

土豆泥

土豆250克，蜂蜜适量。将土豆洗净（不去皮）加水煮熟，捣烂成糊状。服时加蜂蜜，清晨空腹食用，连服半月。土豆可和中养胃。适用于胃脘隐痛不适。禁食发芽的土豆，否则轻者导致泻痢，重者中毒呕吐。

乌贼骨白芍川楝粉

乌贼骨3克，白芍、川楝子、生甘草各2克。所有药材共研细末，每次服1.5克，日服3次，空腹温开水送下。

乌贼骨味咸、涩，性微温，归肝、肾经，有收敛止血、止痛之功效。持久服用本方，可使溃疡面逐渐愈合达到治疗胃痛的目的。

红糖配烧酒

在酒盅内放适量红糖，倒入适量白酒（二锅头），用火柴点燃，再用筷子调匀，趁热喝下，可以缓解胃痛。

🌿 香菜黄豆汤

香菜50克，黄豆15克，水煎服。治食滞胃痛。

🌿 生姜乌梅汤

乌梅2个，酱油20毫升，生姜汁、白砂糖适量。将乌梅放在碗内，倒入生姜汁、酱油、白砂糖。然后冲入沸水趁热饮用，可止痛。

对于小孩，可用毛巾蘸姜汁擦拭患部，以减轻痛苦。治腹痛及胃痛。

🌿 香油炸生姜片

鲜姜、绵白糖、香油各适量。将鲜姜洗净，切成薄片，带汁放在绵白糖里滚一下，放入烧至六七成热的香油锅内，待姜片颜色变深，轻翻后再稍炸一下，即可出锅。每次吃2片，饭前吃（热吃），每日2～3次。

🌿 蒸黑枣

玫瑰花15克，黑枣10颗，蜂蜜60克。先将玫瑰花洗净，并撕成碎片，黑枣洗净后去核；将两者共置碗中，加入蜂蜜拌匀，放锅内隔水用小火蒸60分钟即可。每日1剂，分2次食用，一般3～5次为1个疗程。

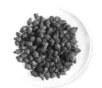

❀ 特效理疗 偏方验方名方 ∙∙∙∙∙∙∙∙∙∙∙∙∙∙∙∙∙∙∙∙∙∙∙ ◆

🍁 甘草填肚脐法

准备甘草若干，取一小截捣碎，填在肚脐内，再用医用纱布和医用胶布固定。晚上贴敷，早上取下即可。甘草可以有效缓解胃痛。

🍁 附子木香药饼敷脐法

制附子、广木香、延胡索各10克，甘草4克，生姜汁适量。前4味共研细末，用生姜汁调匀，制成药饼，敷于脐腹部疼痛最明显处。此方可温中行气，散寒止痛，适用于脾胃虚寒型胃脘痛。

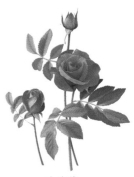

◆ 玫瑰花

🍁 伤湿膏贴敷法

将伤湿止痛膏贴在剑突下方上腹部偏左处，治胃脘疼痛效果良好。

🍁 按压法

平躺下来，用双手拇指同时在胸前两边肋缝中上下移动按压，听到腹中有"咕噜咕噜"的响声，便是找准了"穴位"，继续在该处按压，胃里便会连着"咕噜"起来。用此法可促进消化，缓解和消除胃胀、胃痛等。

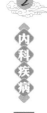

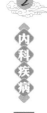2
内科疾病

【慢性胃炎】

　　慢性胃炎是指不同病因引起的各种慢性胃黏膜炎性病变，是一种常见病。其发病率居各种胃病之首，年龄越大，发病率越高，特别是50岁以上的更为多见，男性高于女性。

　　慢性胃炎常有一定程度的黏膜萎缩（黏膜丧失功能）和化生，常累及贲门，伴有细胞丧失和胃泌素分泌减少，也可累及胃体，伴有泌酸腺的丧失，导致胃酸、胃蛋白酶和内源性因子的减少。

食疗、药疗 偏方验方名方

枳实麦芽山楂

　　枳实9克，麦芽12克，山楂肉6克。所有药材用水煎2次，混合后分上、下午服，每日1剂。山楂具有消食导滞和胃的功效。适用于慢性胃炎饮食停滞证、胃脘胀痛、拒按、厌食欲吐、嗳腐酸臭等。

姜韭牛奶羹

　　韭菜250克，生姜25克，牛奶250毫升（或奶粉2汤匙，加水适量）。将韭菜、生姜切碎，捣烂，再用洁净纱布绞取汁液，倒入锅内，再加牛奶煮沸。每日早、晚趁热顿服。韭菜含有挥发性精油及硫化物等特殊成分，散发出一种独特的辛香气味，有助于疏理肝气、增进食欲、增强消化功能。适用于胃寒型胃溃疡、慢性胃炎、胃脘痛、呕吐等。

生姜橘子皮汤

　　生姜、橘子皮各20克。将以上2味药材用水煎2次，药液混合，每日2～3次分服。生姜可温中健胃、燥湿行气。适用于慢性胃炎。

地龙末

　　地龙适量。烤干研末，每次服2克，每日3～4次，饭后1小时服。本方可活血化瘀、理气止痛，适用于慢性胃炎瘀血阻滞证，见胃脘疼痛，痛有定处而拒按，痛如针刺或刀割，病程日久。

胡椒鸡蛋

　　鸡蛋1个，胡椒7粒。将鸡蛋打一小孔，胡椒碾末放入鸡蛋内，以湿纸封口，蛋壳外用湿面包裹3～5毫米厚，入炭火中煨熟，去壳，空腹随酒送服，每次1枚，每日3次。适宜寒湿中阻型胃炎。

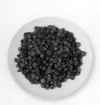

◆枳实

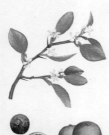

◆麦芽

辣椒叶鸡蛋

鸡蛋2个，辣椒叶50克，花生油适量。鸡蛋用花生油煎黄，与辣椒叶煮汤，加盐适量调味，顿服，每日2次。适用于脾胃虚寒型胃炎。

豆腐包鸡蛋壳末

鸡蛋壳6克，豆腐衣适量。将鸡蛋壳碾为细末，用豆腐衣包裹，顿服，每日2次。适用于胃阴不足型胃炎。

核桃炒红糖

核桃7个，红糖750克。将核桃去皮切碎，用铁锅小火炒至淡黄色时，放入红糖再炒几下即可出锅，趁热慢慢吃下。每天早晨空腹吃，过半小时后才能吃饭、喝水；连吃12天，不要中断。适用于慢性胃炎。

猪心配胡椒

猪心6个，白胡椒10克。将猪心用刀切成3～4厘米的薄片，白胡椒研末，均匀地撒在猪心上，然后蒸熟，清晨空腹服。每日1个猪心，每个猪心撒20～30粒白胡椒的粉末。一般服7天即愈。适用于慢性胃炎。

特效理疗 偏方验方名方

揉内外关穴法

取坐位或仰卧。以拇指、食指分置于内关（将一只手中间三指并拢，无名指放在另一只手的手腕中间横纹的中央，食指下方按之凹陷并酸痛处）、外关（手腕横纹向上三指宽处，与正面内关相对）穴上，相对用力捏挤1～2分钟。两手交替施治，用力大小要以自己能忍受为度。

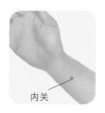

内关

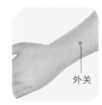

外关

推拿按摩

掌摩法：用手掌贴于胃脘部，轻快柔和地揉搓整个胃脘部，以解除胃脘部痉挛。一般以左上腹顺时针向右下腹旋转摩擦，由轻到重，以能忍受为度，按摩3～5分钟。

五指叩击法：用指腹叩击患者胃脘部，要求轻柔徐和、以能接受为度，从上向下叩击30～50次，一般按任脉循行线叩击。

背部推捏法：端坐或俯卧，于脊椎两旁华陀夹背穴处，从上向下提捏5～8遍，以疏通背部腧穴，达到以腧治腑的目的。

通过以上按摩手法，可调理浅表性胃炎、萎缩性胃炎、胃溃疡等，以及常出现的胃脘部疼痛、痞满、嗳气、吐酸水、呕吐等症。

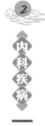

内科疾病

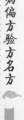

【胃及十二指肠溃疡】

　　胃及十二指肠溃疡是一种常见病，表现为位于胃和十二指肠壁的局限性圆形或椭圆形的缺损。患者有周期性上腹部疼痛、反酸、嗳气等症状。常因情绪波动、过度劳累、饮食失调、吸烟、酗酒、某些药物的不良作用诱发。

食疗、药疗 偏方验方名方

海蜇糖枣膏

　　海蜇450克，红枣500克，红糖250克。将海蜇、红枣先煎15分钟后，加入红糖小火熬成膏状。每次1匙，每日2次。本方清肠热，适用于胃及十二指肠溃疡。

海螵蛸大黄粉

　　海螵蛸、生大黄各等份。将两味药材各研细粉，混合装入胶囊，每个胶囊0.3克，每次3粒，用温开水送服，每日2次。生大黄可收敛止血、清热解毒。适用于胃及十二指肠溃疡引起的上消化道出血。

莲草红枣汤

　　鲜墨旱莲50克，红枣8～10颗。将墨旱莲、红枣加水煎煮半小时，滤出药液，再煎一次，两次药液混合，分次服用。红枣可滋阴补血、止血。适用于胃、十二指肠溃疡出血以及失血性贫血等。

空腹食蜂蜜

　　蜂蜜适量。空腹服用蜂蜜，早、晚各1次，用温开水调服。蜂蜜不仅能补中益气、健胃、润肠通便，还能抑制胃酸分泌，减少对胃黏膜的刺激而缓解疼痛。

玫瑰花茶

　　干玫瑰花瓣6～10克（鲜品加倍）。干玫瑰花瓣用沸水冲泡开，代茶饮用。玫瑰花有疏肝解郁、健脾和胃的功效，适用于肝气郁结胁痛、胃溃疡及十二指肠球部溃疡疼痛等。

生姜炖猪肚

　　猪肚1个，生姜250克。将姜拍碎，猪肚用小火炖熟，吃猪肚喝汤，连吃3～5个，每日吃1个。适用于胃、十二指肠溃疡。

◆红枣

◆海螵蛸

◆大黄

蛋黄粉

取新鲜鸡蛋500克，放在水中煮熟，剥去蛋壳、蛋白，取出蛋黄，用干净的铁锅小火翻炒，直至冒油成咖啡粒子状，切忌炒焦发苦。每次2枚，空腹食用。1千克新鲜鸡蛋为1个疗程。

三药合一

白及、枳实各30克，痢特灵60片。三药合一研成粉末，分成20等份，每天服2包，早晨空腹和晚上睡前各服1包，服用10天。如能将药粉装入胶囊用温水服下更佳。适用于十二指肠溃疡。

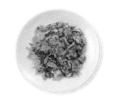

特效理疗 偏方验方名方

按揉丹田法

先自然站直，双脚分开与肩同宽，双手自然下垂放于身体两侧，眼睛平视前方，自由呼吸，将注意力集中在丹田部位，舌顶上腭，然后将右手放在神阙穴部位并固定，左手顺时针按摩丹田。

范围可逐渐扩大，直至按摩整个腹部，一次按摩9～10次为宜。最后再换左手固定，右手逆时针从腹部外沿向内一圈圈按摩，一直按摩到丹田，按摩9～10次。

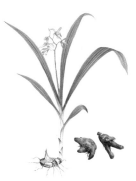

◆白及

按揉腹部法

仰卧，右手掌放于上腹部，左手轻压于右手背上，稍用力向右下腹按摩，经下腹、左下腹，回到上腹部，反复30次。然后更换左手，反方向按摩。

灸神阙穴法

神阙穴就是"肚脐"，又叫"脐中"。神阙穴可用隔盐灸，可请家人帮忙，将足量的盐置于神阙穴处，再把艾条或艾炷放于盐上施灸，每日1次。也可隔附子或姜片、蒜片进行施灸。

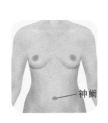

神阙

灸内关穴法

准备清艾条（一般药店有售），用火点燃，采用正坐或仰卧的姿势，对着左侧内关穴灸。注意保持一定距离，要以温热为度，不要烫伤皮肤。内关穴位于前臂掌侧，从近手腕之横纹的中央，往上约三指宽的中央。

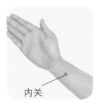

内关

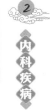

内科疾病

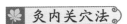

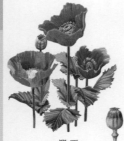

【胃肠炎】

胃肠炎是胃肠黏膜及其深层组织的出血性或坏死性炎症。其临床表现以严重的胃肠功能障碍和不同程度的自体中毒为特征。胃肠炎可分为慢性胃肠炎和急性胃肠炎两种。慢性胃肠炎最常见的症状是腹泻，每日1次或多次，腹泻不发生在夜间，不会因排便感醒来，所以不干扰睡眠；急性胃肠炎主要是由于不洁饮食引起，常常因为各种细菌的感染，如痢疾杆菌、沙门菌属感染等。

食疗、药疗 偏方验方名方

罂粟壳金银花煎剂

罂粟壳3克，金银花10克，山药30克。所有药材用水煎2次，早、晚分服。金银花可清热解毒、收敛、止泻。适用于慢性胃肠炎、结肠炎、消化不良、特异性胃肠炎、慢性腹泻等。

◆ 罂粟壳

风干鸡

净母鸡1只，丁香2克，白芷3克，葱、姜、盐、料酒各适量。将盐抹在鸡身上，把丁香、白芷、葱、姜片塞入鸡膛内，再洒上料酒，放入盆中；次日将鸡挂在通风处2天，然后洗净，把膛内药物取出；把鸡放在盆里，入葱、姜、料酒隔水蒸烂为止；拣去葱、姜，趁热拆去鸡骨，把肉浸泡在汤中，随时食用。丁香具有暖胃降逆、健脾和胃的功效。适于食欲不振、恶心反胃、慢性腹泻、乏力等脾胃虚寒患者。

◆ 罂粟

茶叶生姜汤

茶叶9克，生姜6克。将2味药材加水2碗，浓煎成半碗，一次服下。适用于泄泻清稀，面色萎黄，舌淡苔白等症。

石榴树叶生姜汤

石榴树叶60克，生姜15克，食盐30克。将3味药材炒黑，煎汤代茶，频频饮服。另用葱白、大粒食盐各适量，放锅内炒热，用布包敷于腹部。适用于急性肠炎，水泻不止。

特效理疗 偏方验方名方

按摩内关穴

取葱白、生姜各30克捣烂，加水300毫升，煮沸30分钟，趁热用食指蘸药液在拇指及小指根部的掌面向外擦12次，再向内关穴（位于前臂掌侧，从近手腕之横纹的中央，往上约三指宽的中央）、手臂上方推擦各12次，每日1～2次，连用2～3日。按摩内关穴可有效缓解胃肠炎。

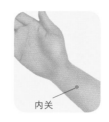

内关

藿香滚鸡蛋

鸡蛋1个，藿香15克。藿香加水与鸡蛋共煮，鸡蛋不可煮破，待蛋煮熟后，取出稍晾凉，然后用鸡蛋在患者脐部周围画圈滚动，蛋凉再煮，煮热再滚，如此反复滚动10～15分钟，每日2次。藿香具有清热健脾、除湿止泻的功效，适用于小儿急性胃肠炎感寒、腹痛、腹泻。

敷贴法

取薏苡仁、白术、香附、当归、茯苓各30克，青皮、橘皮、白芍各15克，共同研成细末，然后放入锅内炒热，装入布袋中，敷贴在小腹部。为了敷贴牢固，还可以用绷带或胶布固定。本法可有效缓解胃肠炎。

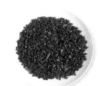

◆ 香附

热熨法

取补骨脂、吴茱萸各15克，干姜45克，肉桂20克，共同研成细末，加入适量的大葱，捣烂如泥，装入布袋，放在脐部及关元、气海穴部位，外用热水袋反复热熨30分钟。本法能够缓解胃肠炎。

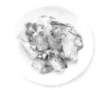

◆ 当归

药垫法

将干姜、五倍子、升麻、黄芪、补骨脂、荷叶、吴茱萸各50克一同研成细末，随后加入葱白10克，共捣碎，用纱布包裹制成药垫。可经常坐于上面。本法能够有效缓解胃肠炎。

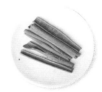

◆ 肉桂

大蒜止泻法

大蒜1～2瓣。将蒜剥皮洗净，用刀削去蒜瓣的头尾和蒜的膜皮。腹泻时，排便后先温水坐浴，再将削好的蒜送入直肠里，越深越好。一般情况下，放入蒜后泻肚即止，五六小时后排便即成形。每次放1～2瓣，连放两三天，大便可正常。

蒜泥敷脐

紫皮蒜3～4瓣。将蒜捣成蒜泥，涂在肚脐眼上，外面贴上纱布，再用胶布固定好，1～2天见效。适用于痢疾、肠炎。

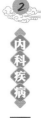

内科疾病

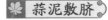

【胃下垂】

胃下垂是指胃体下降至生理最低线以下的位置，是内脏下垂最为常见的一种疾病。

胃下垂的发生多是由膈肌悬吊力不足，肝胃、膈胃韧带功能减退而松弛，腹内压下降及腹肌松弛等因素引起的。病程较长者，由于心理、精神因素或贫血、消瘦等因素，患者常有头晕、头痛、失眠、心悸、乏力等症状，少数甚至出现忧郁症的症状；严重者同时伴有肝、脾、肾、横结肠等下垂。

食疗、药疗 偏方验方名方

黄芪升麻半夏汤

黄芪15克，升麻8克，半夏9克。所有药材用水煎2次，早、晚分服，每日1剂。适用于胃下垂气虚乏力、胃虚呕吐。

黄芪炖带鱼

带鱼1000克，炒枳壳15克，黄芪50克，盐、姜片、葱节、味精、植物油、料酒各适量。将黄芪、炒枳壳洗净，研细，用白纱布包好，扎紧；将带鱼去头，除内脏，切成五指长的段，洗净，放入油锅中略煎片刻，再放入药包及佐料，注入清水适量；用中火炖30分钟后，拣去药包、葱节、姜片，加入味精，调好味即可。佐餐食之。

黄芪有补五脏、和开胃、温养脾胃、固护卫阳、充实表分、补气生血、长举脾阳之功效。适用于胃下垂、久泻、脱肛等中气下陷的患者食用。

特效理疗 偏方验方名方

仰卧起坐

仰卧在床上，两手放在身体两侧，头向上抬，用腹肌的力量使身体坐起来，然后再躺下。如坐不起来，可用手稍加帮助，每天早、晚各做10～20次。经常练习可预防胃下垂。

仰卧挺胸

仰卧在床上，以头和腿支撑身体，用力将胸腹部挺起来，一起一落。每天早、晚各做10～20次。每天坚持练习可有效缓解胃下垂。

◆ 黄芪

◆ 升麻

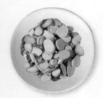

◆ 半夏

❀ 仰卧抬头

仰卧在床上，两手扶住后脑勺，头尽量往上抬，停2秒钟后落下。每天早、晚各做10～20次。本法适用于胃下垂。

❀ 仰卧抬臀

仰卧在床上，两手放在身体两侧，两腿屈曲，两脚掌蹬在床上，臀部尽量向上抬，停两三秒后放下。每天早、晚各做5～10次。本法可缓解胃下垂。

❀ 举腿运动

仰卧位，两腿并拢，直腿举起，悬在离床20～30厘米高处停止不动，持续约10秒，然后还原，再做第二次。每天早、晚各做10～20次。本法可缓解胃下垂。

❀ 摆腿运动

取仰卧位，两腿并拢，直腿举起，在离床20～30厘米处停止不动，再慢慢地向两侧来回摆动。每天早、晚各做10～20次。本法可缓解胃下垂。

❀ V字形平衡操

取正常的坐姿，双脚上举，膝与脚尖均伸直，双臂上举，保持V字形，坚持30秒，应坚持每天早、晚各做5～10次。经常练习可缓解胃下垂。

❀ 高抬腿原地走

正常站在地上，两条腿轮流高抬，膝关节屈曲，大腿和身体呈直角，抬后放下，像原地踏步一样，每日走200步。经常练习可缓解胃下垂引起的不适。

❀ 腹壁运动

配合呼吸运动，使腹壁一张一缩前后运动，增强腹肌的力量，使其对胃有一定的支撑力。每顿饭前做1次，每次30～50下。

❀ 按摩腹部

站位、坐位、仰卧位均可，用右手手掌在腹部上、下、左、右按摩，由轻到重，由慢到快，每日按摩2～3分钟，以空腹时按摩效果最好。本法可缓解胃下垂。

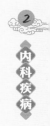

【消化不良】

　　消化不良是一种临床整合征，是由胃动力障碍所引起的疾病，也包括胃蠕动不好的胃轻瘫和食道反流病，分为功能性消化不良和器质性消化不良。功能性消化不良属中医的"脘痞"、"胃痛"、"嘈杂"等范畴，其病在胃，涉及肝、脾等脏器，宜辨证施治，予以健脾和胃、疏肝理气、消食导滞等法治疗；器质性消化不良是由某器官病变引起的消化不良症状。

　　引起消化不良的原因很多，包括胃和十二指肠部位的慢性炎症，使食管、胃、十二指肠的正常蠕动功能失调；患者的精神不愉快、长期闷闷不乐或突然受到猛烈的刺激等均可引起。

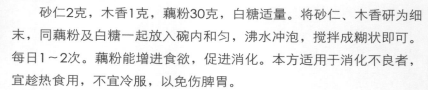

食疗、药疗 偏方验方名方

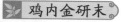 **香砂藕粉糊**

　　砂仁2克，木香1克，藕粉30克，白糖适量。将砂仁、木香研为细末，同藕粉及白糖一起放入碗内和匀，沸水冲泡，搅拌成糊状即可。每日1～2次。藕粉能增进食欲，促进消化。本方适用于消化不良者，宜趁热食用，不宜冷服，以免伤脾胃。

砂仁粥

　　砂仁2～3克，大米50～75克。先把砂仁捣碎为细末；再将大米煮粥，待粥将熟时，调入砂仁末，稍煮即可。每日可供早、晚餐，温热服食。本方适用于食欲不振、消化不良。注意砂仁放入粥内后，不可久煮，以免有效成分挥发。

鸡内金研末

　　鸡内金若干。将鸡内金晒干，捣碎，研末过筛。饭前1小时服3克，每日2次。本方可消积化滞，适用于消化不良等。

无花果饮

　　干无花果2个（鲜品加倍），白糖适量。无花果洗净，捣烂，炒至半焦，加白糖冲服，代茶饮用。本方适用于胃虚所致的消化不良。

鹌鹑山药党参汤

　　鹌鹑1只，党参25克，怀山药50克，盐适量。将鹌鹑处理洗净，党参洗净，切成小段，怀山药去皮，切成块；将鹌鹑、党参、怀山药

◆砂仁

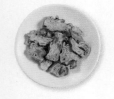

◆木香

加水共煮约50分钟至熟，加盐即可。吃肉饮汤。适用于脾胃虚弱之不思饮食、消化不良等。

🌿 鸡矢藤汤

鸡矢藤、山楂、麦芽各15克，神曲6克。将4味药材用水煎服。每日1剂，日服2次。可消食化积。适用于消化不良。或取焦山楂、焦神曲、焦麦芽、焦槟榔、炒莱菔子、鸡内金、陈皮各10克，水煎服，每日1剂。适用于消化不良。

🌿 砂仁散

砂仁、人参各30克，三棱18克。以上药材共研细末。每次服6克，日服2次，开水冲服。可益气健胃、理气化积。适用于消化不良。

未见食积者，去三棱，加鸡内金15克。

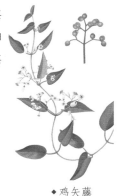

◆鸡矢藤

🌸 特效理疗 偏方验方名方 ‑ ‑ ‑ ‑ ‑ ‑ ‑ ‑ ‑ ‑ ‑ ‑ ◆

🍁 缩小腹法

此法可调整胃酸，增强胃肠功能。其具体做法是收缩肚脐周围的腹部肌肉，拉动下腹部与丹田，促进胃肠蠕动，调整胃酸。

🍁 仰卧起坐法

此法有利于腹肌的增强，从而防止内脏下垂。可每天坚持做12～24个仰卧起坐，分2次完成。仰卧起坐的个数可逐渐增多。

🍁 咽津法

此法能促进舌头灵活性，保持唾液腺分泌通畅，生津并调整胃肠消化功能。具体做法：在刷牙漱口后，口唇微闭，两腮和舌头沿齿龈内外做漱口运动，接着鼓腮，保持唾液在口中漱动约20次，再慢慢吞咽唾液。

🍁 节律提肛法

此法能促进肛周血液循环和静脉回流，有利于肛门括约肌的功能，可预防脱肛、直肠脱垂。其具体做法是，吸气时将注意力集中在会阴部，用力上提肛门，肛门紧缩持续片刻，然后随呼气放松肛门，可连续做10～20下，以肛门不疲劳为度，每日2次。

🍁 热敷法

把湿毛巾放进微波炉加热，然后趁热将湿毛巾用塑料袋装起来，放在腹部上方，躺下休息。

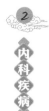

内科疾病

【痢疾】

痢疾又名"滞下"、"肠癖"、"大瘕泄"。现代医学命名与《济生方》谓"痢疾"一致。本病多发生于夏秋季节，为肠道传染病，在临床上较为常见。痢疾虽有"赤痢"、"白痢"、"赤白痢"之分，但皆是湿热为患，或兼暑湿热毒。多因饮食不节、不洁，伤及脾胃，湿热熏蒸，气血瘀滞，化为脓血。虽有虚寒，然必素体虚弱、下泄过久、凉泄太过，由湿热转为虚寒。且痢疾初起无虚寒者。

下痢频行不畅、里急后重、赤白黏液，又以赤多为赤痢，白多为白痢，赤白相兼为赤白痢。证属湿热为多。又下痢稀白黏液，且有腥臭气味，四肢逆冷，虽有里急后重而不明显，脉象细弱，此属虚寒。古人虽有赤痢属热、白痢属寒之论，然白而稠黏属湿热。根据临床表现，又有湿热痢、疫毒痢、噤口痢和休息痢之分，治当详察。

食疗、药疗 偏方验方名方

苦参汤

苦参（酒炒）10克。苦参水煎分2次服，每日1剂。苦参具有清热燥湿之功，适用于湿热泻痢、腹痛、里急后重。

香连散

黄连30克，木香6克。上述两味药共研细末。每次服6克，每日3次，米汤送服。黄连可解毒止痢，适用于胃肠虚弱、腹胀腹鸣、下痢脓血。

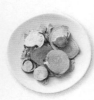

马齿苋粥

马齿苋60克，大米100克。将马齿苋洗净，加水与大米共煮粥，不放盐、醋，空腹食用。马齿苋味酸、性寒，适用于热毒血痢及湿热痢疾。《滇南本草》载马齿苋："益气，清暑热，宽中下气，润肠，消积滞，杀虫，疗疮红肿疼痛。"民间有俗语："莫要小看马齿苋，治疗痢疾最灵验。"

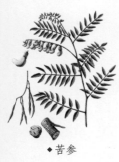

◆苦参

大蒜疗法

大蒜10瓣，红糖适量。大蒜瓣煮熟，捣烂，用红糖拌匀，每日2次，连服3日。或用生大蒜数瓣，捣烂如泥，与一小杯醋拌匀服食；也可与面条拌食。大蒜可杀菌解毒（大蒜挥发油对痢疾杆菌有明显的抑杀作用），适用于痢疾肠炎。

葛根黄芩黄连汤

葛根15克，黄芩、黄连各10克，甘草3克。所有药材用水煎2次，早、晚分服，每日1剂。葛根具有解表退热、燥湿止痢的功效，适用于表证未解、邪热入里，身热，下痢臭秽，肛门有灼热感，湿热泻痢，热重于湿者。

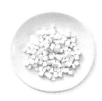

复方鸦胆子丸

鸦胆子45克（去壳），贯众、金银花炭各15克，黄蜡60克。将鸦胆子、贯众、金银花炭研为细粉，再将黄蜡烊化，趁热和药粉放于臼中，捣匀，将其搓为如黄豆大小的丸。空腹服用，成人每日服10～15丸，儿童酌减。可杀虫、止痢、止血。适用于慢性阿米巴痢疾。

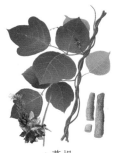

◆葛根

二白苦艾汤

白芍60克，艾叶30克，白头翁、苦参各100克。以上药材用蒸锅温水浸泡一夜。首次加水用大火煎熬半小时，过滤取液；第二次再将药渣加冷水适量，以能浸泡药材为度，小火煎熬40～60分钟后过滤，其滤液与第一次滤液混合，继续用小火煎熬浓缩至250毫升，再加1%苯甲酸钠0.2毫升摇匀，放置一夜，再过滤分装密封备用。成人每次服50毫升。儿童为2毫升／（千克·次），在适当的温度进行高位保留灌肠。每日2次，病重者每日3次，连用3天。可清热利湿、养阴活血。适用于急性细菌性痢疾。

治菌痢方

干丁香树叶（在6～9月采集的）60克，石榴皮、五倍子各10克。以上药材共研细末、压片，挂糖衣，每片含生药0.25克。速灭痢（复方丁香叶片）6片，复方新诺明2片，莨菪片20毫克，B族维生素20毫克，每日服2次。3天为1个疗程。可理气散寒、收敛止泻。适用于急性细菌性痢疾。

石榴皮汤

石榴皮1000克。将石榴皮用清水洗净，加水5000毫升，放水锅中小火煮沸半小时后，用纱布过滤，然后另加温水照上法重煎1次。将两次滤液混合，浓缩至2000毫升（相当于50%石榴皮煎剂）。每次服20毫升，每6小时服药1次。可清热杀菌、收敛止痢。适用于细菌性痢疾、阿米巴痢疾。

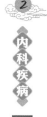

内科疾病

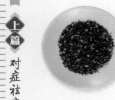

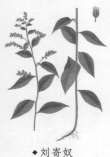

◆刘寄奴

止痢片

刘寄奴1000克。将刘寄奴水煎2次，将两次药液浓缩后加水和淀粉压成片剂，每片含生药1克。成人每次服6片。日服4次。儿童酌减。可消炎杀菌、活血止痢。适用于急性细菌性痢疾。

苦参丸

苦参120克，木香60克，甘草15克。以上药材共研细末，水泛为丸，备用。每次服6.5克，日服3次，用温开水送下。可清热利湿、理气止痛。适用于细菌性痢疾。

黄荆子汤

黄荆子10克。水煎服。每日1剂，日服2次。可清热杀菌、利湿止痢。适用于细菌性痢疾。

姜茶饮

陈细茶叶15克，生姜9克。以上药材加水1杯半，煎至半杯。每日1剂，分2次，早、晚空腹各服1次。可清热散寒、调和阴阳。

山楂汤

山楂肉90克，红糖、白糖各30克。将3味药材用水煎服。每日1剂，日服4次。小儿酌减。可消食化滞、平调寒热。适用于赤白痢。

上方各药用量减半，并加白葡萄干、车前子各15克。用水煎服。每日1剂，日服4次。小儿酌减。可消食化滞、平调寒热。适用于赤白痢。

石榴皮汤

石榴皮1个，柿子蒂7个，红糖、白糖各15克。将前2味药水煎2次，合汁，分2次冲红、白糖服之。每日1剂。可平调寒热、收敛止痢。适用于慢性赤白痢。

痢疾散

车前子适量。将车前子微炒研末，备用。每次取15克，放入杯中，用开水冲泡，调入红糖30克，空腹1次服下。可清热、利湿、止痢。适用于赤白痢，日下数十次。

白头翁汤

白头翁50克，金银花、木槿花、白糖各30克。将前3味加水煎2次，取浓汁250毫升，入白糖后温服。每日1剂，分3次温服。可清热解毒、凉血止痢。适用于疫毒痢。

椿白皮汤

椿白皮90克，红糖30克。椿白皮用水煎服。每日1剂，日服2次，服前冲入红糖。可清热利湿、健脾止痢。适用于慢性痢疾，便黏杂色，经年不愈，或时发时止，体倦气短，消化不良，肢体消瘦，面色苍白。

上方椿白皮和红糖可加水同煎服。腹痛甚者加木香、白芍各9克；发热者加生地黄炭、地榆炭各9克。

奇效丹

樗根皮500克，滑石粉120克。将樗根皮研细末，水泛为丸，滑石粉为衣，阴干备用。成人每次服9克，小儿酌减。每日早晨空腹服1次，用小米汤送下。一般服3~4次即愈。可清热利湿、凉血止血。适用于赤白痢、肠风下血。或去滑石，改用散剂，每次服15~30克，水煎数沸，去渣，调入红糖，每日早、晚空腹各服1次。

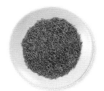

◆ 侧柏叶

赤痢散

侧柏叶（炒黄）、山楂（炒焦）各等份，另用椿白皮6克。将前2味共研细末，储存于瓶中备用。每次服9克，用椿白皮煎汤冲服。每日早、晚空腹各服1次。可消食化滞、凉血止血。适用于赤痢、便血。

本方对于赤痢内热不盛及肠风便血的患者颇宜。但是，系里热炽盛、口渴喜饮、痢下红多白少、肛门灼热、小便赤涩者，则不宜用之。

特效理疗 偏方验方名方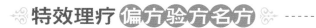

拔罐疗法

先在脐中区用小号罐上罐，再用二号罐在前胃下区、左大肠、右大肠区、气海区上罐。急性痢疾每日上罐2次，缓解后每日1次。慢性痢疾每日上罐1次。症状消失后也应拔罐巩固治疗，可以有效治疗痢疾。

揉腹按穴法

仰卧，双手重叠，以全掌分别对下腹部和上腹部做逆时针方向的揉摩法，3~5分钟。操作时以有热感透入腹内为好。继仰卧位后分别指揉中脘、天枢穴各1分钟。天枢穴位于人体中腹部，肚脐向左、右三指宽处。取坐位，对双侧足三里穴作指揉法，约1分钟。按摩足三里有调节机体免疫力、增强抗病能力、调理脾胃、补中益气、通经活络、扶正祛邪的作用。足三里穴位于外膝眼下四横指、胫骨边缘，是常用保健穴位之一。

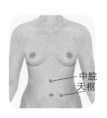

中脘
天枢

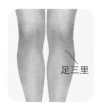

足三里

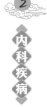

2

内科疾病

【便秘】

便秘是多种疾病的一种症状，而不是一种病。对不同的人来说，便秘有不同的症状。常见症状是排便次数明显减少，每2～3天或更长时间一次，无规律，粪质干硬，常伴有排便困难感的病理现象。便秘通常有三种形式：痉挛性便秘、梗阻性便秘、无力性便秘。

食疗、药疗 偏方验方名方

◆柏子仁

猪心柏子汤

猪心1个，柏子仁15克。将柏子仁塞入猪心内，清水炖熟。3天1次，吃猪心喝汤。柏子仁可养心安神、补血润肠。适用于阴虚血少、年老体弱和产后血虚引起的肠燥便秘。

香蕉蘸黑芝麻

香蕉500克，黑芝麻25克。用香蕉蘸炒半生的黑芝麻嚼吃。每天分3次吃完。香蕉能清肠热、润肠通便，可治疗热病烦渴、老年便秘。患有高血压的人，可经常吃。

蜂蜜水

蜂蜜适量。每次2汤匙蜂蜜，温开水冲服，每日早晨空腹时食用。蜂蜜可使胃酸分泌正常，有增强肠蠕动的作用，可显著缩短排便间隔时间。蜂蜜对结肠炎、习惯性便秘有良好疗效，且无任何副作用。常食用蜂蜜同时注意多吃绿叶蔬菜。

紫苏子麻仁粥

紫苏子10克，火麻仁15克，大米50～100克。先将紫苏子、火麻仁捣烂，加水煎煮，滤取汁，与大米同煮成粥，可任意服用。紫苏子可润肠通便。适用于老年人、产妇体虚肠燥、大便干结难解者。

葱白奶蜜

牛奶250毫升，蜂蜜、葱白各100克。先将葱白捣烂取汁。牛奶煮熟，开锅下葱汁即可，服用时调入蜂蜜，每天早晨空腹服用。葱白能宣通上下阳气、发汗解表。本方可补虚通便，利大小便。适用于阳虚便秘及老年人习惯性便秘。

大黄忍甘汤

大黄、忍冬藤各8克，甘草6克。以上药材加冷水150毫升，煎至100毫升。每次服50毫升。若未见排便，再服剩余的50毫升。可清热通便。适用于儿童便秘。屡用效佳。一般服药1~2次即可排出软便。

锁葚汤

锁阳15克，桑葚、蜂蜜各30克。以上药材用水煎服，每日1~2剂，日服2次。或将前2味捣碎，放入杯内，用沸水冲泡，候温，调入蜂蜜即可。代茶饮用。可补肾益精、润燥滑肠。适用于便秘，症见大便干涩、小便清长、腹中冷痛等。

三鲜饮

鲜生地黄、鲜何首乌、鲜南沙参各30克。以上药材用水煎服。每日1剂，日服2次。可养阴凉血、清热通便。适用于阴虚便秘。

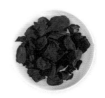

特效理疗 偏方验方名方

芒硝大黄水泡脚法

取芒硝、大黄、甘遂、牵牛子各25克。洗净，一同放入锅中，加清水2000毫升，煎数沸，煎至1500毫升时取药液倒入盆中，先熏蒸，待温度适宜时浸泡双脚，每日2次，每次30分钟，5天为1个疗程。本方泻热通便，适用于实热便秘者。

二叶瓜皮水泡脚法

取鲜萝卜叶100克，鲜冬瓜皮80克，竹叶50克。将以上药材洗净，一同放入锅中，加清水2000毫升，煎至1500毫升时取药液倒入盆中，先熏蒸，待温度适宜时浸泡双脚。每日2次，每次30分钟，5天为1个疗程。此法清热通便，适用于大便干结、小便短赤、面红心烦，或有身热、口干、口臭、腹胀或腹痛等症。

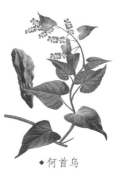

◆何首乌

艾叶生姜水泡脚法

艾叶、生姜各100克，盐50克。将前2味药材洗净，一同放入锅中，加清水1500毫升，煎至1000毫升时取药液倒入盆中，然后将50克盐加入药液中，待温度适宜时浸泡双脚。每日2次，每次20分钟，7天为1个疗程。

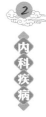

内科疾病

【泄泻】

泄泻即腹泻，是指排便次数增多，粪便稀薄，或泻出如水样。本病以夏、秋两季最为多见。临床可分为急性泄泻和慢性泄泻两类。其致病原因主要有感受外邪、饮食不节、情志所伤及脏腑虚弱等。

食疗、药疗偏方验方名方

山楂陈皮煎剂

炒山楂、炒麦芽、陈皮各15克。所有药材用水煎2次，混合后分上、下午服，每日1剂。山楂、陈皮可消食导滞。本方适用于伤食腹泻，症见腹痛肠鸣、腹痛即泻、粪便臭如败卵、泻后痛减。

莲子糯米粥

莲子（去心）20克，怀山药25克，鸡内金15克，糯米50克，白糖适量。前4味药材加水同煮30分钟做粥，熟后加白糖调味食用。本方可有效补充人体的养分，增强机体的抗病能力。

猪肾汤

猪腰（猪肾）2个，骨碎补20克。将猪腰剔除白筋膜，切片，与骨碎补加水共煮至熟，将骨碎补捞出，下调味品调味。饮汤食猪腰。隔日服用1次，约10次见效。猪腰可补肾、强身、止泻。本方适用于老年人肾虚不固、功能紊乱而引起的身体虚弱、腰酸背痛、时常腹泻且经久不愈。

山药内金山楂粥

山药片30克，鸡内金10克，山楂15克，玉米150克，红枣5颗，白糖50克。先将山药片、鸡内金分别研为细末，混合均匀；山楂洗净切薄片；将山楂片、山药粉、鸡内金粉与玉米、红枣一同放入锅中，加入适量的水，煮至黏稠时调入白糖即食。鸡内金可消积滞、健脾胃，适用于食积胀满、呕吐反胃、泄泻。此粥对于脾虚所致的腹泻有很好的辅助治疗效果。

白胡椒兑白酒

白胡椒4~5粒，金橘若干个。将白胡椒和金橘放在碗中，倒入适量高度数白酒，将酒点燃，等白酒烧完后趁热吃下白胡椒和金橘，再将所剩下的液体喝完，止泻效果很好。

🌿 饮醋茶

沏一杯绿茶或花茶，将茶水倒入另外一个杯子中，放入一大勺食醋，将醋茶喝下。一杯茶可以连续冲泡2次，连喝3杯醋茶，腹泻可止住。

🌿 山药扁豆茶

山药、芡实各200克，扁豆100克。将上述药材捣碎和匀，每日冲泡30克代茶饮。适用于慢性腹泻。

特效理疗 偏方验方名方

🍃 缓解慢性腹泻按摩法

用单手手掌推摩下腹部，顺时针、逆时针方向各10圈，至感觉温热为宜。本法可缓解慢性腹泻。

🍃 按揉中脘法

用拇指指腹来回按压中脘穴，指腹用力，但不能用指甲掐。可以缓解胃痛，有温胃、解痉作用，可促进消化腺分泌，对胃、肠、肝、胆等都有很好的保健作用。中脘穴在剑突与肚脐中间位置，剑突位于胸骨下端两侧肋骨的交会处，从这点到肚脐眼的中间部位即是中脘。

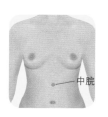

🍃 按摩足三里

足三里穴位于外膝眼下四横指胫骨边缘。足三里部位肌肉比较多，按摩力度可稍大，要渗透到穴位里。每次按摩1～2分钟。经常按摩可缓解腹泻等消化系统疾病。

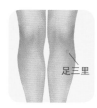

🍃 敷贴法

取艾叶、柿蒂、石榴树叶各15克，干姜10克，将所有药材研粉、炒热，布包后敷于脐部。适用于腹泻。

🍃 中药泡脚法

取白扁豆100克、葛根50克、车前草150克加水适量，共煎煮20分钟，然后将药液倒入盆内，待药液转温时用来浸泡双脚。此法可缓解腹泻。

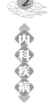

【胆囊炎】

胆囊炎是细菌性感染或化学性刺激引起的胆囊炎性病变，为胆囊的常见病。急性胆囊炎的症状主要是右上腹痛、恶心、呕吐和发热等；慢性胆囊炎是最常见的一种胆囊疾病，患者一般同时有胆结石，但无结石的慢性胆囊炎患者也不少见。胆囊炎多见于35～55岁的中年人，女性发病较男性为多，尤多见于肥胖且多次妊娠的妇女。

食疗、药疗 偏方验方名方

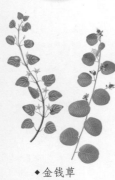

◆金钱草

金钱银花炖瘦肉

金钱草80克（鲜品200克），金银花60克（鲜品150克），猪瘦肉600克，黄酒20克。所有药材洗净，将金钱草与金银花用纱布包好，同猪肉加水浸没，大火烧沸加黄酒，小火炖2小时，取出药包。饮汤食肉，每次1小碗，日服2次。过夜煮沸，3日内服完。金钱草可清热利胆、利尿通淋。适用于胆囊炎。

山楂三七粥

山楂10克，三七3克，大米50克，蜂蜜适量。三七研细末，先取山楂、大米煮粥，待沸时调入三七、蜂蜜，煮至粥熟服食。每日1剂，早餐服食。山楂可活血化瘀、理气止痛。本方具有扩张血管、降低血压及利尿和镇静神经的作用。

丹参三七汤

丹参30克，红枣10克，三七25克，盐、味精适量。将丹参用纱布包好，红枣去核，三七去皮，洗净，加水同炖至熟后，去药包，以盐、味精调味，喝汤吃红枣，每日1剂。丹参可清热凉血、疏肝利胆。适用于慢性胆囊炎肝区疼痛、大便燥结者。

茵陈蒿

干燥茵陈蒿15克、萹蓄9克。将2味药材以5碗水煎至2碗半，分为4份，每3小时服用1份，连续服5～7天。如果情况已获改善，则改为2天服1剂，再服5～10天；如果病情仍需加强治疗，则每天1剂，继续服5～10天。本方除对胆炎有很理想的效果外，对于一般肝病也有治疗功能，平时当茶饮用，对于消除和预防各类肝炎均有助益。

如果是15岁以下儿童使用量可减半，如果体重超过80千克以上者，药量必须酌量增加，此时茵陈蒿可用20克、萹蓄用12克。

三枝汤

柳枝、杨树枝、核桃枝各30克。将3味药材用水煎服，适用于急、慢性肝炎和胆囊炎。

冬瓜皮汤

干冬瓜皮60～90克（鲜品加倍），加水煎服，每天2～3次。

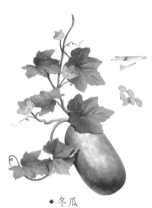

◆冬瓜

特效理疗 偏方验方名方

摩腹疗法

用手掌在脐的周围做顺时针推摩20～30次。以拇指或中指指尖按揉章门穴（位于屈肘合腋，肘尖尽处）、梁门穴（位于脐上4寸，旁开2寸处）、期门穴（位于乳头下方的第6肋间隙）各1分钟。用双手掌根部自剑突至小腹部自上而下推20～30次。

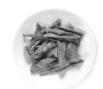

◆干冬瓜皮

按摩足底反射区

肝反射区：位于右足掌第4、5跖骨上半部，前方与肺反射区有一小部分重叠。手法为用食指扣拳法，自足趾向足跟外端压刮3次。适用于胆囊和胆管疾病及肝炎、肝硬化等。

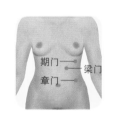

胆囊反射区：位于右足掌第3、4跖骨向中上部，在肝反射区之内。手法为单食指扣拳法，以食指靠近手掌一端的指节顶点施力，定点向深部足跟方向顶压或压刮3～4次。适用于胆囊炎及其他肝胆疾病。

脾反射区：位于左足旁第4、5跖骨间基底部，横向与十二指肠反射区相对。手法为单食指扣拳法，直接向下按压3～4次。适用于食欲不振、消化不良、贫血、发热，具有增强免疫力的作用。

胃反射区：位于足掌第1足趾跖关节后方，即第1跖骨体前段。手法为单食指扣拳法，以食指近指间关节顶点施力，由足趾向足跟方向从轻逐渐到重压刮3次。适用于脾胃病症，如呕吐、腹胀、消化不良等。

胰腺反射区：位于足掌第1跖骨体下段，在胃和十二指肠反射区之间。手法为单食指扣拳法，以食指近指间关节顶点施力，由足趾向足跟方向从轻逐渐到重压刮3次。适用于胃脘腹胀、胆石症、胆囊炎及胰腺炎。

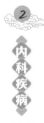

【肺结核】

肺结核中医称为肺痨或痨瘵，是一种由结核杆菌引起的慢性传染病。《严氏济生方》云："夫痨瘵一证，为人之大患。凡受此病者，传染不一，积年染痊，甚至灭门，可胜叹哉。"此因结核杆菌传染所致。肺结核多因素体虚弱，正气不足，饮食不洁，或与肺结核患者混用碗筷吃饭，或吃患者剩食物，或与患者对面谈话、接触者。

初起一般症状较轻，咳嗽不甚，仅神疲乏力，食欲不振。继则咳嗽加重，午后潮热，两颧发赤，唇红口干，咳血，盗汗，失眠，身体消瘦。男子多伴梦遗，女子多伴经闭，或伴胸痛、呼吸困难等局部症状。听诊可闻呼吸音减弱，偶尔可听到哕音。临床所见，尤以"咳嗽、潮热、咳血、盗汗"四症为常见，且又常以单一症状为主。其病机在早期多为气阴不足，后期多为阴虚火旺。

食疗、药疗 偏方验方名方

猪肺纳川贝

猪肺1个，川贝母15克，白糖60克。将猪肺开一小口，装入川贝母及白糖蒸熟，食用。每日2次。吃完后再继续蒸食。

川贝母味苦、性微寒，归肺经，具有清热化痰止咳之功效，可用于治疗痰热咳喘，又兼甘味，故善润肺止咳。本方可润肺清热，使结核病灶很快被吸收。

银耳鸽蛋羹

银耳2克，冰糖20克，鸽蛋1个。先将银耳用清水浸泡20分钟后揉碎，加水400毫升，用大火煮沸后加入冰糖，小火炖烂；然后将鸽蛋打开，用小火蒸3分钟，再放入炖烂的银耳羹中，煮沸即可。日服3次，每次服50克。本方养阴润肺、益胃生津，适用于肺结核干咳。

冬虫夏草炖鸭

冬虫夏草4根，雄鸭1只，姜、盐、酱油、味精各适量。将鸭开膛去内脏，加适量水，下冬虫夏草及各种调料，炖至鸭熟为止。食肉饮汤，每日2次。冬虫夏草味甘、性平，能补肾壮阳、补肺平喘、止血化痰。本方可滋阴补肾，适用于肺结核属于肺肾两虚者。

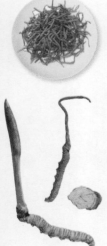

◆冬虫夏草

藕节汤

藕节5个，白茅根、白糖各30克。前2味用水煎服。每日1剂，水煎2次，将两汁混合，兑入白糖，日服2次。或将藕节、白茅根洗净，制为粗末，一同放入杯内，加白糖，用沸水冲泡即可。代茶饮用。可清热利尿，凉血止血。适用于肺结核、咳血等。

五汁饮

白果汁、秋梨汁、鲜藕汁、甘蔗汁、山药汁、柿饼、核桃仁、蜂蜜各120克。先将需取汁的各药取足量汁水，再将柿饼捣如膏，核桃仁捣如泥。将蜂蜜稀释，与柿饼膏、核桃泥、山药汁一起搅匀，微微加热，融合后，离火稍凉，趁温（勿过热）将其余四汁（前四味）加入，用力搅匀，用瓷罐收储。每次服2茶匙，日服3～4次。可养阴清热、止咳止血。适用于肺阴虚型肺结核。

特效理疗 偏方验方名方

按压尺泽穴

以圆珠笔笔端按压肘部尺泽穴（伸臂向前，仰掌。掌心向上，肘关节弯曲呈120°时，肘窝处可摸取一绷起的大筋，大筋外侧即是尺泽穴）1～2分钟，然后指揉尺泽穴3～5分钟，至局部有酸胀感为宜。

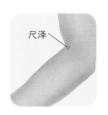

尺泽

点按内关穴

取坐位，以一手拇指指端置于内关穴上，内关穴在腕掌横纹上三横指，掌长肌腱与桡侧腕屈肌腱之间。着力按压3～5分钟，指按后可配合指揉，局部有酸胀感，并向上肢放射。

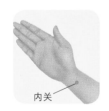

内关

按揉中府穴

一手四指并置于一侧胸大肌胸骨缘，沿肋间隙向外按摩至中府穴，再用拇指于中府穴处着力，长按3～5分钟，上肢有麻胀感。中府穴取穴、两手叉腰立正，锁骨外侧端下缘的三角窝中心是云门穴，由此窝正中垂直往下推一条肋骨（平第1肋间隙）处即是本穴。男性乳头外侧旁开两横指，往上直推三条肋骨处即是本穴（平第1肋间隙）。

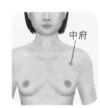

中府

五倍子敷脐

五倍子1.5克，朱砂3克。共研细末，以冰水调敷脐部。外加固定，1～2日换药1次。可滋阴泻火、益气固表。适用于肺结核盗汗。

内科疾病

【肺气肿】

肺气肿系指终末细支气管远端气腔增大，并伴有腔壁破坏性改变的一种病理状态。主要包括阻塞性肺气肿、老年性肺气肿、代偿性肺气肿及灶性肺气肿等。阻塞性肺气肿最为常见，它是由于慢性支气管炎或其他原因逐渐引起的细支气管狭窄，终末细支气管远端气腔过度充气，气腔壁膨胀、破裂而产生的肺充气过度和肺容积增大的阻塞。

食疗、药疗 偏方验方名方

南瓜蜂蜜糖

南瓜1000克，蜂蜜100毫升，冰糖50克。将南瓜顶部开口，去子、瓤，将蜂蜜和冰糖装入，再将开口盖好，蒸至熟烂。早晚吃，连吃7天。南瓜性温、味甘，无毒，归脾、胃二经，能润肺益气、化痰排脓。本方适用于咳喘、肺气肿。

百尾笋炖鸡

百尾笋30克，白鲜皮、鹿衔草各15克，鸡肉200克。鸡肉洗净，切块；百尾笋洗净，再将百尾笋、白鲜皮、鹿衔草一起放入煎锅中，加入适量清水，用大火煮沸后，转小火煎至汤汁浓郁，将鸡肉块放入汤汁中继续熬煮，熬至鸡肉完全熟透后，熄火，取汤汁。每日服用。百尾笋可润肺止咳、健脾消积，适用于虚损咳喘、痰中带血、肠风下血、食积胀满。

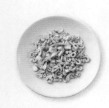

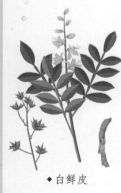

◆ 白鲜皮

桑白皮猪肺汤

猪肺500克，桑白皮、甜杏仁各30克，黄酒1匙，盐适量。将猪肺切块，同桑白皮、甜杏仁入锅中，加水适量煮沸，加黄酒、盐后再转小火炖2小时，弃渣，吃肺喝汤，每日2次，2天食完。

桑白皮可泻肺平喘、行水消肿，适用于肺热喘咳、吐血、水肿、小便不利。适用于慢性支气管炎伴有肺气肿。

三子汤

紫苏子、白芥子、莱菔子各10克，山药60克，玄参30克。以上药材用水煎服。每日1剂，日服2次。可扶正祛邪，标本兼顾。适用于痰涎壅盛型肺气肿。

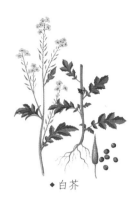

● 白芥

🌿 三子药参汤

白芥子9克，紫苏子、莱菔子各10克，山药60克，人参30克。以上药材用水煎服。每日1剂，日服2次。可扶正祛邪，降气化痰。适用于肺气肿（痰涎壅盛型）。本方与三子汤适用症相同，玄参可滋阴泻火，人参可益气健脾。

特效理疗 偏方验方名方 -------------◆

🍁 揉合谷穴、曲池穴法

以一手的拇指指骨关节横纹，放在另一手拇指、食指之间的指蹼缘上，拇指尖下是合谷穴。

曲池穴位于肘横纹外侧端，屈肘，肘横纹与肱骨外上髁连线中点。

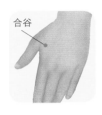

用拇指按揉对侧的合谷穴和曲池穴，指压下去以感觉酸胀为佳。每穴按揉2分钟。然后换手继续按揉。每天做3次。此二穴是人体强壮的要穴，能够有效提高免疫力，提升整体精神状态，促进受损组织的修复。

🍁 揉尺泽穴法

尺泽穴位于肘横纹中，肱二头肌腱桡侧凹陷处。用拇指按揉对侧手臂的尺泽穴，按摩1～2分钟。以按压酸胀感为佳，操作同按揉合谷穴、曲池穴。尺泽穴具有补肺气、滋肺阴的作用，是治疗肺病的特效穴位。与合谷穴、曲池穴不同，尺泽穴的补益作用更为专一。

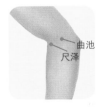

🍁 按揉小腹法

双手重叠，稍微用力按压于脐下小腹部，然后顺时针方向和缓地按揉，每次按揉10分钟，每日2次。注意千万不要过于用力，也不要憋气，以免出现喘憋，甚至加重病情。小腹部有人体补气强身健体的重要穴位——气海穴和关元穴。轻柔和缓地按揉小腹部可以有效地刺激此二穴，达到补气平喘、增进食欲的作用。

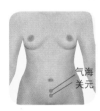

🍁 毛巾擦颈、擦背、擦腰法

洗澡中或洗澡后，用一条湿润的长毛巾，先擦后颈部，再斜着擦后背，最后横擦腰部，每个部位擦1分钟，擦到皮肤发红、微热为佳。目的是刺激背部的定喘穴、肺俞穴、肾俞穴等强壮穴，以宽胸理气、补肾平喘止咳。临床证实，此做法能够在一定程度上促进肺泡的回缩，增加血液中的含氧量。

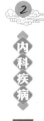

【高血压】

　　高血压主要是由于高级神经中枢调节血压功能紊乱所引起、以动脉血压升高为主要表现的一种疾病。

　　高血压病指静息状态下动脉收缩压和舒张压增高（≥140/90mmHg），常伴有脂肪和糖代谢紊乱以及心、脑、肾和视网膜等器官功能性或器质性改变，以器官重塑为特征的全身性疾病。中间间隔5分钟以上，2次以上非同日测得的血压≥140/90mmHg可以诊断为高血压。高血压病的发病率会随着年龄的增加而升高。

食疗、药疗 偏方验方名方

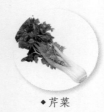
◆芹菜

鲜芹菜汁

　　鲜芹菜250克，蜂蜜适量。将鲜芹菜洗净，切碎，放入榨汁机中榨汁。每次服50毫升，加适量蜂蜜调服，每日2次。本方有清热平肝的作用，适用于肝阳上亢型高血压，症见头痛眩晕、烦躁易怒等。

鲜芹菜根红枣汤

　　鲜芹菜根10个，红枣10颗。将芹菜根洗净，捣烂，与红枣同煮30分钟，每次服用50毫升，15～20天为1个疗程。本方有清热、平肝、降压的作用，适用于高血压伴头晕头痛、面红目赤等症。

芹菜粥

　　新鲜芹菜60克，大米50～100克。将芹菜洗净，切碎，与大米同入沙锅内，加水600毫升左右，煮为菜粥。每天早、晚餐时，温热食。此粥清热平肝、固肾利尿，适用于高血压患者，但此粥作用较慢，需要坚持长期食用，方可见效。脾胃虚弱，大便溏薄者不宜选用。

茶叶玉米须水

　　玉米须60～80克，茶叶适量。将玉米须洗净，与茶叶一同用沸水冲泡，代茶饮。玉米须具有利尿作用，适用于高血压合并肾炎见有眼睑水肿、下肢轻微水肿的患者。

山楂大米粥

　　山楂30～40克，大米100克，白砂糖10克。将山楂洗净，放入锅中，大火煮至浓稠，滤出浓汁，去渣，然后加入大米、白砂糖煮粥。

在两餐之间当点心服，不宜空腹食用。山楂具有消积化滞、收敛止痢、活血化瘀等功效，适用于高血压兼有积滞或高脂血症者。

🌼 菊花糯米酒

甘菊花10克（剪碎），糯米酒适量。将两种材料放入锅内拌匀，加入适量水煮沸后食用。每日2次。糯米酒可温中益气，菊花有清热散风的作用。本方适用于高血压肝阳上亢见有眩晕、面红目赤、急躁易怒、口苦咽干等症。

特效理疗 偏方验方名方 ---------------◆

🍁 按摩涌泉穴法

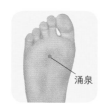

涌泉

每天晚上用热水泡脚半小时后按揉涌泉穴3分钟。在床上取坐位，双脚自然向上分开，或取盘腿坐位，然后用双手拇指从足跟向涌泉穴向足尖处，进行前后反复的推搓；或用双手掌自然轻缓地拍打涌泉穴，最好以足底部有热感为宜。涌泉穴是人体足底穴位，位于足前部凹陷处第2、3趾趾缝纹头端与足跟连线的前1/3处，为全身腧穴的最下部，乃是肾经的首穴。中国现存最早的医学著作《黄帝内经》中说："肾出于涌泉，涌泉者足心也。"意思是说，肾经之气犹如源泉之水，来源于足下，涌出灌溉周身四肢各处。所以，涌泉穴在人体养生、防病、治病、保健等各个方面具有重要作用。

🍁 足底贴敷法

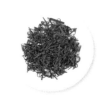

吴茱萸100克，龙胆草60克，土硫黄20克，朱砂15克，明矾30克。将以上药材共研成细末，每次用药适量，用醋调成糊状，每天晚上睡觉前贴到两脚涌泉穴上，用医用纱布包好防止脱落，早上起来之后取下。

🍁 钩藤泡脚法

钩藤30克剪碎，放到盆里加适量水煮，不宜用大火，10分钟后端下，稍微凉一点的时候加适量冰片，然后把双脚放进去，每次泡30～45分钟（可不断加热水保持水温）。早、晚各1次，10日为1个疗程，连续2～3个疗程。

🍁 李时珍药枕

野菊花、淡竹叶、冬桑叶、生石膏、白芍、川芎、磁石、蔓荆子、青木香、蚕沙、薄荷各20克，装到枕头里面，每天枕的时间不能少于6小时。

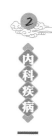

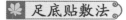

2

内科疾病

◆ 钩藤

【低血压】

低血压是指体循环动脉压力低于正常的状态。由于高血压在临床上常常引起心、脑、肾等重要脏器的损害而备受重视，世界卫生组织也对高血压的标准有明确规定，但低血压的诊断尚无统一标准，一般认为成年人肢动脉血压低于90／60mmHg即为低血压。低血压是由于血压降低而引起的一系列症状，如头晕、晕厥等，女性可有月经量少，持续时间短的表现。中医学认为，本病与身体虚弱、气血不足有关。

食疗、药疗偏方验方名方

芪麻鸡汤

嫩母鸡1只，黄芪30克，天麻13克，葱、姜各8克，盐15克，黄酒10克，陈皮12克。将母鸡去内脏，入沸水中焯去浮沫，冲洗；将黄芪、天麻装入鸡腔内，放于沙锅中，入葱、姜、盐、黄酒及陈皮，加水适量，小火炖至鸡烂熟，放胡椒粉适量即可食用。本方可补益肺脾，适用于低血压引起的食欲不振、头晕目眩、眼冒金花、久立卧突然起身时出现眼前发黑，并伴有心悸、面色苍白等。

荔枝红枣汤

荔枝干、红枣各7颗。将荔枝干与红枣水煎2次，混合药液，分2次服，每日1剂。荔枝具有通神益智、填精充液、辟臭止痛等多种功能。本方可补虚理气，适用于低血压患者。

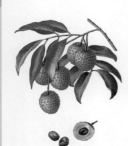

◆荔枝

制附片枸杞子

制附片（先煎）、熟地黄、山萸肉各10克，肉桂、淫羊藿、枸杞子各9克，补骨脂12克，黄精4克。以上药材用水煎服，每日1剂。本方温肾填精，适用于肾精亏损所致低血压。适用于头晕耳鸣、健忘、神疲嗜睡、怯寒、手足不温、夜多小便。

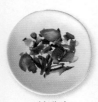

◆制附片

人参枳壳煎剂

人参10克，枳壳5克。将以上药材用水煎2次，混合药液，早、晚服用，每日1剂，人参能够补气升阳、健脾理气，适用于低血压头晕、腹胀。

鱼鳔当归汤

鱼鳔、当归各10克，红枣10颗。将以上药材用水煎。每日2次，早、晚分服。适合长期服用。当归能够补血养血，本方可大补气血，适用于再生障碍性贫血所导致的头晕，以及血压偏低者。

龙眼粥

龙眼肉30克，小米50～100克，红糖适量。将小米与龙眼肉同煮成粥；待粥熟，调入红糖。空腹食，每日2次。龙眼肉可补益心脾、养血安神，适用于低血压见气血不足、身体瘦弱、失眠多梦者。

特效理疗 偏方验方名方

推摩脊柱法

俯卧位，按摩者用手掌在被按摩者背部沿脊柱从下往上进行推摩，反复3次。拇指和食指、中指相对用力，提捏被按摩者的脊柱两旁，从腰向上，反复10次。经常按摩可以治疗低血压头晕。

床上运动操

1.坐在床上，头向左侧旋转，再向右侧旋转，重复5～6次。上身左右扭转，重复4～5次。

2.两腿伸直坐在床上，上体前倾，双臂向前平伸，尽量用双手触及双脚。重复5～6次。呼气时坐起，立即向右转身1次，躺下，恢复预备姿势。第二次呼吸时再坐起，立即向左转身1次，躺下，恢复预备姿势，重复4次。

3.仰卧位，双腿伸直并拢，抬高50°～60°，抬腿时吸气，放下时呼气，重复6～8次。经常练习可以有效预防低血压。

刺激足底法

用拇指轻揉患者双足，并对在按摩中疼痛明显的反射区继续按揉5分钟。坚持每日按摩。可用空可乐瓶或拳头轻轻敲打足底15～20分钟，每日1次；用发卡或牙签刺激足跟15～20分钟，每日2次；转动足踝15～20分钟，每日2次。本法有利于血压稳定，防治低血压。

左侧卧位防治孕妇低血压综合征

应从妊娠28周（孕7个月）开始，对孕妇进行此项监测，一是孕妇个人要留心在仰卧一定时间以后有无低血压综合征出现；二是让孕妇仰卧10分钟左右测定其血压，看血压是否降低，这样就可能及时发现问题。

防治低血压综合征的办法很简单，就是改变卧姿，多采取左侧卧位，改变仰卧的习惯，起码不要长时间仰卧。

【心律失常】

心律失常指心律起源部位、心搏频率与节律以及冲动传导等任一项出现异常。

正常心律起源于窦房结，频率60～100次/分（成人），比较规律。窦房结冲动经正常房室传导系统顺序激动心房和心室，传导时间恒定（成人0.12～1.21秒）；冲动经束支及其分支以及浦肯野纤维到达心室肌的传导时间也恒定（＜0.10秒）。

食疗、药疗 偏方验方名方 ------------------◆

蛋黄油

熟鸡蛋3个。将煮熟的鸡蛋剥去皮，取蛋黄放入铁锅内，以小火煎熬出蛋黄油即可。每日服2次，每次1小匙，连续服用。本方有滋阴润燥、养血的功效，适用于心律不齐。

延胡索散剂

延胡索100克。研粉，每次服5克，每日2次。延胡索性温，味辛、苦，既入血分，又入气分。《本草纲目》说："延胡索能行血中气滞，气中血滞，故专治一身上下诸痛，用之中的，妙不可言。"本方可活血行气，适用于各种心律失常。

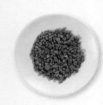

灵芝研末

灵芝1个。灵芝晒干研末，冲水服用，每次1～3克，每日2次。灵芝可益精气、强筋骨，适用于冠心病伴有心律失常者。

灵芝酒

灵芝100克，白酒1000毫升。将灵芝浸泡于白酒中，放置1个月后，每日饮酒50毫升。本方具有活血益精气的功效，适用于心律失常。

西洋参黄芪饮

西洋参10克，黄芪15克，甘草3克。所有药材泡服，代茶饮，每日1服。本方具有补气养阴的功效，适用于心律失常气阴双亏者。

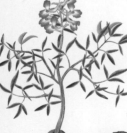

◆延胡索

党参桂枝甘草汤

党参30克，桂枝20克，炙甘草10克。所有药材水煎2次，混合药液，分2次服用，每日1剂。党参味甘、性平，归脾、肺经，质润气和，具有健脾补肺、益气养血生津的功效。本方可温通心脉，适用于心律失常之窦性心动过缓。

🌿 二参散

人参、丹参、柏子仁各等份。以上药材共研细末备用。每次服6克，日服2次，开水冲服。可补益心气、活血安神。适用于心悸（气血亏虚型）。

或取茯神15克，酸枣仁10克，朱砂2克，猪心2个，用沙锅炖熟，食猪心、喝汤，每日1剂。

🌿 五参芪附汤

黄芪20克，黄连、苦参、玄参各15克，丹参30克，党参25克，附子、南沙参各10克。以上药材用水煎服。每日1剂，需久煎90～120分钟，日服3次。10天为1个疗程。可益心气、温心阳、养心阴、活心血、泻心火。适用于心律失常。

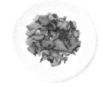

◆ 附子

❀ 特效理疗 偏方验方名方 ----------------◆

🍁 按揉内关穴

当握拳手腕上抬时，就能在手臂中间看见两条筋，内关穴就在腕上2寸两筋之间。每天按揉2次，每次按揉2分钟。用指尖有节奏地进行按压，按摩以产生酸、麻、胀的感觉为最好。内关穴对心律失常有着很好的调节作用，平时既可以边走边按揉，也可以在工作之余进行按摩，每天花2分钟左右按揉，力量不宜太大，有酸胀感即可。

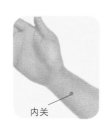

内关

🍁 十指功

用一只手的食指、中指紧夹另外一只手的小指两侧，由手指根部向指部拉拔，感到指尖有温热、胀、麻的感觉。再依次从无名指到拇指，各做1次，两手交替进行。心脏不好的人，建议最好能坚持早、晚各做1次，每次持续约5分钟。长期坚持做十指功可以扩张冠状动脉，增加心肌供氧量，调节心肌代谢及心脏功能，缓解冠状动脉痉挛，增加冠状动脉血流量，从而可改善心肌供血，对心血管病具有一定的辅助治疗作用。

🍁 耳针法

主穴：内分泌、心、交感、神门、枕。

配穴：皮质下、小肠、肾，心动过速加耳中，心房颤动加心脏点。

操作：用短毫针刺，留针20～30分钟。

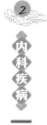

内科疾病

【肺心病】

慢性肺源性心脏病最常见者为慢性缺血缺氧性肺源性心脏病，简称肺心病，是指由肺部胸廓或肺动脉的慢性病变引起的肺循环阻力增高，致肺动脉高压和右心室肥大，伴或不伴有右心衰竭的一类心脏病。本病除有长期咳嗽、咳痰或哮喘等原有肺胸疾病的各种症状以外，还会逐步出现乏力、呼吸困难和劳动耐力下降等症状，并伴随有心前区疼痛和不同程度的紫绀缺氧现象。在气候严寒的北方及潮湿的西南地区及抽烟的人群中患病率较高。

❁ 食疗、药疗 偏方验方名方 ❁

蛤蚧红参丸

蛤蚧、红参等量。将蛤蚧连尾涂以蜜酒，烤脆研细末，红参研末；两者混合均匀，炼蜜为丸，如黄豆粒大。每日2～3次，每次3克。红参是人参的熟制品，可补虚，适用于肺心病乏力体虚者。

参芪白术丸

黄芪、党参各200克，白术150克，蛤蚧5对。将所有药材共研末，炼蜜为丸，每丸重6克，早、晚各服1丸。白术具有健脾益气、燥湿利水、止汗、安胎的功效。《医学启源》记载："除湿润燥，和中益气，温中，去脾胃中湿，除胃热，强脾胃，进饮食，止渴，安胎。"适用于肺心病缓解期。

玉竹煎水

玉竹25克。玉竹水煎2次，早、晚服用，每日1剂。适用于风心病、冠心病或肺心病引起的心力衰竭者。

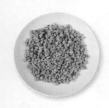

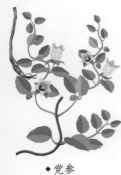

◆党参

❁ 特效理疗 偏方验方名方 ❁

指压少商穴法

经常指压位于拇指指甲下方的少商穴，然后再仔细地按摩拇指的第一节，便可畅通肺经循环，进而能够活跃呼吸器官功能。

刺激穴位法

用单根牙签扎刺少商穴，持续约2分钟；用梅花针刺激肺反射区，持续约2分钟，然后进行艾灸，每穴持续1～2分钟。

少商

【充血性心力衰竭、水肿】

充血性心力衰竭是指心脏当时不能搏出同静脉回流及身体组织代谢所需相应量的血液供应。妊娠、劳累、静脉内迅速大量补液等均可加重有病心脏的负担，诱发心力衰竭。各种原因导致的体内水液运行障碍，水湿停留，泛溢肌肤，引起头面部、四肢甚至全身水肿的病症，称水肿。如胸腔积水、腹腔积水、心包积水等。

食疗、药疗 偏方验方名方

鲜椰子浆煲鹌鹑

鹌鹑4只，雪蛤膏6克，椰子1个，党参15克，红枣10颗，生姜2片，盐适量。将雪蛤膏头晚浸透发开，拣去黑子及杂物，再用清水漂洗干净；椰子去壳取肉，保留椰子汁；鹌鹑宰杀洗净，去毛，去内脏；红枣去核；生姜去皮。瓦煲内加清水和椰子汁，用大火煲至水沸，放入前6味材料煲沸腾后改用中火煲3小时，加盐调味即可。本方可扩充血容量，利水消肿。也可取鲜椰子汁饮服，对充血性心衰、水肿有益。

核桃红枣膏

核桃20个，红枣20颗，蜂蜜50毫升。核桃取仁与红枣去核，共捣烂，加入蜂蜜熬成膏，每次服3匙，黄酒冲服。核桃性温、味甘、无毒，有补气养血、润燥化痰、益命门、利三焦、温肺润肠的功效。适用于虚寒喘咳、腰脚重疼、心腹疝痛等。

◆核桃

特效理疗 偏方验方名方

按摩足三里法

中医认为足三里穴是胃经的合穴。经常按摩足三里穴可治疗因全身气血不和或阳气虚衰引起的病症，还能防病健身、抗衰延年，对各种常见的老年病有很好的防治效果。

用拇指或中指在足三里穴做按压动作，每次持续5～10分钟，注意每次按压要使足三里穴有针刺一样的酸胀、发热的感觉。

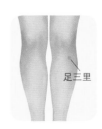

足三里

2

内科疾病

【心悸】

　　心悸是指患者自觉心中悸动，甚至不能自主的一类症状。发病时，患者自觉心跳快而强，并伴有心前区不适感，属中医学"惊悸"和"怔忡"的范畴，其重症为怔忡。多因气血虚弱、痰饮内停、气滞血瘀等所致。本病症可见于多种疾病过程中，多与失眠、健忘、眩晕、耳鸣等并存，凡各种原因引起的心脏搏动频率、节律发生异常，均可导致心悸。

食疗、药疗 偏方验方名方

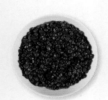

莲子桃仁汤

　　莲子20颗，龙眼肉10颗，桃仁30颗（桃仁有毒，不可过量）、酸枣仁12克。将所有药材与糖水同煮。早、晚服用，每日1剂。酸枣仁味甘、酸，性平，具有补肝、宁心、敛汗、生津的功效。本方用于虚烦不眠、惊悸多梦、体虚多汗，适用于心脏病患者伴有心悸怔忡、神志不安、烦躁、无端忧虑或紧张等。

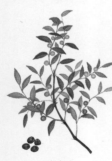

◆酸枣仁

菖蒲茶

　　石菖蒲1.5克，酸梅肉、红枣肉各2颗，白砂糖适量。先将石菖蒲切片，放茶杯内，再把红枣肉、酸梅肉、白砂糖一起用水煮沸，然后倾入茶杯，盖上杯盖，闷15分钟后服用。常饮用本方可安神定志，适用于惊恐心悸、失眠健忘、不思饮食。

三参饮

　　丹参30克，党参15克，苦参10克。将三味药同水煎2次，混合药液，早、晚服用，每日1剂。丹参是常用中药，最早记载于《神农本草经》，有活血祛瘀、安神宁心的作用。本方可补气养血，适用于心悸心慌者。

特效理疗 偏方验方名方

松叶洗浴法

　　取新鲜的松叶适量，将其切成约2厘米长的小段，装入小布袋里，洗澡的时候将松叶袋放入浴缸中，不仅可以促进血液循环，更重要的是可以起到预防心脏疾病的作用，对因心脏功能不良而引起的心悸、气短等症状可进行有效缓解。

【风湿性心脏病】

风湿性心脏病是指由于风湿热活动累及心脏瓣膜而造成的心脏病变。表现为二尖瓣、三尖瓣、主动脉瓣中有一个或几个瓣膜狭窄和（或）关闭不全。本病多发于冬春季节，寒冷、潮湿和拥挤环境下，初发年龄多在5～15岁，初发后3～5年内可能复发。

食疗、药疗 偏方验方名方

桑葚膏

干桑葚200克，白砂糖500克。将白砂糖放入沙锅，加适量水用小火熬至较稠时，加入干桑葚碎末，搅匀，再继续熬至用铲挑起即成丝状而不黏手时停火，将其倒在表面涂过食用油的大搪瓷盆中，待稍冷，分割成块，即可食用。桑葚味甘酸，性微寒，归心、肝、肾经，为养心益智佳果。本方具有补血滋阴、润肠燥等功效，可辅助治疗风湿性心脏病肝肾阴虚者。

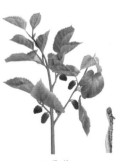

◆桑葚

梅花大米粥

梅花5～10克，大米50～100克，白砂糖适量。大米入锅中，加水煮粥，待粥半熟时，加入梅花、白砂糖同煮即可。早餐服用，每日1次，连服7天。大米能提高人体免疫功能，促进血液循环，从而减少患心脏病、高血压的机会，辅助治疗风湿性心脏病肝气郁滞者。

海带薏苡仁鸡蛋汤

海带、薏苡仁各30克，鸡蛋3个，盐、植物油、味精、胡椒粉各适量。将海带洗净，切成条状，与薏苡仁共放入高压锅内，炖至极烂，连汤备用；铁锅中放入适量植物油，将打匀的鸡蛋炒熟，再将海带、薏苡仁连汤倒入，加盐、胡椒粉适量，稍煮片刻，起锅时加味精，即可服食。薏苡仁是对身体非常有益的食材，应常食。薏苡仁性凉，味甘、淡。李时珍在《本草纲目》中记载薏苡仁能"健脾益胃，补肺清热，祛风除湿。炊饭食，治冷气。煎饮，利小便热淋"。

三根二草汤

臭梧桐根、万年青根、土牛膝、豨莶草各30克，徐长卿、茶树根各15克，灯芯草6克。以上药材用水煎服。每日1剂，日服2～3次。可清热解毒、祛风除湿、强心止痛。适用于风湿性心脏病。

内科疾病

【冠心病】

冠心病是一种最常见的心脏病，是指因冠状动脉狭窄、供血不足而引起的心肌功能障碍和（或）器质性病变，故又称缺血性心脏病（IHD）。症状表现为胸腔中央发生一种压榨性的疼痛，并可迁延至颈、颔、手臂、后背及胃部。发作的其他可能症状有眩晕、气促、出汗、寒战、恶心及昏厥。严重患者可能因为心力衰竭而死亡。

食疗、药疗偏方验方名方

三七红枣鲫鱼汤

三七10克，红枣15颗，去内脏鲫鱼1条（约250克），陈皮5克。将所有材料加清水1000毫升，共煲2小时，加盐适量调味。三七可活血化瘀止痛，防治冠心病。

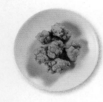

红参三七粉

红参粉、三七粉各等份。将两种药粉拌匀，每次服1克，每日2次，用温开水送下。红参可补血、化瘀止痛，治疗冠心病、心悸、气短、自汗、失眠多梦、腰腿酸软。适用于冠心病气阴两虚者。

海带决明子煎剂

海带10克，决明子15克，新鲜生藕20克。所有材料用水煎约1小时，调味饮汤，食用海带、莲藕。决明子味苦、性微寒，有清肝明目的功效，适用于肝热目赤、肝肾阴虚等症，还有润肠通便的作用。

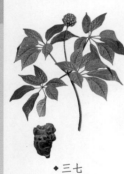

◆三七

蜜饯山楂

生山楂500克，蜂蜜250克。将生山楂洗净，去果柄、果核，水煎煮至七成熟烂，水将耗干时加入蜂蜜，再入瓶罐中储存备用。每日3次，每次15～30克。山楂有消食健胃、活血化瘀、收敛止痢之功效。适用于冠心病肉食不消化腹泻者。

益母草鸡蛋汤

益母草30克，鸡蛋2个，红糖适量。将益母草与鸡蛋放入适量水中同煮，蛋熟后剥去蛋壳，加入红糖，复煮片刻，吃蛋喝汤。本方可活血调经、利尿消肿，适用于血瘀型冠心病。

丹参降香茶饮

丹参15克，降香3克。将丹参、降香用开水冲泡，代茶饮，至味淡为止，每日1～2次。丹参可活血止痛、凉血清心。适用于冠心病瘀血阻滞，症见胸闷、胸痛。

特效理疗 偏方验方名方 ----------◆

点揉内关穴法

内关穴是八脉交会穴之一，是全身对心脏调节作用最强的穴位之一，位于前臂正中，腕横纹上2寸，在桡侧腕屈肌腱同掌长肌腱之间取穴。

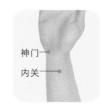

用一只手的拇指，置于另一只手的内关穴上，稍向下点压用力后，保持压力不变，继之旋转揉动，产生酸胀感为度。两手交替点揉对侧。每天不限时段、场地，均可操作。点揉内关穴能够有效提高心肌无氧代谢的能力，令心肌在缺血缺氧环境下仍能正常工作。点揉两侧的内关穴各1分钟，能强心，调节心律，缓解胸闷憋气等不适症状。

点揉神门穴法

神门穴是全身安神养心最好的穴位之一，位于腕部，腕掌侧横纹尺侧端，尺侧腕屈肌腱的桡侧凹陷处。点揉神门时，因皮下组织结构较内关更致密，因此可以稍加点压的力量，点揉此穴能够松弛白天过度紧张焦虑的中枢神经以扩张冠状动脉，增加冠状动脉血液流量，还有益气血、安神补心的功能。点揉每侧各1分钟，最适合晚间睡前操作。

分擦上胸部法

两手掌放松伸开，分别置于同侧上胸部，由上向两侧腋窝部斜行分擦，即双侧乳头至两侧锁骨下缘之间这一扇形区域。手掌要紧贴皮肤，力量和缓、均匀，分擦20次为佳。擦完后感觉上胸部皮肤微微发热即达到治疗目的。有调节心律，对房颤等心律失常有明显的改善作用，同时可扩张冠状动脉，增加心肌供血。

点揉足三里穴法

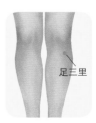

足三里是全身强壮的要穴，也是最常用的保健穴之一，位于小腿前外侧，在外侧膝眼下3寸，距胫骨前缘一横指。点揉足三里特别适合中老年冠心病患者的保健。左、右各点揉1分钟。

【肝炎】

　　肝炎是肝脏的炎症。引发肝炎的原因不同，最常见的是由病毒造成的，由病毒造成的肝炎按照其病毒系列不同分为甲、乙、丙、丁、戊和庚共六种类型病毒性肝炎；此外还有因自身免疫因素造成的。肝炎的早期症状及表现，如食欲减退、消化功能差、进食后腹胀、没有饥饿感；厌吃油腻食物，如进食便会引起恶心、呕吐，活动后易感疲倦。

食疗、药疗 偏方验方名方

灵芝甘草汤

　　灵芝30克，甘草50克。灵芝洗净后，和甘草一起放入1000毫升的水中，大火煮沸后，以小火煮40分钟，滤渣取汁，即可饮用，每日1次。灵芝能促进肝细胞修复，且能提高机体的抗病能力。适用于迁延性肝炎。

五味子红枣水

　　五味子9克，红枣10颗（去核），冰糖适量。五味子、红枣洗净，和冰糖一同加入沸水锅中煎煮，去渣饮用。服本方谷丙转氨酶恢复正常后，如停药过早常引起反弹现象，因此谷丙转氨酶正常后仍宜服药2～4周。五味子能利胆，降低血清氨基转移酶，可促进肝糖原异生，加快肝糖原分解，对肝细胞有保护作用。本方适用于无黄疸型肝炎、转氨酶升高、胸胁隐痛、纳差。

栀子仁大米粥

　　栀子仁10克，大米50～100克。将栀子仁碾成细末；大米煮稀粥，待粥将成时，调入栀子末稍煮即可。每日2次，2～3天为1个疗程。栀子仁可清热泻火、清利湿热，适用于黄疸性肝炎、胆囊炎以及目赤肿痛、急性结膜炎等。本方不宜久服多食，平素大便泄泻者忌用。

蒲公英大米粥

　　蒲公英40～60克（鲜品60～90克），大米50～100克。取干蒲公英或鲜蒲公英（带根）洗净，切碎，煎取药汁，去渣，入大米同煮为稀粥，以稀薄为好。每日2～3次温服，3～5天为1个疗程。蒲公英可清热解毒、消肿散结。适用于传染性肝炎、胆囊炎等。

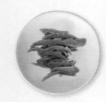
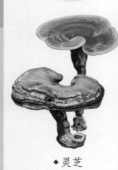

◆灵芝

🌿 佛手败酱草

佛手20克，败酱草30克。将两味药材用水煎2次，滤出药液混合，每日3次分服，服时加白糖或葡萄糖。败酱草能抗病毒，促进肝细胞再生，可清热疏肝。适用于传染性肝炎。

🌿 山药杞子甲鱼汤

山药、枸杞子各50克，女贞子、熟地黄各15克，陈皮10克，甲鱼1只。将甲鱼去头杂，切块，洗净，与诸药加水同炖至甲鱼熟后，加盐、味精调服。佐餐服食。本品可补脾养胃、生津益肺、清热散结，适用于肝硬化、肝炎胁痛隐隐、口干、味觉减退、眼目干涩、手脚心热患者。

🌿 苦瓜炒猪肝

猪肝250克，苦瓜50克，食用油、调料适量。猪肝洗净，切片；苦瓜洗净，切片；锅内倒油烧热，倒入猪肝和苦瓜片共炒，待快熟时加入调料即可。苦瓜中的苦瓜苷和苦味素能增进食欲、健脾开胃，所含的生物碱类物质奎宁，有利尿活血、消炎退热、清心明目的功效，经常食用可以提高人体免疫力。本方适用于心肝火旺所致的头晕头痛、目赤肿痛、贫血等症。猪肝的胆固醇含量很高，故胆固醇高的人少食用。

❀ 特效理疗 偏方验方名方 ⟡

🌸 杏桃栀桑糊敷肚脐法

苦杏仁30克，生桃仁25克，生栀子15克，桑葚10克。以上药材共捣成糊状，用食醋适量调匀，外敷于肚脐处，一剂分3次外敷，2日更换1次。适用于慢性肝炎、肝区疼痛。

🌸 按摩肝俞、胆俞、肾俞、中脘法

治疗肝炎，恢复肝功能的穴位是第9、10胸椎中间左、右1厘米的"肝俞"和肝俞正下方的"胆俞"以及第2、3腰椎中央左、右1厘米的"肾俞"。这些穴位指压时由上而下，一面吐气一面强压6秒，每回压5次，每天压5回。

指压肚脐正上方5厘米处的"中脘"也很有效，中脘指压法是由左右向中压，其他要领同前。取仰卧姿势，中脘穴位于人体的上腹部，前正中线上。具体找法：胸骨下端和肚脐连接线中点即为此穴。

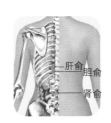

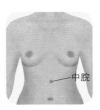

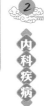

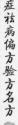

【脂肪肝】

脂肪肝是指由于各种原因引起的肝细胞内脂肪堆积过多的病变。根据肝细胞内脂滴大小不同又可分为大泡型脂肪肝和小泡型脂肪肝。

脂肪肝正严重威胁人类的健康，成为仅次于病毒性肝炎的第二大肝病。一般而言，脂肪肝属可逆性疾病，早期诊断并及时治疗常可恢复正常。

食疗、药疗 偏方验方名方

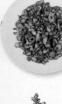

丹红黄豆汁

丹参100克，红花50克，黄豆1000克，蜂蜜、黄酒、冰糖各适量。将丹参、红花冷水浸泡1小时，水煎2次，加蜂蜜滤出药汁合并，备用；黄豆浸泡1小时后，入锅加水再加黄酒适量，煮熟，滤出豆汁。与药汁混合，加入冰糖上锅蒸2小时，冷却装瓶。每日2次，每次15毫升，饭后服用。丹参可活血化瘀、疏肝健脾。适用于瘀血阻络型脂肪肝、胁肋胀痛或刺痛、皮肤瘀斑者。

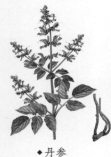

◆丹参

山楂香菇粥

山楂15克，香菇10克，大米50克，白砂糖适量。将山楂、香菇加温水浸泡，水煎去渣，取浓汁，再加水与大米煮成粥即可。食用时加白砂糖，早、晚2次温热服食。山楂可健脾消食、活血化瘀、降脂，适用于血瘀型脂肪肝、胁肋胀痛或刺痛。

芹菜黄豆汤

鲜芹菜100克（洗净切成小段），黄豆20克（用水泡涨）。锅内加水适量煮黄豆，黄豆煮熟后再加入芹菜段煮片刻，出锅调味，即可食用。每日1次，连服3个月。芹菜性凉，味甘、苦，能平肝火、清血热、补肝益肾，适用于脂肪肝。

红薯汤

玉竹3克，炙甘草2克，龙眼肉5克，红薯50克。红薯不要去皮，洗净，切块，用500毫升的水加其他配方药材一起煮沸后，再用小火炖煮20分钟。经常食用此汤，可缓解脂肪肝引起的不适症状。

特效理疗 偏方验方名方

单侧鼻孔呼吸法

把嘴巴闭上，用食指关节把一边的鼻孔堵住，用另一边鼻孔吸气，吸满后再由同一鼻孔呼气。之后，再换另一边鼻孔来吸、吐气。

单侧鼻孔呼吸可改善肝病。

造血运动法

将双手手掌平放于肚脐上方，手腕平直，进行上、下、左、右轻推，推至腋窝的时候再用力，这样掌心很快就会感觉到温热。

值得注意的是，在整个运动的过程中，手腕必须保持平直。这个动作能加速血液循环，促进脂肪代谢，有利于脂肪肝的治疗。

灸关元穴法

关元穴位于下腹部，前正中线上，脐下四横指处。将艾条的一端点燃后，对准关元穴熏灸。艾条距离皮肤2～3厘米，以局部有温热感不灼痛为宜。也可用艾炷隔姜片、蒜片灸，每日1次。

本法有利于恢复体力，缓解脂肪肝引起的不适症状。

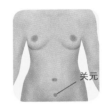

关元

灸足三里穴

足三里穴位于膝盖骨外侧下方凹陷处往下约四指宽处。

将艾条的一端点燃后，对准足三里穴熏灸10～15分钟。艾条距离皮肤2～3厘米，以局部有温热感不灼痛为宜。也可用艾炷隔姜片、蒜片灸，每日1次。灸完将艾条拿开。本法可缓解脂肪肝引起的不适症状。

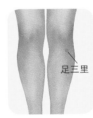

足三里

脂肪肝患者需调整饮食结构

提倡高蛋白质、高维生素、低糖类（碳水化合物）、低脂肪饮食。不吃或少吃动物性脂肪、甜食（包括含糖饮料），多吃蔬菜、水果和富含纤维素的食物，以及高蛋白质的瘦肉、河鱼、豆制品等，不吃零食，睡前不加餐。

内科疾病

【肾炎】

肾炎，顾名思义就是肾脏发生了炎症反应。肾炎的种类很多，根据最初发病原因可分为原发性肾小球肾炎与继发性肾小球肾炎。按照时间来划分，则分为急性肾炎与慢性肾炎，又称为慢性肾小球肾炎。急性肾炎、慢性肾炎、肾病综合征等是原发性肾炎；紫癜性肾炎、狼疮性肾炎、糖尿病肾病、高血压肾病等称为继发性肾炎。

食疗、药疗 偏方验方名方

芹菜炒虾仁

芹菜150克，虾仁60克，盐2克，植物油10毫升，盐适量。将芹菜择去叶、根，洗净拍扁，切小段；虾仁洗净；起油锅，先下虾仁炒至半熟铲起，再起油锅炒芹菜至半熟，放虾仁同炒，下盐调味，炒熟即可。虾仁含有比较丰富的蛋白质和钙等营养物质。如果把它们与含有鞣酸的水果，如葡萄、石榴、山楂、柿子等同食，不仅会降低蛋白质的营养价值，而且鞣酸和钙离子结合形成不溶性结合物刺激胃肠，引起人体不适，出现呕吐、头晕、恶心和腹痛、腹泻等症状。海鲜与这些水果同吃至少应间隔2小时。

车前叶粥

鲜车前叶30～60克，葱白1根，大米50～100克。将车前叶洗净，切碎，同葱白煎煮，去渣取汁，兑水，加大米煮粥。每日2～3次。7天为1个疗程。本方可清热利尿、祛痰，适用于急性肾炎小便不利、尿血、水肿等症。患有遗精、遗尿的患者不宜食用。

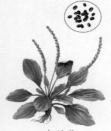

◆车前草

绿豆冬瓜汤

冬瓜块500克，绿豆、白砂糖适量。绿豆洗净，与冬瓜块一起放入沙锅里，加清水适量，用小火煲2小时，用白砂糖调味服用。冬瓜可利小便、消水肿、解热毒。冬瓜含钠较低，是肾病患者的理想食品。适用于急性肾炎早期。

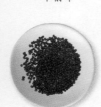

◆绿豆

羊肾蒸附片

羊肾1对，制附片6克。将羊肾对半切开，去其筋膜；制附片研末，均匀地掺和于羊肾中，蒸2小时。每日早、晚空腹食用1个。15天为1个疗程。羊肾具有温肾暖脾、散寒祛湿的功效。适用于脾肾阳亏的慢性肾炎四肢水肿、小便不利等症。

猪肚乌龟汤

猪肚1个，乌龟1只，白糖、醋适量。将乌龟处理干净后剁成小块，和洗净切块的猪肚，加水同煮烂熟，加白糖、醋调味。分作4～6次2天内食完。10天为1个疗程。乌龟有补肾益气、利尿消肿、消除蛋白尿的作用，可用于慢性肾炎、水肿、蛋白尿等。

白眉豆独头蒜

白眉豆、生花生仁各50克，独头蒜（去皮）30克。所有材料洗净，一同放入锅中，煎煮，熟后分3次服用，此为一日剂量。本品可补肾利水。白眉豆、花生仁能够健脾渗湿；独头蒜解毒作用很强，它含有的蒜素及大蒜辣素和其他多种化合物，对痢疾杆菌、葡萄球菌及白喉杆菌、结核杆菌、伤寒杆菌等均有抑制或杀灭作用。

特效理疗 偏方验方名方

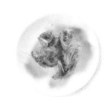

茯苓皮白术水泡脚

将茯苓皮、大腹皮、白术、怀山药各30克洗净，一同放入锅中，加清水适量，煎煮30分钟，去渣取汁，与2000毫升沸水一起倒入盆中，先熏蒸，待温度适宜时泡洗双脚，每日1次，每次熏泡40分钟，30天为1个疗程。适用于慢性肾炎。

大蓟根水泡脚

将大蓟根25克、薏苡仁根50克洗净后，放入锅中，加清水2000毫升，煎至水剩1500毫升时，滤出药液，倒入盆中，先熏蒸，待温度适宜时泡洗双脚。

每晚临睡前泡洗1次，每次40分钟，60天为1个疗程。本方可消除蛋白尿，适用于慢性肾炎。

益母草黄芪水泡脚

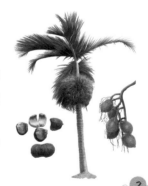

◆ 大腹皮

取益母草30克，黄芪、当归各20克，党参15克，川芎、红花各12克洗净，放入锅中，加清水适量，浸泡20分钟，煎煮沸，取药液与1500毫升沸水同入脚盆中，趁热熏蒸，待温度适宜时泡洗双脚，每日2次，每次40分钟。本方补虚固本、活血化瘀、解毒祛邪，适用于慢性肾炎。

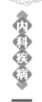

内科疾病

【肾病综合征】

肾病综合征是指由多种病因引起的，以肾小球基膜通透性增加伴肾小球滤过率降低等肾小球病变为主的一组综合征。

肾病综合征不是一种独立性疾病，而是肾小球疾病中的一组症候群。肾病综合征典型表现为大量蛋白尿、低白蛋白血症、高度水肿、高脂血症。肾病综合征在中医学中多属"水肿"、"虚痨"、"腰痛"等范畴。

食疗、药疗 偏方验方名方

蒜头花生汤

花生仁150克，大蒜100克。大蒜去皮与花生仁一起放入沙锅内，加清水适量，大火煮沸，再改用小火煲至花生仁熟软，调味食用。大蒜可健脾、祛湿、退肿解毒，适用于肾病水肿、脾虚湿盛者，四肢困重、下肢水肿、小便不利等。

五味杜仲炖羊肾汤

羊肾2个，杜仲15克，五味子6克。羊肾切开，去脂膜，切片；杜仲、五味子分别洗净；将以上材料一起放入炖盅内，加沸水适量，用小火隔水炖1小时，调味食用。杜仲具有补肝肾、强筋骨、安胎气的作用。本方能温肾涩精、强筋健骨，适用于肝肾虚寒之肾病综合征腰脊冷痛、足膝无力、小便频数、时有头晕耳鸣。

特效理疗 偏方验方名方

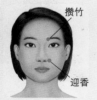

攒竹

迎香

擦鼻法

用两手中指指腹擦鼻的两侧，由攒竹穴至迎香穴。有通鼻开窍之效，有利于防治肾病引起的体虚感冒。攒竹穴位于人体的面部，眉毛内侧边缘凹陷处（在眉头凹陷中，眶上切迹处）；迎香穴位于人体的面部，在鼻翼旁开约1厘米皱纹中（在鼻翼外缘中点旁，鼻唇沟中）。

按摩腰部法

两手掌搓至手心发热时，分别放到两侧腰部，掌心向皮肤，上下按摩腰部，直到有热感为止。早、晚各做1次。此法通经活络、补肾壮腰。

【膀胱炎】

膀胱炎有特异性和非特异性细菌感染。非特异性膀胱炎系大肠埃希菌、变形杆菌、绿脓杆菌、粪链球菌和金黄色葡萄球菌所致。其临床表现有急性和慢性两种。

急性膀胱炎发病突然，排尿时有烧灼感，并在尿道区有疼痛感，有时有尿急和严重的尿频。上述症状白天、晚间均可发生，女性常见终末血尿，时有血块排出。患者感到体弱无力，有低热，也可有高热，以及腰背痛。

食疗、药疗 偏方验方名方

车前萹蓄银花汤

车前草30克，萹蓄60克，金银花15克，甘草3克。所有药材洗净后，一同放入锅中，水煎2次，混合药液，分2次服，每日1剂。车前草味甘、性寒，具有利尿、清热、明目、祛痰的功效，适用于小便不通、淋浊、水肿、热痢泄泻。适用于膀胱炎。

杨桃煎水

鲜杨桃5个，蜂蜜适量。将杨桃洗净切成块，加水煎煮10分钟，放温后冲入蜂蜜适量饮用。杨桃能清热、解毒、利尿。适用于膀胱结石及膀胱炎。

玉米须饮

玉米须60克。玉米须洗净，用沸水冲沏，代茶饮。玉米有利湿清肾的作用。本方对慢性膀胱炎、肾炎、胆囊炎、糖尿病、高血压、肥胖等疾病均有较好的治疗效果。

金银花蒲公英煎水

金银花、蒲公英各10克。两味药材洗净后，放入锅中，加水煎煮2次，药液混合，早、晚分服，每日1剂。金银花、蒲公英具有清热解毒、消肿散结、利尿的作用。适用于膀胱炎。

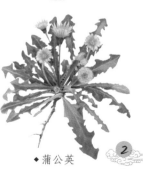

◆蒲公英

车前草猪膀胱煎汤

鲜车前草60～100克（干品用20～30克），猪膀胱200克。上述材料同煮汤，加适量盐调味食用。适用于膀胱炎、尿道炎、妇女湿热白带或黄带等症。

2

内科疾病

玉米粥治膀胱炎

玉米渣50克，盐适量。玉米渣加适量水煮成粥后，加适量盐即可。空腹食用。本方可健脾利湿、利尿，适用于膀胱炎。

干柿黑芝麻汤

干柿5～6个，加4克黑芝麻，再加水300～400毫升，煎至150~200毫升，一日分3次饮用。治膀胱炎。

薄荷茶

新鲜薄荷、玉米须、冰糖各30克。先将薄荷、玉米须放锅中加水适量煮沸10分钟，然后去渣，再加入冰糖溶化后即可，分3次饮用，或倒入保温杯中代茶饮，每日1剂。适用于急性膀胱炎。

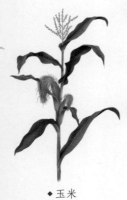

◆玉米

咸丰草茶

咸丰草、笔仔草、黄花蜜菜、蕺菜干品各25克（如果是新鲜品则各100克）；每次用6碗水煎成3碗代茶饮，连续服用3～5剂，正常人也可当凉茶用，晾凉后加点儿蜂蜜或冰糖则更好。咸丰草又名赤查某、鬼针草，笔仔草本名金丝草、文笔草、红毛草，黄花蜜菜即是园艺植物蟛蜞菊，蕺菜就是鱼腥草。适用于膀胱炎、尿道炎。

车前草茶

车前子9克，以5碗水煎成3碗，分成3份，每餐饭前半小时服。轻者服2～3剂，重者则服3～5剂，可视病情增减。本方除使用车前子之外，也可以改用车前草全草，如果是用干品的车前草全草，用6～9克；如果是鲜品则用30克左右。如果疼痛得很厉害，可采用新鲜的车前草30克捣烂挤汁服用。自采车前草时需注意有无污染。

◆车前子

七里香汁

七里香鲜叶250克，洗净后捣烂挤出鲜汁，大约100毫升（半碗左右），加半勺米酒，混合后慢慢喝下，不要喝得太快，在5～10分钟内喝光。轻者1剂见效，重者隔一天再服1剂，1周内可将结石排出体外。本方对于尿路结石、膀胱结石均有效。

蒲公英汤

蒲公英60克，水煎服。适用于膀胱炎。

黄檗汤

黄檗、蒲黄各9克，水煎服。适用于膀胱炎。

茵陈生地汤

茵陈、细生地黄各30克。将2味药材煎汤代茶，每日1剂。适用于膀胱炎。

桃仁滑石汤

桃仁、滑石各9克，甘草梢6克。将3味药材共研末，每日1剂，分2～3次，用白开水送服。适用于膀胱炎。

喝醋

米醋150毫升，每天喝兑过凉开水的醋150毫升。适用于膀胱结石。

特效理疗 偏方验方名方

锻炼耻骨运动

取站姿，手肘弯曲，以右手握住左腿膝盖，上半身向前屈，左腿保持直立。然后换成左手握住右膝盖，右腿保持直立。经常练习可缓解膀胱炎。

拉紧、松弛韧带运动

用力缩紧腹部肌肉，保持一段时间后缓缓放松，以此拉动下腹部肌肉，可缓解膀胱炎。

提肛运动

将肛门使劲向上提缩，似憋大便状。此动作可拉动括约肌及小腹肌肉，从而改善膀胱炎症。

前后移动大腿运动

端坐在椅子上，小腿与地面呈直角，然后以膝盖为轴心前后轻移双脚，右小腿向前移动时，左小腿同时向后移动，两腿交替进行，以此拉动腹部、臀部、尾椎等部位的穴位，缓解膀胱炎症。

盐熨

盐200克。将盐放在锅里炒热，然后放入布袋热敷腹痛处与小腹部，能起到散寒止痛的作用。适用于膀胱炎、受寒冷刺激及急性膀胱麻痹、小便不通。

内科疾病

【尿失禁】

尿失禁是由于膀胱括约肌损伤或神经功能障碍而丧失排尿自控能力，使尿液不自主地流出的病症。尿失禁按照症状可分为充溢性尿失禁、无阻力性尿失禁、反射性尿失禁、急迫性尿失禁及压力性尿失禁五类。此病除了令人身体不适外，还会严重影响患者的生活质量和心理健康，被称为"不致命的社交癌"。

食疗、药疗 偏方验方名方

盐炒补骨脂小茴香丸

盐炒补骨脂、盐炒小茴香各等份。两种药材分别研细末，混合，用酒调糊为丸，如梧桐子大，每次服30～50粒。饭前温酒或盐水送服。补骨脂味辛、性苦，可温肾助阳、纳气、止泻，适用于肾虚作喘、腰膝冷痛、五更泄泻、尿失禁、小便无度。

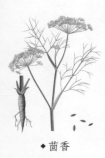

◆茴香

菟丝子茯苓莲子丸

菟丝子150克，白茯苓90克，石莲子（去壳）60克。所有药材研末，白酒适量，同药末调糊为丸，如梧桐子大，每次服30粒，饭前用盐水送服。菟丝子性温、味甘，可滋补肝肾、固精缩尿、止泻。本方适用于阳痿遗精、尿有余沥、遗尿尿频、腰膝酸软者，适用于脾肾阳虚、小便频数，余淋不尽。

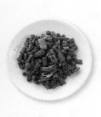

益智仁丸

巴戟天（酒浸泡煮熟，晒干）、益智仁（酒浸泡煮透，晒干）、桑螵蛸、菟丝子各等份。所有药材共研末，久煮为糊制为丸，如梧桐子大，每次服20丸，饭前用盐水送服。巴戟天味辛、甘，性温。适用于肾虚阳痿、女子宫冷不孕、小便频数、肾虚小便不禁等。

益智仁乌药丸

益智仁、乌药各等份，山药末适量。前2味药共研细末，加酒适量，煮沸调入山药末为糊，制丸，如梧桐子大，每次服50粒，每日2次。本方可温肾祛寒，适用于下元虚冷、小便频数及小儿遗尿。

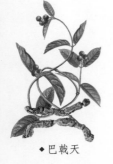

◆巴戟天

特效理疗 偏方验方名方

✿ 活动脚掌缓解尿失禁

坐在椅子上，双脚并拢、离地，以脚跟为轴心使脚掌反复由上向下压。由起始动作往下压时，脚尖要撑到最大限度，以此拉动脚踝关节，刺激足三里穴，从而改善尿失禁。

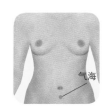

足三里

✿ 凯格尔运动法

收缩骨盆处肌肉1～3秒钟，然后放松。如此重复10次，每天做3～5次，可有效缓解尿失禁症状。

可以从平躺、站立、步行各种姿势和动作来仿真，到成为身体的一种生理反射，患者会发现下次再咳嗽或大笑之前，就会自动提肛收缩，尿液也就不会流出。

✿ 按摩自疗法

坚持按摩气海穴，可起到防治尿失禁的效果。坚持每日2次，平卧在床上，利用右手食指直接点压肚脐下6厘米处，自觉局部有酸、胀感时，开始以顺时针方向按摩100次，再逆时针方向按摩100次，坚持1～2周。注意在治疗期间严禁饮酒和吃辛辣食物，适当吃些五谷杂粮和水果、蔬菜。

气海

◆ 尿失禁的预防 ◆

良好的心态：要有乐观、豁达的心情，以积极平和的心态，笑对生活和工作中的成功、失败、压力和烦恼，学会自己调节心境和情绪。

防止尿道感染：女性应养成大小便后由前往后擦手纸的习惯，避免尿道口感染。性生活前，夫妻先用温开水洗净外阴，性交后，女方立即排空尿液，清洗外阴。若性交后发生尿痛、尿频，可服抗尿路感染药物3～5天，在炎症初期快速治愈。

有规律的性生活：研究证明，更年期绝经后的女性继续保持有规律的性生活，能明显延缓卵巢合成雌激素功能的生理性退变，降低压力性尿失禁发生率，同时可防止其他老年性疾病，提高健康水平。

内科疾病

【糖尿病】

糖尿病是由遗传因素、免疫功能紊乱、微生物感染及其毒素、自由基毒素、精神因素等各种致病因子作用于机体导致胰岛功能减退、胰岛素抵抗等而引发的糖类、蛋白质、脂肪、水和电解质等一系列代谢紊乱综合征，临床上以高血糖为主要特点，典型病例可出现多尿、多饮、多食、体重减少等表现，即"三多一少"症状。

食疗、药疗 偏方验方名方

白扁豆天花粉丸

白扁豆、天花粉各100克，蜂蜜适量。将白扁豆浸泡去皮，晒干研末，天花粉研末，蜂蜜加入药末搅拌为丸，如梧桐子大，每次20～30丸，以天花粉15克煎汁送服。白扁豆能补气以健脾，兼能化湿，药性温和，补而不滞，可消热健脾止咳，适用于糖尿病口渴引饮。

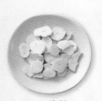
◆ 天花粉

葛根粉粥

葛根粉30克，大米60克。大米入锅中，加2碗水煮粥，粥将成时加葛根粉，调匀成糊，分2餐食用。适用于糖尿病口渴。

玉竹粥

玉竹15～20克（鲜品用30～60克），大米100克，冰糖适量。玉竹煎汤去渣，入大米，加水适量煮为稀粥，粥成后放入冰糖。每日2次，7天为1个疗程。玉竹可滋阴润肺、生津止渴。适用于糖尿病烦渴之口干舌燥、阴虚低热不退的辅助食疗。

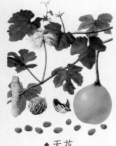
◆ 天花

生地黄粥

鲜生地黄、大米各50克。生地黄洗净，捣烂，用纱布挤汁；大米加水500毫升，煮成稠粥后，将生地黄汁加入，小火再煮一沸，即可食用，每日1次。生地黄可清热凉血，养阴生津。本方可缓解阴虚热盛型糖尿病烦渴多饮、多食易饥、大便干结等症。

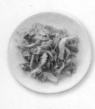

山药粥

山药50克，大米60克。大米、山药一同加水如常法煮粥，作早、晚餐食用。山药可润肺健脾、益气固精。适用于气阴两虚型糖尿病神疲乏力、口干咽干、泄泻或兼见心悸自汗、眩晕耳鸣等。

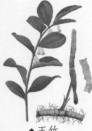
◆ 玉竹

🌿 地骨皮粥

地骨皮30克，桑白皮15克，麦冬20克，面粉100克。先煎前3味药，去渣取汁，再与面粉共煮为稀糊。渴即食之，不拘时。地骨皮可清肺、生津止渴。适用于糖尿病多饮且身体消瘦者，肺病有热咳嗽、身体消瘦等，疗效很好。

◆地骨皮

🌿 枸杞子大米粥

枸杞子15～30克，大米50克，白糖适量。将枸杞子、大米入沙锅内，加水500毫升，用小火烧至粥稠时，停火闷5分钟即可，加入白糖，每日早、晚温服。枸杞子具有滋补肝肾、益精明目作用。适用于糖尿病肝肾阴虚者，症见头晕目眩、视力减退、腰膝酸软。

◆桑白皮

特效理疗 偏方验方名方 -------------------◆

🍁 黄芪党参水泡脚法

将黄芪45克，党参、苍术、山药、玄参、麦冬、五味子、生地黄、熟地黄、牡蛎各15克，洗净，一同放入锅中，加清水2000毫升，煎至水剩1500毫升时，滤出药液，倒入脚盆中，先熏蒸，待温度适宜时浸泡双脚，每晚临睡前1次，每次40分钟，20天为1个疗程。适用于气阴两虚型糖尿病，疗效非常好。

🍁 皂刺伸筋草水泡脚法

将皂角刺、伸筋草各30克在清水中洗净，一同放入锅中，加清水适量，以大火煮沸后，转小火煎煮30分钟，去渣取汁，与2000毫升沸水一起倒入盆中。先熏蒸双脚，待温度适宜时泡洗双脚，直至浑身发热。每日2次，每次熏泡40分钟，14天为1个疗程。本方可清热解毒、燥湿止痛，适用于糖尿病。

🍁 桂枝丹参水泡脚法

将桂枝、制附片、忍冬藤、丹参各50克，生黄芪60克，乳香、没药各20克，洗净，一同放入锅中，加清水适量，煎煮30分钟，去渣取汁，与2000毫升沸水一起倒入盆中，先熏蒸，待温度适宜时泡洗双脚，每日1次，每次熏泡40分钟，30天为1个疗程。本方可温阳通络、活血化瘀、发表散寒、止痛生肌，适用于糖尿病。

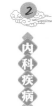

2

内科疾病

【动脉硬化】

血液中沉积了过量的蛋白质、脂肪、糖类等有机物，因无法被有效地利用而滞留在人体内，这些有机物的黏性系数增大，且呈酸性化，就会导致血液呈酸性化，血流速度减慢或血流不畅，进一步导致动脉硬化、内壁炎症等引起的一系列症状。动脉硬化可致高血压，严重时可致冠心病、脑血栓和脑血管破裂。

其规律通常是在青少年时期发生，至中老年时期加重、发病。男性较女性多，近年来本病在我国逐渐增多，成为老年人死亡的主要原因之一。

食疗、药疗 偏方验方名方

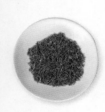

绞股蓝

绞股蓝10～20克，水煎服。每日1次。或用新鲜绞股蓝洗净煮熟，当菜拌面吃，可清热益气。

绞股蓝具有增加冠状动脉血流量、抗心肌缺血、增加脑血流量、抑制血栓形成的作用，老年人常吃绞股蓝对身体非常有益处，可缓解动脉硬化引起的四肢麻木、头晕等。

双耳汤

黑木耳、银耳各10克，冰糖5克。黑木耳、银耳用温水泡发，放入小碗，加水、冰糖适量，置蒸锅中蒸1小时。饮汤吃双耳。黑木耳能阻止血液中的胆固醇在血管壁上的沉积和凝结，从而起到软化血管的作用。适用于动脉硬化、高血压、冠心病。

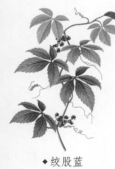

◆绞股蓝

特效理疗 偏方验方名方

运动疗法

积极参加运动，如每天进行游泳、打太极拳等运动，也可以和家人、朋友到户外散步，欣赏优美的景色，这些都可以愉悦心情，吸入新鲜的氧气，从而间接起到增加体内高密度脂蛋白胆固醇含量的作用，对动脉硬化起到积极的预防和辅助治疗的功效。

每天抽出1～2小时进行运动就可以取得不错的效果。

【贫血】

贫血是单位容积内红细胞数和血红蛋白含量低于正常。正常成人血红蛋白量男性为12~16克／升，女性为11~15克／升；红细胞数男性为（4~5.5）×10^{12}／升，女性为（3.5~5.0）×10^{12}／升。凡低于以上指标的即是贫血。贫血者的临床表现为面色苍白，伴有头晕、乏力、心悸、气急等症状。

食疗、药疗 偏方验方名方

菠菜鸡蛋汤

菠菜60克，羊肝100克，鸡蛋2个，姜丝、盐各适量。将菠菜洗净切段，水煮，放入羊肝、姜丝、盐，打入鸡蛋煮熟。分2次服。菠菜具有补虚损、理气血的功效。可经常食用。适用于贫血、面色无华、心烦失眠。

◆ 菠菜

蒸红枣黑木耳

黑木耳15克，红枣15颗，冰糖10克。将黑木耳、红枣用温水泡发并洗净，放入小碗中，加水和冰糖；将碗放置锅中蒸约1小时。一次或分次食用。红枣能够补中益气、养胃健脾、养血壮神，与滋补强身的黑木耳搭配食用，其补益、滋养、活血、美容的作用增强。适用于贫血、面色苍白、口唇苍白、失眠。

猪肝汤

猪肝300克，新鲜的枸杞叶200克，盐水适量。将猪肝冲洗干净，浸泡在盐水中，然后切成薄片；将猪肝、枸杞叶和水一起放入锅中，煮熟即可食用。食用时可按照个人口味加入盐和酱油调味。动物的肝脏（尤其是猪肝）不仅含铁量丰富，极易被人体吸收，还含有维生素B$_{12}$，有益于增强造血的功能。

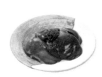

◆ 猪肝

黄芪母鸡粥

母鸡1只（重1000~1500克），黄芪15克，大米100克。将母鸡煮熟，取鸡汤，将黄芪煎煮去药渣，鸡汤与黄芪汁混合后入大米煮粥。早、晚趁热服食。黄芪可益气血、填精髓、补气升阳、固表止汗。适用于久病体虚、气血双亏、营养不良的贫血患者。感冒发热、外邪未尽者忌服。

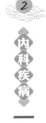

内科疾病

紫苏酒

紫苏叶适量，35度的白酒适量（约为紫苏叶5倍的量）。紫苏叶洗净后，去除水分，切成大片，放至背阴处晾半天，直至叶子八成干，然后将紫苏叶装入纱布袋，放入带盖的宽口径瓶子里，再倒入白酒，盖上盖子。将其在阴凉处放置2个月左右，直至紫苏变色，最后把叶子捞出即可。每日服2次，每次20毫升。紫苏叶中所含的维生素C、钾、铁等成分皆能有效预防贫血。

党参黄芪肉桂汤

党参10克，炙黄芪15克，肉桂1.5克。所有药材水煎2次，混合后分上、下午服，每日1剂。党参具有补气助阳生血的功效，适用于脾肾阳虚贫血、面色苍白、乏力泄泻、四肢不温者。

肉苁蓉芡实杜仲汤

肉苁蓉10克，杜仲9克，芡实12克。所有药材用水煎2次，药液混合后分上、下午服，每日1剂。肉苁蓉可补肾精、益肾健脾。适用于脾肾阳虚贫血、腰膝酸软无力、畏寒怕冷者。

荷兰芹牛奶饮

荷兰芹3棵（约50克），牛奶200毫升，蜂蜜1小匙。荷兰芹洗净，去茎，芹叶切碎；将荷兰芹叶放入研钵中，用研磨棒压挤成糊状；倒入牛奶，搅拌均匀，再加入蜂蜜即可饮用。每日饮用200～300毫升即可。荷兰芹叶中的铁和维生素C能起到补血的作用，而牛奶中的蛋白质又能生成红细胞，荷兰芹叶与牛奶双重营养结合在一起能有效预防贫血。

番茄酸奶

番茄1个，酸奶1/2杯，柠檬汁适量。用沸水把番茄烫10秒钟，然后用凉水将番茄冲一下，去皮、切成块；把番茄块和酸奶、柠檬汁一起放入搅拌器中搅拌即可食用。亦可按照个人口味加入蜂蜜。番茄中的维生素C和酸奶中的蛋白质都能提高铁的吸收。

冰糖银耳茶

取如核桃大小的1块银耳放入茶杯中，加半杯冷水，再加核桃大小的冰糖1块，待银耳泡开后，蒸半小时，每天中午或晚上饭前吃，每日1次，坚持1周即可见效。

◆番茄

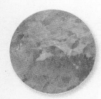

◆银耳

猪血鲫鱼粥

生猪血约500克，鲫鱼、粳米各100克，白胡椒适量。将生猪血切方丁；鲫鱼去鳞及内脏，洗净切段；粳米淘洗干净，再加入白胡椒和水共同煮粥。常食此粥可治贫血和头痛，注意煮粥时不要放盐。

常食芹菜叶

芹菜叶所含的蛋白质比芹菜茎高45%，脂肪含量高1.7倍，胡萝卜素高28倍，维生素B₁高4倍，维生素C高5倍，尼克酸高3倍。所以常食芹菜叶可用来治疗缺铁性贫血，也是补钙的佳品。

特效理疗 偏方验方名方 - ◆

按揉期门穴法

按摩者将食指、中指、无名指并拢，用三指的指腹按揉被按摩者的期门穴及其周围10分钟。再用中指指腹按揉腕骨处3分钟，力度适中。取穴时，取仰卧位，先定第4肋间隙的乳中穴，并于其直下二肋（第6肋间）处取穴。女性则应以锁骨中线的第6肋间隙处定取。

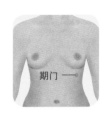

期门

按摩血海和足三里法

将一手食指与中指重叠，中指指腹放在同侧足三里穴上，适当用力按揉3分钟。双下肢交替进行，按摩足三里可补脾健胃、调和气血。

足三里穴在外膝眼下3寸处，距胫骨前嵴一横指，在胫骨前肌上；掌揉血海穴，将双手掌心分别放在同侧血海穴上，适当揉按1分钟。双下肢交替进行按揉。

血海穴的寻找：应采用仰卧或正坐的姿势，血海穴位于大腿内侧，从膝盖骨内侧的上角上面约三指宽筋肉的凹陷处，一按就感觉到痛的地方。按摩血海穴可去瘀生新。

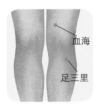

血海

足三里

预防贫血操

仰卧在床上，身体伸直，放松心情，双手抚摩脸庞，保持呼吸平稳。右腿伸直，左腿向前屈，用左脚的脚后跟敲打位于右腿膝关节下方的足三里穴。敲打片刻，以脚部感到温热为宜，换脚同法施行。

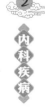

2

内科疾病

【甲状腺肿大】

单纯性甲状腺肿俗称"粗脖子"、"大脖子"或"瘿脖子"，是以缺碘为主的代偿性甲状腺肿大，发病人群以青年女性为主，青春期、妊娠期、更年期比较容易发病。

甲状腺肿大一般情况下不会伴有甲状腺功能异常；散发性甲状腺肿可有多种病因导致相似结果，即机体对甲状腺激素需求增加，或甲状腺激素生成障碍，人体处于相对或绝对的甲状腺激素不足状态；血清促甲状腺激素分泌增加，只有甲状腺组织增生肥大。

食疗、药疗 偏方验方名方

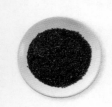

芝麻拌海带

黑芝麻100克，水发海带350克，白糖、醋、味精、橄榄油各适量。芝麻洗净，放入锅中用小火微炒，炒至芝麻发香即可出锅晾凉；海带洗净，切丝，用大火蒸15分钟，放入味精、醋、白糖和橄榄油，撒上芝麻，拌匀即可。海带富含钙与碘，有助于甲状腺素合成，与芝麻搭配食用更有营养，对人体更有益。

紫菜萝卜汤

紫菜50克，萝卜500克，陈皮6克。所有材料用水煎服，每日1剂，吃萝卜和紫菜，喝汤。紫菜含碘量很高，可用于治疗因缺碘引起的"甲状腺肿大"，此外，紫菜有软坚散结功能，对其他郁结积块也有作用。

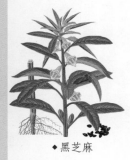

◆黑芝麻

海藻浸酒

海藻500克，白酒1000毫升。将海藻浸泡酒中，数日后，饮酒。每日2次，每次15毫升。酒饮完后，药渣晒干研末，每次服6克，每日3次。酒饮完后可如法再浸1剂。3个月为1个疗程。海藻味咸、性寒，具有清热的功效。本方对治疗甲状腺肿大有较好的疗效。

紫菜黄药子浸酒

紫菜50～100克，黄药子30克，高粱酒500毫升。将黄药子同紫菜浸泡酒中，10天后饮用，每日2次，每次10毫升。黄药子性平、味苦，有清热解毒之功效。本方适用于痰湿结聚颈部肿大、胸闷纳呆、恶心、呕吐等。

绿豆海带粥

海带20克，绿豆50克，大米30克，陈皮6克，红糖60克。将海带泡软，洗净，切丝；沙锅内加清水，放入大米、绿豆、海带、陈皮，煮至绿豆开花为宜，加入红糖调匀服食。不喜甜食的人可酌情加入食盐调味。本方清凉解毒、消肿软坚，可除瘿瘤，也可缓解青春期甲状腺功能亢进、缺碘性甲状腺肿大。

特效理疗 偏方验方名方

按揉睛明穴法

睛明穴位于双目内眦外上方的凹陷处。用双手拇指的螺纹面按在睛明穴上，按压鼻根部分，按照先下后上的顺序挤压，上下挤压1次为一拍，连续做4个八拍，再按摩眼眶，以及推抹前额和颈椎两侧，每次2分钟。睛明穴在鼻梁两侧，距内眼角约0.5厘米。

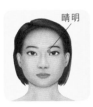

睛明

按压合谷穴法

按摩左手时，可用右手握住左手，右手的拇指屈曲垂直，按在合谷穴上，做一紧一松的按压，一般每2秒1次。

按压的力度要较强，按压穴位下面应出现酸、麻、胀的感觉，甚至有蔓延到食指端和肘部以上的感觉，即以出现"得气"现象为好。

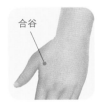

合谷

按揉手三里法

左手握空心拳敲击右手臂的手三里，用力不要过大。共敲击108下，每敲6下，做一次呼吸，1~3下为吸气，4~6下为呼气，依次类推。然后换右手敲击左臂手三里。手三里穴在左、右手前臂处。将肘弯曲成直角，在肘横纹尽头处是曲池穴，曲池穴下面二指宽处就是手三里。

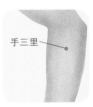

手三里

下牙床左右移法

端坐，身体和头部都保持不动，将下牙床向左边移动。恢复到起始姿态。接着，再将下牙床向右边移动。

通过此动作可锻炼后脑和颈部之间的脊椎、甲状腺以及脑下垂体，从而缓解甲状腺功能亢进症。

2

内科疾病

【痛风】

痛风又称"高尿酸血症"，是一种因嘌呤代谢障碍使尿酸累积而引起的疾病，属于关节炎的一种，又称代谢性关节炎。人体内有一种名为嘌呤的物质的新陈代谢发生了紊乱，尿酸的合成增加或排出减少，造成高尿酸血症，当血尿酸浓度过高时，尿酸即以钠盐的形式沉积在关节、软组织、软骨和肾脏中，引起组织的异物炎性反应，此即为痛风。

食疗、药疗 偏方验方名方

车前子茶饮

车前子30克。将车前子用纱布包好，加水500毫升，浸泡30分钟后煮沸，代茶饮，每日1剂。车前子味甘、性微寒，具有清热利尿、渗湿通淋、明目、祛痰的功效。本方用于水肿胀满、热淋涩痛、暑湿泄泻、目赤肿痛、痰热咳嗽。用药期间逐渐停服秋水仙碱等药物。

苍术黄柏汤

苍术、黄柏各10克，川牛膝15克，薏苡仁20克，银花藤18克，延胡索、当归尾各8克，蒲公英13克，滑石25克。所有药材以水煎服。苍术可祛风散寒，适用于外感湿温、关节肿痛、痿软无力等。

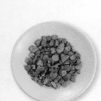

◆滑石

薏苡仁汤

薏苡仁30克，当归、独活、川芎、生姜各5克。所有药材洗净后，泡透，加适量水，然后用大火烧沸，再用小火熬30分钟，过滤取汁即可。每日1剂，饭前1小时服。薏苡仁利尿；当归解热、抗炎、抗贫血；独活有抗关节炎、镇痛、镇静、催眠等作用。本方有镇痛、解热、抗感染、改善血液循环、抗关节炎等作用。

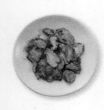

特效理疗 偏方验方名方

栀子鸡蛋清外敷法

栀子25克，鸡蛋清1个，用高度白酒调成糊状，敷在痛处，外面用纱布包好，每日换1次，一般2~3天即可见效，无任何作用。敷药后局部皮肤可能变黑，但无痛痒，不破溃。以上剂量可敷1个痛处，如有多处疼痛部位，可酌增剂量。敷药期间，少吃海鲜、少喝啤酒。

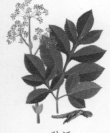

◆独活

🍂 按摩膝前方法

从髌骨的上缘起始，分别沿髌骨内侧缘或外侧缘，以拇指揉法操作，一直到髌骨的下缘。重点点按内外膝眼穴，半屈曲膝关节时，髌骨下缘是绳索样的髌韧带，韧带内、外侧各有一个凹陷，即膝眼穴。本法可以起到抗关节炎的作用。

🍂 放松膝关节后方法

以拿、掌揉等大面积放松手法，放松膝关节后方腘窝上下的大腿、小腿肌肉5～10分钟。本法可起到抗关节炎的作用。

🍂 按揉膝后窝肌腱法

先以拇指按揉、弹拨手法放松腘窝上方的两个边，即膝关节用力屈曲时内侧、外侧出现的两个大筋（内侧的半腱肌、半膜肌，外侧的肱二头肌的肌腱）；再放松腘窝下方的腓肠肌、比目鱼肌的肌腱，每个肌腱都应放松到肌腱在骨的附着处，以便放松膝关节后方的肌腱、韧带。

❖ 痛风病饮食原则 ❖

1.保持理想体重，超重或肥胖就应该减轻体重。减轻体重应循序渐进，否则容易导致酮症或痛风急性发作。

2.碳水化合物可促进尿酸排出，患者可食用富含碳水化合物的米饭、面食等。

3.蛋白质可根据体重，按照比例来摄取，每1千克体重应摄取0.8～1克的蛋白质，并以牛奶、鸡蛋为主。如果是瘦肉、鸡鸭肉等，应该煮沸后去汤食用，避免吃炖肉或卤肉等油腻食物。

4.少吃脂肪，因脂肪可减少尿酸排出。痛风并发高脂血症者，脂肪摄取应控制在总热量的20%～25%以内。

5.每日应该喝水2000～3000毫升，促进尿酸排除。

6.少吃盐，每天应该限制在2～5克以内。

7.禁酒。酒精容易使体内乳酸堆积，对尿酸排出有抑制作用，易诱发痛风。

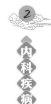

【神经衰弱】

　　神经衰弱涉及中医学的不寐、心悸、郁证、虚损、遗精、阳痿等病症，是大脑皮质兴奋与抑制平衡失调引起的一种功能性疾病。中医认为，人的意识、思维、情志等活动皆为心、肝所主，所以神经衰弱离不开心、肝功能活动的衰退或亢进，并与脾、肾有关。所以本病之起，多因思虑过度、劳伤心脾，房事不节、肾气亏损，情志不舒、肝气郁滞，肝肾阴虚、虚火上扰，心胆气虚、神志不宁，脏腑失调、阳不交阴。

　　症状繁多，临床表现极为复杂，一般常见的有头痛、头晕、耳鸣眼花、疲劳气短、消化不良、失眠多梦、心悸健忘、焦虑不安、精神不振、遗精、阳痿或月经不调以及一些不典型的症状。

食疗、药疗 偏方验方名方

浮小麦红枣饮

　　浮小麦30克，红枣10颗，甘草9克，蜂蜜适量。将前3味药一同放入沙锅中，加适量水煎煮沸后继续用小火煮10分钟，滤取煎汁，加入蜂蜜即可饮用。适用于神经衰弱。

鲫鱼糯米粥

　　鲫鱼300克，糯米60克。鲫鱼处理好，洗净；糯米淘净。将糯米加适量水煮粥，待粥将稠时，将鲫鱼放入再煮，粥好时，去鲫鱼骨，并放入适量的姜末、葱花和盐、味精即可。隔日吃1次，此粥可经常服用。鲫鱼具有温中散寒、补脾开胃的功效，适用于胃寒腹痛、食欲不振、消化不良、虚弱无力等症。

徐长卿散（丸）剂

　　徐长卿全草研末，每次10克，每日2次；或炼蜜为丸（每丸含生药5克），每次服2丸，每日3次；或将徐长卿散装胶囊服用，每粒胶囊0.5克，每次服20粒，每日2次。适用于神经衰弱。

人参猪脑五味汤

　　猪脑2个，人参、五味子各6克，麦冬、枸杞子各15克，生姜4片，盐适量。把猪脑、人参、麦冬、五味子、枸杞子、生姜分别洗净，一起放入炖盅内，加沸水500毫升，加盖后用小火隔水炖3小时，

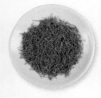
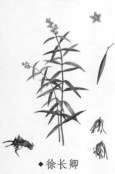

◆徐长卿

然后加入盐调味即可。人参有安神健脑之功。本方经常用于失眠症属心肺两虚、肾阴不足所致的头晕目眩、耳鸣多梦以及记忆力减退等的辅助治疗。

交泰饮

黄连、肉桂各6克，玄参10克。将3味药材用水煎服。每日1剂，日服3次。可滋阴降火、交通心肾。适用于心肾不交型神经衰弱。

灯芯交泰汤

黄连、肉桂各6克，灯芯草3克。将3味药材用水煎服。每日1剂，日服2次。可清心泻火、交通心肾。适用于神经衰弱。

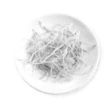

加味半夏汤

法半夏12克，秫米（高粱米）、百合各30克，夏枯草、紫苏叶各10克。将以上药材用水煎服。每日1剂，日服2次。可引阳入阴、交通阴阳。适用于阴阳失调型神经衰弱。

参麦饮

党参15克，麦冬12克，五味子10克。以上3味药材共研为粗末，放入杯中，用沸水冲泡即可，每日1剂，代茶饮用。或水煎服。可益气、敛阴、安神。适用于神经衰弱。

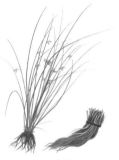

◆灯芯草

枣仁莲心汤

酸枣仁10克，莲子心5克。将以上药材放入杯中，沸水冲泡，盖紧杯盖，10分钟后即可饮用。每日1剂，代茶饮用。可清心安神。适用于心火亢盛型神经衰弱。

桑葚安神汤

桑葚、熟地黄、白芍各15克。将上3味药材用水煎服。每日1剂，日服2次。或研为粗末，放入杯中，冲入沸水，加盖闷15～20分钟即可代茶饮用。可滋阴安神。适用于神经衰弱。

枸菊地黄汤

枸杞子、生地黄各12克，牡丹皮6克，菊花、山茱萸、茯神、麦冬、酸枣仁各9克，丹参、何首乌、龟甲各15克。将以上药材用水煎服。每日1剂，日服2次。可滋阴降火、平肝潜阳、宁神定志。适用于阴虚阳亢型神经衰弱。

内科疾病

🌿 木槿汤

木槿根及树皮2～3克。将2味药材用水煎服。每日3～4次。可益气安神。适用于神经衰弱。

🌿 三子枣仁汤

女贞子、酸枣仁各30克，五味子、枸杞子、法半夏、夜交藤、生地黄各15克，琥珀末3克（冲服）。将以上药材用水煎服。每日1剂，日服2次。可滋阴清热、活血安神。适用于神经衰弱。

特效理疗 偏方验方名方

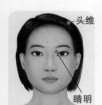

头维

睛明

🍂 按揉睛明穴法

用拇指与食指指腹按揉睛明穴可以消除疲劳、安定情绪、缓解压力，对神经衰弱可以起到缓解作用。需要注意的是，睛明穴处于敏感部位，按摩时手法要轻柔，不宜用力过大。

🍂 按揉头维穴法

头维穴位于头侧部，额角发际上0.5寸，头正中线旁4.5寸。取穴时，一般采用正坐或仰靠、仰卧姿势。用拇指螺纹面按揉头维穴，可缓解神经衰弱引起的头痛、失眠等症状。

🍂 伸展翻滚法

仰卧，两脚伸直，双臂向头部伸展，十指交叉，先向右翻滚，翻滚10次，然后迅速反方向翻滚回来，注意翻滚的速度要快。反复进行5个来回，此动作可以松弛紧张的神经。长期坚持练习，可收到很好的效果。刚吃饱不宜立即进行此法。

🍂 睡前按揉头部法

每晚临睡前半小时先擦热双掌，然后将双掌贴于面颊，两手中指起于迎香穴，向上推至发际，经睛明、攒竹等穴，然后两手分开向两侧至额角而下，食指经"耳门"返回起点，如此反复按摩30～40次。

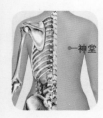

神堂

🍂 灸神堂穴法

取10颗米粒大小的干艾，放在第5节胸椎处的神堂穴，施以艾灸疗法，可有效缓解神经衰弱症状。每天早、晚各施术1次，长期坚持，可以取得意想不到的效果。

【老年痴呆症】

老年痴呆症是发生在老年期及老年前期的一种原发性退行性脑病，是一种持续性高级神经功能活动障碍，即在没有意识障碍的状态下，记忆、思维、分析判断、视空间辨认、情绪等方面出现的障碍。其特征性病理变化为大脑皮质萎缩，并伴有β-淀粉样蛋白沉积，神经原纤维缠结，大量记忆性神经元数目减少。

食疗、药疗 偏方验方名方

核桃仁大米粥

核桃仁30克，大米200克，红枣10颗。将以上3味食材洗净，加适量水，用小火熬煮成粥，约30分钟即可。核桃有"万岁子"之称。核桃仁中所含维生素E，可使细胞免受自由基的氧化损害，抗衰老，预防老年痴呆症。

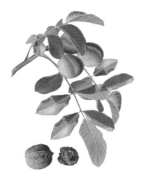

◆核桃仁

牛骨髓黑芝麻油茶

牛骨髓油60克，黑芝麻50克，面粉500克，红糖适量。面粉置铁锅中，小火炒至淡黄色，发出面粉固有的香味，取出，晾凉；牛骨髓油放入锅内烧热，放入黑芝麻、炒好的面粉，炒匀即可。每次取油炒面40～50克，加红糖适量，用温开水冲服。可作为每日正餐或加餐食用。本方适用于肾精不足、虚劳羸瘦、骨痿无力等，对预防老年痴呆症有较好的效果。

特效理疗 偏方验方名方

点按百会法

端坐，单手或双手拇指置于百会穴处点按，一松一放反复操作数次，头部有酸胀感为宜。百会穴在头顶，正中线与两耳连线的交会处。本法可改善记忆，预防老年痴呆症。

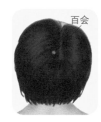

百会

点按郄门穴法

用食指按压于另一手臂的郄门穴上，长按3～5分钟，局部有酸麻微痛感，并向上或向下放射。郄门穴位于前臂掌侧中央，腕横纹上5寸，曲泽穴与大陵穴连线的中点上1寸处。本法可改善老年人记忆力，预防老年痴呆症。

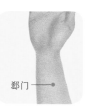

郄门——

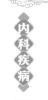

②

内科疾病

【白细胞减少症】

　　白细胞减少症是一种常见的血液病。凡外周血液中白细胞数持续低于$4×10^9$/升时，统称白细胞减少症。临床主要表现以乏力、头晕为主，常伴有食欲减退、四肢酸软、失眠多梦、低热心悸、畏寒腰酸等症状，归属于中医学"气血虚"、"虚劳"、"温病"、"诸虚不足"等范畴。

食疗、药疗 偏方验方名方

枸杞银耳汤

　　枸杞子15克，银耳100克，冰糖30克。银耳用水泡发，撕小块，与枸杞子、冰糖煎水饮用。银耳具有润肺生津、滋阴养胃、益气安神、强心健脑等作用。本方适用于白细胞减少症。

香菇牛肉粥

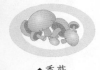

◆香菇

　　水发后的香菇60克，牛肉30克，粳米50克。将水发香菇去梗洗净，挤干切丝；牛肉洗净切丝；粳米淘洗干净。香菇、牛肉、粳米共同放入锅内，加水适量，用小火熬至肉烂粥熟。每日1剂，早、晚空腹分食。本品可益气养血，用于贫血及白细胞减少等症状。

特效理疗 偏方验方名方

按摩足三里配三阴交法

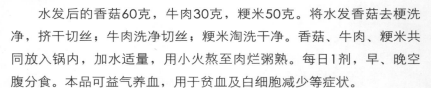

足三里

　　足三里是一个能防治多种疾病、强身健体的重要穴位。用足三里穴防病健身的方法简便易行。每天用拇指或中指按压足三里穴一次，每次每穴按压5～10分钟，每分钟按压15～20次，注意每次按压要使足三里穴有针刺一样的酸胀、发热的感觉。按摩足三里时可加按三阴交穴3分钟，每分钟按压15～20次。此法可治疗因化疗引起的白细胞减少症。

灸足三里穴法

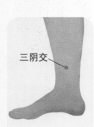

三阴交

　　用艾条做艾灸，每周艾灸足三里穴1～2次，每次灸15～20分钟，艾灸时应让艾条的温度稍高一点，使局部皮肤发红，艾条缓慢沿足三里穴上下移动，以不烧伤局部皮肤为度。此法只要坚持使用2～3个月，就会使胃肠及免疫系统功能得到改善，使人精神焕发，精力充沛。

【血友病】

血友病是一组由于血液中某些凝血因子的缺乏而导致患者产生严重凝血障碍的遗传性出血性疾病。

食疗、药疗 偏方验方名方

❀ 藕梨甘地汁

鲜藕1000克，鲜梨、甘蔗各500克，鲜生地黄250克。所有材料洗净后共捣烂取其汁。每次服50毫升，每日3次。本方适用于血友病鼻出血、齿出血、咯血等症。

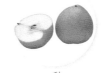

◆梨

❀ 核桃猪蹄冻

核桃20个，花生、山药各100克，猪蹄4只，盐适量。所有材料处理好后，加水3000毫升煮至肉烂材酥即可。本方可补气养血，适用于血友病气虚出血。

特效理疗 偏方验方名方

❀ 按摩膝关节法

坐床上，双手左右护住膝关节，双手除拇指外，其余手指卡在膝下轻轻揉捻；有意识地做伸、屈运动；抚摩大腿、关节、小腿及脚趾；轻轻揉捻、拍打小腿肌肉。此法有利于血友病患者术后恢复。

◆山药

有效预防血友病

1.尽可能避免肌肉注射。

2.因该病属一种遗传性疾病，故要使患者本人及家属懂得优生优育的道理。若产前羊膜穿刺确诊为血友病，应终止妊娠，以减少血友病的出生率。

3.调情志，重养生：精神刺激、情绪波动过大均可诱发出血。

4.一旦由外伤或其他原因引起出血，要及时处置，这样引起的并发症、后遗症都较轻。

内科疾病

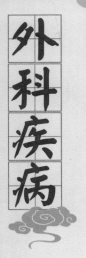

外科疾病

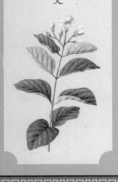

与昂贵的药物和危险的手术相比，偏方治疗某些外科疾病是既经济又安全实用的选择。

【痔疮】

人体直肠末端黏膜下和肛管皮肤下静脉丛发生扩张和屈曲所形成的柔软静脉团，称为痔，又名痔疮。医学上所指痔疮包括内痔、外痔、混合痔，是一种慢性疾病。男、女均可发病，女性的发病率为67%，男性的发病率为53.9%（此数据为占各自性别的比重）；任何年龄都可发病，其中20～40岁的人较为多见，并随着年龄的增长而逐渐加重，故有"十人九痔"之说。

食疗、药疗 偏方验方名方

无花果猪大肠水煎

无花果30克，猪大肠1段，冰糖适量。将猪大肠洗净与无花果加水共煮，服用时加入冰糖。每日1次，连服3～5天可见效。无花果可清热解毒、清肠消肿。适用于痔疮、脱肛、大便秘结、出血等。

苦参鸡蛋

苦参6克，鸡蛋2个，红糖60克。先将苦参加水400毫升，煎煮约30分钟，去渣取汁，再将鸡蛋、红糖入汤内同煮，至蛋熟。鸡蛋趁热去壳，连蛋带汤一次服食。每日1次，4日为1个疗程。

苦参呈长圆柱形，下部常有分枝，表面灰棕色或棕黄色。苦参味苦、性寒，可清热解毒、燥湿止痒，适用于湿热之痢疾、赤白带下、皮肤癣疹瘙痒、恶疮、瘰疬等病症。本方可辅助治疗痔疮。

红小豆浸酒

红小豆500克，白酒1000毫升。将红小豆与白酒同煮至豆熟，捞出晒干，再把红小豆放入白酒中，直至酒尽。研末，每次6克，用酒送服，每日3次。

红小豆有较多的膳食纤维，具有良好的润肠通便、降血压、降血脂、调节血糖、解毒抗癌、预防结石的作用。本方有解毒利湿、活血消肿之功效，适用于痔疮出血。

槐花地榆苍术甘草方

槐花60克，地榆、苍术各45克，甘草30克。所有药材炒黄，共研末，早、晚饭前服6克。本方可凉血止血、收敛祛湿，适用于痔疮出血。

茄子末

茄子1个。茄子切片晒干，烧成炭，研末。每次10克，每日3次，连服10天。茄子末可清热活血、消肿止痛，适用于内痔。

金针菜煎水

金针菜30克，红糖25克。金针菜洗净，用水2碗煎至1碗，调入红糖。早饭前半小时温服，每日1次，连服3～4天。

金针菜又名黄花菜，含有效成分能抑制癌细胞的生长，丰富的粗纤维能加强肠胃蠕动，有效促进大便的排泄，可作为防治肠道癌的食物。

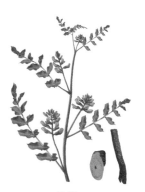

◆甘草

仙人掌甘草酒

仙人掌60克，甘草18克，白酒500毫升。将药物浸泡酒中，7天后饮用。每次10毫升，每天2次，空腹服用。

仙人掌味淡、性寒，有行气活血、清热解毒、消肿止痛、健脾止泻、安神利尿之功，可内服、外用可以有效治疗多种常见疾病。本方具有清热解毒、活血等功效，本法适用于痔疮出血。

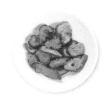

❖特效理疗 偏方验方名方 ❖

韭菜熏洗法

韭菜500克。将韭菜洗净，切6厘米长段，加水煎煮10分钟，倒入盆内，用塑料布盖上，中间剪5厘米直径的圆孔，坐孔上，令气熏患处，待水温时，洗患处数次，每日2次。本方可散瘀解毒，适用于痔疮。

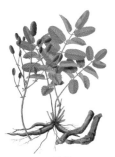

◆地榆

鱼腥草内服外洗法

鱼腥草90克。加水300毫升，煎煮滤出药液，分3次内服。再加水500毫升煎煮后，倒入盆内，用蒸汽熏，再用纱布蘸药液洗患处。每日洗2次。适用于嵌顿性内痔、炎性外痔、肛门瘙痒等。

泡臀减痛法

取一盆温水（水温不烫手即可），水刚好能浸没臀部为宜，浸泡10～15分钟。这种方法可以清洁臀部，缓和痔疮带来的疼痛，如果有条件，每天可以泡臀2～3次。

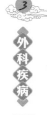

冰敷减痛法

如果痔疮已经很严重了，冷敷也能够缓解疼痛所带来的不适。用一个塑料袋装上一些冰块，再用毛巾把冰袋裹住，敷在患处10～15分钟。

涂抹凡士林减痛法

凡士林可有效缓解痔疮的疼痛，这是因为凡士林可起到润滑的作用，减少摩擦，方法是直接把凡士林涂在肛部即可。

提肛运动法

全身放松，将臀部及大腿用力夹紧，配合吸气，舌舔上腭，同时肛门向上提收，像忍大便的样子，提肛后稍闭一下气不呼，保持10秒，然后配合呼气，全身放松。每日早、晚2次，每次做9～18次，也可根据情况适当增加提肛的时间。长期坚持可有效缓解痔疮症状，也可预防痔疮发生。

举骨盆运动法

仰卧屈膝，使脚跟靠近臀部，两手放在头下，以脚掌和肩部作支点，使骨盆举起，同时提收肛门，放松时骨盆下放。熟练后，也可配合呼吸，提肛时吸气，放松时呼气。此法每日可坚持做1～3次，每次20下，长期坚持可缓解痔疮，也可预防痔疮发生。

单腿跳法

身体先站直，头放正，眼睛平视前方，自然放松，两手自然放在身体两侧，接着调整呼吸，待呼吸自然后，张开双臂，屈膝收起一腿，另一腿做单脚跳，一次为6下，可根据自己的体能情况，自行掌握跳的次数。本法可促进肛周血液循环，预防痔疮。

花椒盐水治痔疮

花椒十几粒、食盐1茶匙，用开水冲开，坐于盆上，熏洗患部，每日1次，每次10分钟左右，重症者可每日早、晚各一次。此方有消肿化脓、止血祛痛的功效，特别适合不宜手术治疗的患者及预防手术后病情的复发。

土豆片疗法

晚上睡觉前，将土豆洗净后切2~5片薄片，敷贴在痔疮上，盖一层纱布用胶布条固定好，次日早取下，土豆片呈干褐状，2~3天即可痊愈。

【疝气】

疝气即人体组织或器官一部分离开了原来的部位，通过人体间隙、缺损或薄弱部位进入另一部位，俗称"小肠气"，有脐疝、腹股沟直疝、斜疝、切口疝、手术复发疝、白线疝、股疝等。疝气多是因为咳嗽、喷嚏、用力过度、腹部过肥、用力排便、妇女妊娠、小儿过度啼哭、老年腹壁强度退行性病变等原因引起。

食疗、药疗 偏方验方名方

小茴香胡椒丸

小茴香、胡椒各等份。将以上药材共研细末，加水久煮糊为丸，如梧桐子大，每次服50丸，饭前温酒送服，每日2次。小茴香具有活血、利气、止痛的功效，适用于胸胁脘腹疼痛、小肠疝气腹痛。

荔枝核陈皮硫黄丸

荔枝核49个，陈皮30克，硫黄12克。所有药材研细末，盐水打面糊，倒入药末为丸，如绿豆大，痛时，饭前送服9丸。适用于疝气肿痛。

荔枝核散

荔枝核45克，小茴香、青皮各30克。所有药材研末，每次3克，每日3次。荔枝核可疏肝理气、行气散结、散寒止痛。适用于寒凝气滞之疝气痛、偏坠、疼痛、睾丸肿痛等。

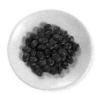

◆荔枝核

丝瓜山楂核

丝瓜络18克，山楂核30克，红枣6克（去核焙干）。所有药材共研细末，每次服6克，每日2次，黄酒送服。丝瓜络味甘、性凉，归肺、肝、胃经，具有轻体通利、通经活络、清热解毒、利尿消肿、止血的功效。适用于胸胁胀痛、小儿疝气、风湿痹痛、痔漏。

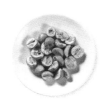

川楝子小茴香煎剂

川楝子12克，木香9克，吴茱萸3克，小茴香6克。所有药材用水煎2次，去渣取药液合并饮用。川楝子味苦、性寒，有小毒，善行降泄，具有疏肝泄热、行气止痛、杀虫的功效。川楝子可止痛疗疝，肝胃气滞化热而致胁肋脘胀痛者，多与延胡索相须为用，以增疏肝、行气、止痛之功。适用于寒疝及小肠疝气。

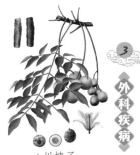

◆川楝子

紫茄子柄煎汁

紫茄子柄7个。将准备好的紫茄子柄放入锅内，加水炖熟，加入适量白糖，然后吃紫茄子柄的皮肉，喝汁。每日1次，连服7～10天。

耳钩草方

新鲜耳钩草根部100克，洗净后切片，用4碗水煎至2碗后服用，每日1剂，轻者2～3剂，重者3～5剂。

特效理疗 偏方验方名方

丁香肉桂末外敷法

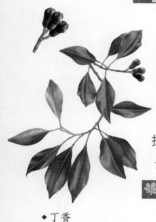

◆丁香

丁香4克，肉桂5克，五倍子8克，芒硝40克。将上述4味药材共研细末，用时取5克，加适量醋调匀做成饼状，贴于脐部，用胶布固定，隔3天换药1次。适用于婴儿脐疝。

转腰法

两手叉腰，将腰腹部从直立开始向左、向前、向右、向后扭腰，即按顺时针方向平转。再按相反方向转动。反复进行5～10分钟。适用于治疗疝气。

收腹鼓腹法

平时要形成吸气时收腹的习惯，因为气经脐孔时可进入胸腹，呼气时鼓腹，气由胸腹经脐孔而出，只要坚持一段时间，就会感觉腹部发热，肠鸣音增强，从而呼吸平顺，食欲增强，大便转为正常。

两脚下蹬法

仰卧，上肢不动，两腿伸直，两脚交替做下蹬动作，每秒蹬1次，每只脚蹬100～200次，体能好的可增加下蹬的次数。

练抬腿防疝气

1.仰卧在床上，双臂平放在躯体两侧，两腿并拢上抬30°～90°，再放平，最好稍悬空，一般反复做30次。

2.平坐在床上，两腿向前伸展，上身挺直，两臂平放于体侧，掌心向下。用一条长毛巾套在双脚底，吸气，将腿弯曲，抬离床面，再伸展开，身体后倾，胳膊伸直，拉住毛巾两端，使躯体与双腿形成一个"V"字。呼气，腹部收紧，平衡身体，挺直腰背，尽量保持这个姿势，其间自然呼吸，然后将双腿慢慢放回床面，躯干坐直。反复做3～6次。

【阑尾炎】

阑尾炎是指阑尾由于多种因素而形成的炎性改变。它是一种常见的急腹症，其预后取决于是否及时地诊断和治疗。临床上常有右下腹部疼痛、体温升高、呕吐和中性粒细胞增多等表现，是最常见的腹部外科疾病。急性阑尾炎的典型临床表现是逐渐发生的上腹部或脐周围隐痛，数小时后腹痛转移至右下腹部。常伴有食欲不振、恶心或呕吐，发病初期除低热、乏力外，多无明显的全身症状。早期诊治，患者多可短期内康复，病死率极低（0.1%～0.2%）；如果延误诊断和治疗可引起严重的并发症，甚至造成死亡。

食疗、药疗 偏方验方名方

石榴皮煎剂

石榴皮适量。将石榴皮制成100%煎液，烘干研粉装胶囊口服。每日3次，每次1～2粒。石榴皮可止血、驱虫、适用于久泻、久痢、便血、脱肛、带下，适用于慢性阑尾炎、肠炎、胆道感染、急慢性气管炎、外伤感染。

◆石榴皮

败酱薏苡仁附子散

薏苡仁60克，炮附子6克，败酱草30克。所有药材共研为细末，混合均匀，每次9克，每日2次，用米汤送服。薏苡仁可排脓消痈，振奋阳气。适用于化脓性阑尾炎。

土豆胡萝卜汤

土豆（黄皮）400克，胡萝卜250克，香菜3克，盐5克，味精2克。土豆、胡萝卜洗净，切块；香菜择洗干净，切段；汤锅置大火上，加适量的水，加入香菜、土豆块、胡萝卜块煮半小时后，将土豆、胡萝卜捞出碾成细泥；把菜泥倒入锅中混匀，然后放盐、味精调好口味即可。土豆又名马铃薯，为茄科植物马铃薯的块根，既可作主食，又可当蔬菜，营养丰富，味甘、性平，有和胃调中、健脾益气之功效。适用于阑尾炎术后康复。

◆香菜

鬼针草牛奶汤

鬼针草30克，牛奶250毫升，白糖适量。水煎鬼针草2次，混合后与牛奶同煮，加入白糖，早、晚分服，每日1剂。鬼针草可清热解毒、散瘀消肿、缓急止痛，适用于急性阑尾炎。

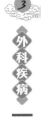

3

外科疾病

金银花煎剂

金银花12克，蒲公英、紫花地丁、虎杖各15克，白花蛇舌草、大黄各10克，川楝子、丹皮各9克，赤芍10克。所有药材用水煎服，每日1剂。

本方清热解毒、化瘀消痛，适用于热蕴所致阑尾炎，其主要症状有腹痛拒按，右下腹压痛较明显，有反跳痛，腹皮挛急，或可扪及包块，伴身热口渴，食少脘痞，恶心呕吐，大便秘结或便溏不爽，小便短赤，苔黄少津或厚腻，脉弦数或滑数等。

特效理疗 偏方验方名方

虎杖石膏外敷法

取虎杖40克，石膏50克，冰片2.5克共研为细末，用醋调成糊状，敷于右下腹部，外加油纸覆盖。每日换药3次。适用于急性阑尾炎。

大蒜芒硝外敷法

将大蒜12头去皮，与芒硝100克共捣成糊状。同时先在右下腹皮肤上涂凡士林一薄层，然后敷上糊剂，3小时后除去，每日1次。3～5日痊愈。适用于阑尾炎。

鲜姜芋头泥外敷法

鲜姜、鲜芋头、面粉各适量。先将鲜姜和芋头去粗皮，洗净，捣烂为泥，再加适量面粉调匀。外敷患处，每日换药1次，每次敷3小时。本法散瘀定痛，适用于急性阑尾炎及痈肿。

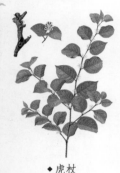

◆虎杖

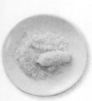

◆芒硝

老年人急性阑尾炎易误诊

老年人抵抗力低，阑尾壁薄，血管硬化，大约1/3的老年患者就诊时阑尾已穿孔。另外，老年人反应能力低，腹部压痛不明显，临床表现不典型，由于腹肌已萎缩，即使阑尾已穿孔，腹部压痛也不明显，很容易误诊。

【斑秃】

斑秃是指突然发生的局限性斑片状脱发。现代医学认为可能与自身免疫或内分泌功能障碍有关。本病可归属于中医学的"油风"等范畴，其病因病机为肝肾阴虚、情志不畅、肝气郁结、气滞血瘀等。

本病患者一般都是突然发病，因无自觉症状常被他人无意中发现。患处皮损特点为脱发处呈圆形或椭圆形，界线清楚，表面无炎症现象。脱发区数目不定，大小不一。

食疗、药疗 偏方验方名方

酥蜜粥

酥油20～30克，蜂蜜15克，大米100克。先将大米洗净，加水煮粥，烧沸后加入酥油和蜂蜜，至熟即可食用。宜温服。适用于斑秃。大便溏薄、身体肥胖者不宜多服。

龙眼蜂蜜方

龙眼肉400克，蜂蜜适量。将龙眼肉放入锅内干蒸30分钟后取出，然后将其放在阳光下晒2小时，第二天按上法再蒸再晒，然后添加适量水和蜂蜜，用小火炖熟后服用。适用于斑秃。

归子丸

当归、柏子仁各500克。将以上药材共研细末，炼蜜为丸如黄豆大，每日服3次，每次9克，饭后服。适用于斑秃。

特效理疗 偏方验方名方

姜片擦头皮法

新鲜老姜1块。老姜切片擦头皮，每日2～3次。适用于斑秃，症见头发局部脱落、短时间内出现脱发斑等。

皮肤科疾病

有些皮肤病很难找到病根，很多偏方治疗皮肤病有很好的效果，如有皮肤问题困扰，不妨选方一试。

【酒糟鼻】

　　酒糟鼻又称酒渣鼻、玫瑰痤疮和赤鼻，是发于鼻部的一种慢性炎症性皮肤病，多发于中年人。通常表现为外鼻皮肤发红，以鼻尖最为明显，有时透过皮肤可看到扩张的小血管呈树枝状，鼻子显得又红又亮。病情进一步发展，皮肤可增厚，甚至长出皮疹或小脓疮，外观粗糙不平，像酒糟样，故名酒糟鼻。

　　造成酒糟鼻的原因与毛囊虫螨感染有关，此外精神紧张、情绪激动、胃肠功能紊乱（胃酸减少，便秘）、病灶感染、酗酒、嗜食辛辣食物、冷风及高温刺激也是酒糟鼻产生的原因。

食疗、药疗 偏方验方名方

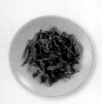

七花煎

　　月季花、鸡冠花、凌霄花、红花、金银花、野菊花、生槐花各10克。以上药材用水煎，每日1剂，分3次服。本方适用于酒糟鼻。

枇杷叶蜜

　　鲜枇杷叶5千克，蜂蜜适量。鲜枇杷叶洗净去毛，加水40升，煎煮3小时后过滤去渣，再浓缩成膏1.5千克，兑入蜂蜜，混匀，储存于瓶中备用。每次服10～15克，每日2次。常用有效。适用于酒糟鼻。

特效理疗 偏方验方名方

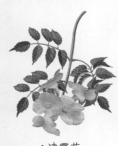

◆凌霄花

硫黄酒涂抹法

　　硫黄120克，白酒1500毫升。以上2味药同煮干，取出，用清水化开敷涂外用。适用于酒糟鼻。

百部酒涂擦法

　　百部、白酒各适量。以百部1克、白酒2毫升为比例，浸泡5～7日后擦用，每日2～3次，1个月为1个疗程。适用于酒糟鼻，症见鼻部皮肤潮红、红斑、油腻光滑等。

大黄擦法

　　大黄粉、硫黄各15克，蒸馏水100毫升。将大黄粉、硫黄加蒸馏水拌匀，密封1周后使用。每日早、中、晚各擦1次。适用于酒糟鼻。

【皮炎】

　　皮炎是一种常见而顽固的疾病，反复性大。皮炎最为常见的特征是瘙痒、流水、脱屑等。常见的皮炎有神经性皮炎、脂溢性皮炎、接触性皮炎等。

　　神经性皮炎是一种神经官能性皮肤病，它以皮肤苔藓样变和阵发性剧痒为特征。脂溢性皮炎是在皮脂溢出过多的基础上发生的一种慢性渗出性皮肤炎症。其病因多与体质、内分泌失调或细菌感染、气候变化、刺激性食物及外伤等有关。接触性皮炎是因接触某一特定致病物质引起的皮肤炎症，炎症局限于某一特定部位并常有清晰、明确的边界。

食疗、药疗 偏方验方名方

蒲公英银花饮

　　蒲公英90克，金银花60克，甘草30克。以上3味药加水2000毫升，煎至1200毫升，去渣备用。每次服200毫升。初期每2小时服1次，待浮肿等症状减轻后改为4小时服1次。本品具有清热解毒、利湿消肿的功效，适用于日光性皮炎。

生地白茅根汤

　　生地黄30克，白茅根90克，仙鹤草、藕节炭各10克，红枣4颗。以上药材水煎服，每日1剂，20日为1个疗程。适用于紫癜性苔藓样皮炎。

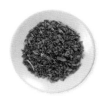

猪蹄甲酒

　　新鲜猪蹄甲、黄酒各适量。蹄甲焙干，研细末，每次15～30克，以黄酒60～90毫升冲服，服后盖被发汗。每周1～2次，10次为1个疗程。适用于神经性皮炎。

菖蒲酒方

　　石菖蒲500克，大米200克。将菖蒲切细，加入清水1.5升，煎煮至剩0.3升，过滤去渣，取药液，然后放入大米，如常法酿酒。每天饭前温饮20毫升。本方具有养血祛风之功，常用于治疗血虚风燥型皮炎，症见患处剧痒、皮损渐呈苔藓样等。忌食生冷食品。

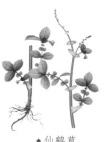

◆仙鹤草

蜂蜜芹菜汁

　　新鲜芹菜适量，洗净压取汁液，然后添加等量蜂蜜，每天服2～3次，每次1勺，饭前服用。适用于皮炎。

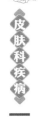

特效理疗 偏方验方名方

银花甘草煎剂漱口法

金银花、生甘草各10克。以上药材水煎后待冷却，含漱口腔。金银花具有清热解毒的功效，适用于剥脱性皮炎伴口腔糜烂者。

醋蒜擦洗法

鲜蒜瓣、米醋各适量。将蒜瓣捣烂，用纱布包扎浸于醋内，2～3小时后取出，擦洗患处，每日2～3次，每次10～20分钟。适用于风热交阻型皮炎，症见皮肤表面丘疹或红斑、局部瘙痒阵发等。

松树皮膏擦法

水浸松树皮、醋各适量。采集水浸松树皮（去粗皮，最好用浸在水中的年久的松树桩皮），研极细末，调醋擦患处。本方清营凉血、消风止痒，适用于血热风盛所致的顽固性皮炎。

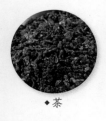

◆茶

丝瓜叶涂擦法

鲜丝瓜叶适量。将丝瓜叶搓碎，在患处涂擦，直至患处发红为止。每日1次，2次为1个疗程。适用于血热风盛型皮炎，可缓解皮炎引起的不适。

艾叶茶姜蒜法

陈茶叶（1年以上）、陈艾叶各25克，老姜（捣碎）50克，紫皮大蒜2头（捣碎），盐适量。前4味药材水煎，加盐适量，分2次外洗。适用于神经性皮炎。

红皮蒜敷贴法

红皮蒜适量。红皮蒜去皮捣烂如泥状，敷患处，约5毫米厚，盖以纱布，胶布固定，每日换药1次，连用7日。适用于神经性皮炎。

陈醋擦法

陈醋500毫升。将陈醋入锅中熬至50毫升。先将患部用温开水洗净，以醋擦之，每日早、晚各1次。适用于皮炎，可缓解皮炎引起的不适症状。

韭菜糯米浆外敷法

韭菜、糯米各等份。以上药材混合捣碎，局部外敷，以敷料包扎，每日1次。适用于接触性皮炎。

🍁 小苏打洗浴法

小苏打适量。用小苏打溶于热水中洗浴，全身浴用小苏打250～500克，局部浴用50～100克。适用于神经性皮炎。

🍁 醋巴豆方外擦法

醋、巴豆各适量。醋倒入粗土碗内，用去壳的巴豆仁磨浆。患处先用1%盐水或冷开水洗净揩干，再擦药。每周1次。适用于皮炎早期，皮肤上见丘疹红斑，局部瘙痒阵发。

🍁 鲜姜擦法

鲜姜250克，10%盐水1000毫升。将鲜姜捣碎，用布包拧取全汁盛杯内，再用盐水洗净患处，擦干，用棉签蘸姜汁反复涂搽，至姜汁全部用完为止。每周1次。头部有感染时可用复方新诺明1克，每日2次，连服5日，待炎症消失后再用上方。适用于头部脂溢性皮炎。

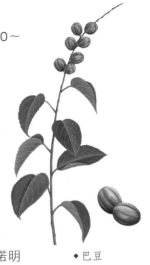

◆ 巴豆

🍁 陈醋木鳖酊涂擦法

木鳖子（去外壳）30克，陈醋250毫升。将木鳖子研成细末，放陈醋内浸泡7日，每日摇动1次。用小棉签或毛刷浸蘸药液涂擦患处，每日2次，7日为1个疗程。适用于皮炎。

🍁 食醋糊涂擦法

食醋500毫升，苦参20克，花椒15克。食醋（山西瓶装老陈醋最佳）放入铁锅内煮沸，浓缩成50毫升，装入干净大口瓶内。将苦参、花椒洗净放入瓶内，浸泡1周后可用（浸泡时间越长越好）。用温开水清洗患部，用消毒棉签蘸食醋糊剂涂擦病变部位，每日早、晚各1次。适用于皮炎。

🍁 涂擦口水

腿上患皮炎，痛痒，可在早上起床时，将口水涂在患处，连续3天即可。适用于皮炎。

🍁 藿香正气水

皮炎瘙痒难止，无论溃破与否，均可用藿香正气水外涂，每日数次，有止痒散风效果。适用于夏季皮炎。

🍂 捏指

捏双手食指的3个关节。每次做3分钟，每日1～2次。但发热或手指受伤时应暂停操作。适用于皮炎。

🍂 醋泡大蒜

用米醋泡大蒜（紫皮蒜），用棉球蘸醋擦患处，虽疼痛但止痒，每日擦3～4次，1周为1个疗程。适用于神经性皮炎。

🍂 伤湿膏

把强的松、B族维生素和维生素C片研末撒在伤湿膏上，贴在患处，每日换1次，直到痊愈为止。适用于神经性皮炎。

🍂 斑蝥虫方

斑蝥虫7个、半夏1粒，皆研成细面，加入米醋50毫升，泡10分钟后，涂于患处。适用于神经性皮炎。

◆斑蝥虫

🍂 海带方

取少量的海带，洗净后用温开水泡3小时，捞出海带，加温水洗浴患处。适用于神经性皮炎。

🍂 甘草方

甘草适量加水煎煮，过滤去渣，外洗患处，一般1次即可见效。凡因接触油漆、花粉、某种野草或化学物质而引起的全身瘙痒，并有大小不等丘疹，程度不同的奇痒，甚至皮肤红肿有渗液等症状，均可用此方治愈。

🍂 外用方

射干30克，加水750克，煎煮1小时后过滤，另加食盐6克，外擦。使用时稍加温，30～40℃为宜。适用于水田皮炎。

韭菜叶捣烂，擦于患处。适用于皮炎。

五倍子、蛇床子各30克。水煎外洗。适用于皮炎。

五倍子250克，白酒1000克，明矾90克。混合浸泡1～2天备用，每天外擦3～4次。适用于皮炎。

【皮肤瘙痒】

皮肤瘙痒症是指无原发皮疹、自觉瘙痒的一种皮肤病。好发于老年及青壮年，冬季多发。瘙痒症患者应注意减少洗澡次数，洗澡时不过度搓洗，不用碱性肥皂。内衣以棉织品为宜。戒烟酒、浓茶、咖啡及一切辛辣刺激性食物，适度补充脂肪。

食疗、药疗 偏方验方名方

苦菜煮大肠

猪大肠、绿豆、苦菜干（即败酱草干）、盐各适量。绿豆先煮20分钟，然后装入洗净的猪大肠内，两端用线扎牢，同苦菜干一起煮熟，加盐调味，分顿食用，隔1～2日服1剂。适用于风热所致的皮肤瘙痒。

红枣泥鳅汤

红枣15克，泥鳅30克，盐适量。将红枣与泥鳅煎汤，加盐调味。每日1剂，连用10日。本方养血润燥，适用于血虚肝旺型皮肤瘙痒，伴头晕眼花、心慌失眠等症。

黄精酒

黄精20克，白酒500毫升。黄精洗净切片，装入纱布袋内，扎紧袋口，浸入白酒中，盖好封口，10日即成。随饮，每次1小盅。适用于血虚肝旺型皮肤瘙痒，此症多见于老年人。

绿豆炖白鸽

幼白鸽1只，绿豆150克。将白鸽除去毛及内脏，加绿豆和白酒适量炖熟吃。本方清热利湿，适用于湿热所致皮肤瘙痒，此症多发生在女阴、阴囊、肛门等处。

海带绿豆汤

海带、绿豆、白糖各适量。将海带洗净切碎，与绿豆、白糖一起煮汤服食。每日1剂，连服6～10剂。本方清热利湿，适用于湿热下注型皮肤瘙痒症，症见局部瘙痒不止、白带增多、口苦胸闷等。

止痒散

乌梢蛇、蜈蚣、全蝎各15克。以上药材共研极细末，备用。每晚于临睡前服4.5克，开水冲服。日服1次。可止痒。适用于皮肤瘙痒症。

红枣姜桂饮

红枣10颗，干姜9克，桂枝6克。将3味共煎汤服，每日1剂，1周为1个疗程。本方疏风散寒，适用于风寒袭表型皮肤瘙痒，此症以冬季发病为多，部位多见于大腿内侧、小腿屈侧及关节周围等。

特效理疗 偏方验方名方

醋水外洗法

醋150毫升，水200毫升。醋加水烧热洗头，每日1次。本方清热祛风，适用于头部皮肤瘙痒。

密陀僧粉涂抹法

密陀僧、醋各适量。将密陀僧放炉火中烧红后，立即投入醋中，待冷后将药捞取。如此反复7次后，将药研为细末。同时加茶油调匀，涂患处。适用于皮肤瘙痒兼有血虚证者。

油醋涂擦法

酱油、醋各等量。将酱油与醋混合，涂擦患处。清热祛风。适用于风热外袭所致皮肤瘙痒，症见瘙痒剧烈、热后更甚、抓后呈条状血痂等。此方用于皮肤剧烈瘙痒者，用药棉擦拭的时候不要用力过大，但要反复擦拭，直至皮肤有热感，擦拭结束后，用清水洗净。

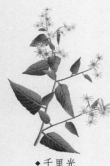

◆千里光

花椒明矾汤外洗法

花椒30克，明矾15克。将2味药材同煎汤，待稍凉后，洗患部，每日1～2次。本方疏风散寒，适用于风寒袭表型皮肤瘙痒。

鱼腥草汤

鱼腥草120克，野菊花、苦楝皮、千里光、芒硝各60克。以上药材加水1500毫升，煎至1000毫升，将药液倒入盆内，待温后反复洗浴患部。每日1剂，日洗2次，每次洗15～30分钟。可杀菌止痒。适用于皮肤瘙痒症。

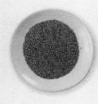

二子白鲜汤

地肤子、蛇床子、白鲜皮、百部、苦参各50克，雄黄15克。以上药材加水2500毫升，煎至1500毫升，将药液倒入盆内，待温后洗浴患部。每日1剂，日洗2次。可清热利湿、解毒杀虫、祛风止痒。适用于皮肤瘙痒症。

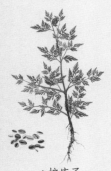

◆蛇床子

【带状疱疹】

带状疱疹，是一种由病毒引起的急性皮肤传染病，传统中医学根据发病部位不同，命名亦异，如发于腰部的称"缠腰火丹"或"蛇串疮"，发于头面部或其他部位的称"蛇丹"或"火丹"。本病以春秋季节发病较多，好发于腰肋部、胸部和头面部。愈后不留斑痕。

多因肝胆风热或湿热内蕴，客于肌肤所致。起病突然，患处起条索状疱疹，刺痛、灼热，水疱大小如绿豆或黄豆样，累累如贯珠，聚集一处或数处，沿神经分布，排列成带状，但多局限于身体一侧，基底发红，疱群之间皮肤正常。疱液初为透明，渐浑浊，间有出血。初起多伴有轻度发热、疲乏无力、食欲减退等全身症状。临床所见本病有干湿不同、红黄之辨。干者色红，多属肝胆风热；湿者色黄，多属肝脾湿热。

食疗、药疗 偏方验方名方 ----------◆

蒲龙汤

龙胆草、蒲公英、连翘各9克，金银花15克。以上药材用水煎服。每日1剂，日服3次。可清热解毒。适用于带状疱疹。

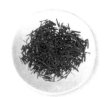

特效理疗 偏方验方名方 ----------◆

大蓟小蓟牛奶膏涂抹法

大蓟、小蓟各等量，牛奶适量。将药物浸泡牛奶中，泡软后，捣烂成膏，涂抹患处。大蓟、小蓟均可散瘀、解毒、消痛，适用于带状疱疹。

蜂房制雄黄膏涂抹法

露蜂房、雄黄各9克，冰片3克，红枣（去核焙黄）5颗。所有药材研末，调香油。涂患处。蜂房可祛风攻毒、抗过敏；雄黄可解毒杀虫。适用于痈肿疔疮，可缓解带状疱疹。

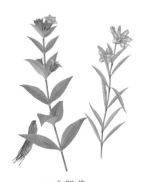

◆ 龙胆草

明矾涂抹法

明矾10克，琥珀末3克，冰片4克，蜈蚣（焙干研末）2条。所有药材共研为细末，用鸡蛋清调糊。外涂，每日数次。蜈蚣息风解痉、退炎治疮；明矾具有抗菌作用。适用于带状疱疹。

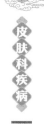

皮肤科疾病

冰片酒精液涂擦法

冰片50克，75%酒精100毫升。将冰片放入酒精中，搅拌溶化，外擦患处。本方可减轻带状疱疹、烫伤、肿瘤转移等造成的剧痛。

菟丝子膏涂抹法

菟丝子适量。菟丝子焙干研末，用小麻油调膏。外涂，每日2次。本方柔润肌肤、收敛止痛，适用于带状疱疹。

仙人掌外敷法

仙人掌、糯米粉各适量。仙人掌捣烂与糯米粉调匀，敷在患处，每日2次。仙人掌清热解毒、散瘀消肿。适用于带状疱疹。

点按丰隆穴法

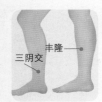

食指屈曲，用拇指按揉丰隆穴，持续2～3分钟。丰隆穴位于小腿前外侧，条口穴外侧1寸处。按揉时所用力度不可过大，以能耐受为度，局部有酸胀感，并向下放射。本法可缓解带状疱疹。

按揉三阴交法

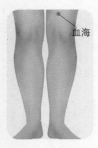

用可作按揉穴位的用具在三阴交穴处长按3～5分钟，力度以能耐受为度，局部以出现酸胀的感觉为佳。三阴交穴在小腿内侧，在足内踝尖上四横指处，胫骨内侧缘后方。适用于带状疱疹。

揉血海穴法

一手握拳置于血海穴上，屈膝，医者以左手掌心按于患者右膝髌骨上缘，第2～5指向上伸直，拇指呈45°斜着按下，在拇指尖下即是本穴。对侧穴位取法同此，做旋转揉动，反复操作数次，用力由轻到重，以能耐受为度。适用于带状疱疹。

刺委中穴法

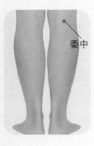

在疱疹处和委中穴消毒后，用梅花针连续叩刺，待所叩刺部位浅浅渗血后，再拔火罐10分钟，把毒血吸附出来。起罐后，用酒精棉擦干皮肤上的余血，然后用无菌脱脂棉蘸75%酒精消毒。连续治疗3天后，疱疹可干燥结痂。

芒硝热敷法

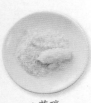

◆芒硝

芒硝100克。用沸水冲，溶解，用热毛巾蘸药液外敷患处。水凉后再加热，反复3次，直至皮肤发红。适用于带状疱疹、丹毒。

【荨麻疹】

荨麻疹俗称"风疹块"、"风疙瘩"，是一种常见的过敏性皮肤病，在接触过敏原的时候，会在身体不特定的部位冒出一块块形状、大小不一的红色斑块，这些产生斑块的部位，会出现发痒的情形。荨麻疹可以分为急性和慢性两种。急性荨麻疹为暂时性的过敏反应，只要遵照医师指示治疗，大多可在数日内痊愈。而慢性荨麻疹则可持续反复发作数月至数年。

本病可因外界冷热刺激，或因食物、药物、生物制品、病灶感染、肠寄生虫或精神刺激等因素而诱发。中医学认为，本病是由于风寒、风热、风湿之邪侵犯人体肌肤而成。荨麻疹患者应留意引起疾病的过敏原，避免接触致敏原，忌食辛辣等刺激性食物，注意保持大便通畅。

食疗、药疗 偏方验方名方

胡萝卜炒笋丝

胡萝卜、竹笋各50克，黄花菜15克，鲜金银花10克。竹笋、胡萝卜洗净切丝，与黄花菜同炒。待起锅后，拌入鲜金银花即可。佐餐食用。本方有清热凉血之功，适用于荨麻疹，症见风疹色红，遇热则剧，得冷则减，或兼咽喉肿痛等。

糖醋拌银耳

银耳12克，白糖、食醋各适量。银耳泡发，再用开水冲洗，掰成小块，放在盘内，加白糖和醋拌匀后食用。本方凉血消炎，适用于荨麻疹。

椒盐桃仁

桃仁300克，花椒盐、食用油适量。桃仁洗净，晾干，去皮尖，油炸后，放入花椒盐拌匀。适量服食。本方可活血化瘀，适用于风疹。

菊花冬瓜茶

冬瓜皮（经霜）20克，黄菊花15克，赤芍12克，蜜蜂适量。以上药材水煎代茶饮，每日1剂，连服7～8剂。适用于风疹。

南瓜炒牛肉

牛肉300克，南瓜500克。牛肉炖至七成熟，捞出切条。南瓜去皮、瓤，洗净切条，与牛肉同炒至熟。佐餐食。本方具有补益脾胃之功效，适用于荨麻疹伴恶心呕吐、腹胀腹痛者。

清炒空心菜

空心菜400克，鲜黄菊花10克。先用水煎菊花，取汁15～20毫升。空心菜炒熟后，将菊花汁淋其上，加调料即可。本方清热凉血，适用于荨麻疹伴咽喉肿痛者。

鲜藕方

鲜藕300克，红糖10克。鲜藕洗净切片，用开水焯过后，放入调料及红糖，拌匀即可。当点心吃。本方活血通络，适用于荨麻疹，症见风疹黯红、面色晦暗等。

松叶酒

松叶90克，黄酒600毫升。将松叶切细，入黄酒中，小火煮沸，候温去渣，分3次温后服用，饮后处温室中，注意避风，覆被发汗，未愈再服。适用于风疹经年不愈。

参枣五味汤

红枣15克，党参9克，五味子6克。将以上药材水煎，饮汤吃枣，每日1剂。适用于脾胃虚弱型风疹，症见胸脘胀闷、神疲乏力等。

珍珠粉莲子汤

莲子18克，珍珠粉2克，红糖适量。莲子去心，加红糖适量煮熟，食莲子，汤中兑入珍珠粉2克服。每日1剂，连服7～8剂。适用于风疹，伴恶心呕吐、腹胀腹痛、神疲乏力等。

山楂炒肉丁

山楂30克，猪瘦肉300克，红花10克。山楂洗净，猪瘦肉切丁，红花油炸后去渣，加入肉丁煸炒，加作料后入山楂，炒熟即可。适量服食。本方活血通络，适用于荨麻疹，症见风疹暗红、面色晦暗、口唇色紫等。

姜醋红糖饮

醋50毫升，红糖50克，生姜10克。水煎，分2次服，每日1剂。本方有健脾胃，脱敏之功效，适用于荨麻疹。

◆空心菜

首乌当归饮

制首乌30克，当归、白芍、白及、地龙干各10克，路路通、生地各15克，川芎、乌药、荆芥、防风各6克，甘草5克。先把上药用水浸泡30分钟，再煎30分钟，每剂煎2次，将2次煎出的药液混合。每日1剂，早、晚各1剂。15日为1疗程。本品可养血活血，祛风止痒，适用于荨麻疹。

全蝎蛋

全蝎1只，鸡蛋1个。在鸡蛋顶部开1小孔，将全蝎洗净塞入，小孔向上，放容器内蒸熟。弃蝎食蛋，每日2次，5日为1疗程。本方适用于荨麻疹。

特效理疗 偏方验方名方

芫荽酒喷法

芫荽120克，白酒2杯。将芫荽细切，酒煮1～2沸，入芫荽再煎数沸，候温，收瓶备用。每次含一大口，从颈部至足微喷之，勿喷头面。适用于荨麻疹，伴发热、恶寒、胸闷气短、口干口苦等。

大蒜煎液外洗法

大蒜（打碎）、盐各15克，明矾12克。将以上药材水煎，趁热洗患处。适用于荨麻疹。

芝麻根水烫洗法

芝麻根1把。洗净后加水煎，乘热烫洗。本方祛风止痒，适用于荨麻疹。

地肤子擦洗法

地肤子100克。水煎2次，混合液缩浓至400毫升。成人每日1剂，2次分服，小儿酌减。同时，将药渣用纱布包好，趁热涂擦患部。3天为1个疗程。

徐长卿白薇擦洗法

徐长卿60克，白薇15克。洗净后加水煎，趁热擦洗患处。每日2～3次。适用于治疗荨麻疹。

中药洗浴法

蛇床子、地肤子、白藓皮、荆芥各50克，苦参100克，虫蜕20克，薄荷30克。洗净后加水煎2次，合为一处，如病变范围不大、或是小儿用量可酌减。主治各种皮肤瘙痒、湿疹、荨麻疹及过敏等症。

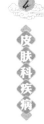

皮肤科疾病

【湿疹】

湿疹是一种特殊类型的变态反应性皮肤疾病，临床表现为集簇性的丘疱疹，且皮损处糜烂流水。古代称之为"浸淫疮"。这种病很常见，发病率约占皮肤科各类疾病的10%。湿疹可以发生在身体的任何部位，但在头面、耳郭、乳房、会阴、四肢的屈侧更为常见。湿疹一般分为急性、慢性、亚急性三种。急性湿疹经过治疗，一般在1～2周后可以痊愈，若治疗不当，就转为亚急性或慢性，也有些一开始就是慢性的。

急性湿疹发病突然，皮损形态多样，有弥漫性的红斑、集簇的丘疹或丘疱疹、水疱、脓疱、渗水、糜烂、结痂等，边界不清，范围有大有小，分布有一定的对称性，瘙痒剧烈，反复发作。慢性湿疹的皮肤损害比较局限，病情发展缓慢，皮损处皮肤肥厚，有时有皲裂及色素沉着，边界清楚。亚急性湿疹介于急性湿疹和慢性湿疹之间。

患了湿疹，对患病部位要加以保护，不要搔抓，忌用肥皂洗、热水烫。忌食葱、韭菜、茴香、无鳞鱼、羊肉、鸡蛋、螃蟹等发物。要注意寻找各种可能引起湿疹的原因，分析食物、药物、用具以及接触的动植物、化学品中可能的导致过敏的物质，并加以清除。还要避免精神过度紧张。

食疗、药疗 偏方验方名方

双汁饮

冬瓜、西瓜各500克。冬瓜去皮、瓤，切条，以水3碗煮至1碗，去渣待凉。再将西瓜去皮、子，将瓜肉包裹绞汁，加入冬瓜汁内冷饮之。每日1剂，连服1周。本方清热除湿，适用于湿疹。

◆西瓜

木棉花饮

木棉花50克，白糖适量。木棉花加清水2碗半，加白糖，煎至1碗，去渣饮用。木棉花具有利湿、解毒的功效。适用于湿疹。

甘蔗粥

甘蔗500克，大米50克。甘蔗洗净，切成小段。与大米入锅同煮，熬至粥成。嚼服甘蔗，吸汁弃渣，喝粥。每日2次。适用于湿疹。

鲤鱼赤豆汤

鲤鱼1条（约500克），红小豆30克，调料适量。先将红小豆煮

20分钟，再加入洗净的鲤鱼同煮。待鱼熟豆烂后，加入调料即可。本方健脾除湿，滋阴润燥，适用于湿疹。

陈皮蒸鲫鱼

鲫鱼1条（约300克），陈皮、生姜各10克，调料、清汤适量。鲫鱼去肠杂，收拾干净；陈皮、生姜切丝，放入鲫鱼肚内，加调料、清汤，同蒸至熟烂即可。本方健脾除湿，适用于湿疹。

冬瓜莲子羹

冬瓜300克（去皮、瓤），莲子200克（去皮、心），调料适量。先将莲子泡软，与冬瓜同煮成羹。待熟后加调料。每日1剂，连服1周。本方清热利尿，适用于湿疹。本方可将莲子煮至八成熟时，再放入冬瓜熬煮，以免冬瓜太过熟烂而营养流失。但冬瓜一定要熟透，这样功效能更好发挥。

薏仁山药饼

小麦粉150克，薏苡仁粉、山药粉各100克，发酵粉适量。将前3者调匀，加入发酵粉后，加水调匀，烙饼，每张饼重50～60克。每日2个，连服5日。本方健脾除湿、清热利尿，适用于湿疹。

绿豆鱼腥草汤

绿豆30克，海带20克，鱼腥草15克，白糖适量。将海带洗净切丝，鱼腥草洗净，同绿豆一起煮熟，加白糖。喝汤，吃海带和绿豆，每日1剂，连服6～7日。本方可清热、除湿、止痒，适用于急性湿疹，症见皮损潮红，瘙痒剧烈，伴胸闷纳差。

马齿苋汁

鲜马齿苋250～500克。洗净切碎，煎汤服食。每日1剂，连服5～7剂。本方适用于急性湿疹。

地龙荸荠酒

地龙5条，荸荠20克，黄酒适量。将地龙洗净，与荸荠同绞取汁，加适量黄酒同煎数沸，候温，去渣顿服。本方清热利湿，适用于急性湿疹。

桑葚百合枣果汤

桑葚30克，百合30克，红枣10颗，青果9克。以上药材用水煎服，每日1剂，连服10～15剂。本方养血祛风，适用于慢性湿疹。

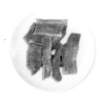

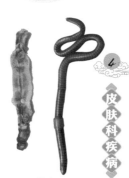

◆地龙

皮肤科疾病

137

松叶酒

松叶500克，白酒1500毫升。松叶切细，以酒1500毫升煮至500毫升。本品可养血祛风，适用于血虚风燥型湿疹。

三仁饼

小麦粉200克，核桃仁15克（研碎），花生仁20克（去皮、研碎），茯苓粉100克，发酵粉适量。先将小麦粉、茯苓粉和匀，加水调成糊状。再入发酵粉，拌匀后将核桃仁、花生仁撒于面团内，制成饼蒸熟。本方养血润燥、滋阴除湿，适用于血燥型湿疹。

蜜酒

蜂蜜120克，糯米饭120克，干曲150克，开水1.5升。将蜂蜜同糯米饭、干曲、开水一同装入瓶内，封7日成酒，去渣即可饮用。每次食前温服1盅，每日3次。本方健脾除湿，适用于脾虚湿盛型湿疹。

茅根薏仁粥

薏苡仁300克，鲜白茅根30克。先煮白茅根，20分钟后，过滤去渣，留取汁液，然后放入薏苡仁煮成粥。本方清热凉血、除湿利尿，适用于湿疹湿热蕴结型皮损潮红，丘疹水疱广泛，尿赤。

牡蛎烧慈菇

牡蛎肉100克（切片），鲜慈菇200克（切片），调料适量。将牡蛎肉煸炒至半熟，加入鲜慈菇后同煸，纳调料，加清汤，大火烧开，小火焖透，烧至汤汁稠浓即可。佐餐食用。本品清热凉血，除湿解毒，适用于湿热型湿疹。

玉米须莲子羹

莲子50克，玉米须10克，冰糖15克。先将莲子去心，玉米须煮20分钟后捞出，纳入莲子、冰糖后，微火炖成羹即可。本方清热除湿健脾，适用于皮损色暗、滋水浸淫之湿疹。

山药茯苓糕

生山药200克（去皮），茯苓100克，红枣100克，蜂蜜30克。山药蒸熟，捣烂；红枣煮熟，去皮核留肉；茯苓研细粉，与枣肉、山药拌匀，上锅同蒸成糕，熟后淋上蜂蜜即可。适用于皮损色暗，水疱不多但滋水浸淫之湿疹。

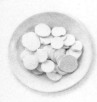

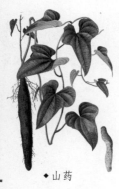

◆山药

🌿 土豆汁

鲜土豆1000克。将鲜土豆洗净榨汁，饭前服2汤匙。本方健脾和胃，适用于湿阻型皮肤湿疹。

🌿 特效理疗 偏方验方名方 ························◆

🍁 黄连蛋清外敷法

黄连12克，鸡蛋清适量。黄连研细末，调入鸡蛋清，搅拌均匀，敷患处。可清热利湿，适用于急性湿疹，症见红斑水疱、瘙痒难忍等。

🍁 明矾茶浸泡法

茶叶、明矾各60克。将茶叶、明矾入500毫升水中浸泡30分钟，然后煎煮30分钟即可。外用，每次用此茶水浸泡患处10分钟，不用布擦，使其自然干燥。本方清热利湿，适用于急性湿疹，痒痛兼作，伴有口苦、尿短、便结等症。

🍁 绿豆香油膏涂抹法

绿豆粉、香油各适量。将绿豆粉炒至色黄，晾凉，用香油调匀涂患处，每日1次。本方健脾除湿，适用于脾虚湿盛引起的急性湿疹，症见皮损暗红不鲜，表面水疱渗液、面、足水肿等。

🍁 甘蔗皮汤外洗法

甘蔗皮、甘草各适量。将两者煎汤，用药液清洗患处，每日2次。本方适用于慢性湿疹。

🍁 苦参芒硝汤外洗法

苦参、芒硝、灵仙根各60克，黄柏、银花、薄荷、生大黄各30克，花椒15克。以上药材煎水外洗，每日2次，适用于湿疹。

🍁 野菊花熏洗法

野菊花全草250克，陈石灰粉适量。野菊花全草切碎置锅中，加水2000毫升，小火煎至800毫升，过滤，趁热熏洗患处15分钟后，立即用洁净的陈石灰粉扑之，每日2次。适用于湿疹。

🍁 胆汁黄柏敷贴法

猪胆汁、黄柏各适量。将以上药材晒干，研末，外敷患处。适用于湿疹，症见皮损潮红、水疱、糜烂等。

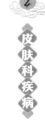

【疥疮】

　　疥疮是一种由疥虫引起的慢性接触性皮肤病,多发于皮肤细嫩、皱褶处,传染性极强。疥疮的发生,大多是因个人卫生不良,或接触疥疮之人而被传,也有的是因风、湿、热、虫郁于肌肤而引起。一般都是由手指发生,渐渐蔓延到全身,只有头面不易波及。内服可吃清热、凉血、散风、解毒的食物,外治也应同时实行。

　　疥疮患者注意事项:

　　1.注意个人与家人的身体卫生,以免疥虫蔓延。

　　2.疥疮传染力极强,患者的衣服要和家人衣服分开洗。

　　3.疥疮治好后,要将换洗衣服用热水消毒清洗,棉被也要晒晒太阳,以免再传染。

食疗、药疗 偏方验方名方

绿豆炖白鸽

　　幼白鸽1只,绿豆150克,调料适量。将白鸽去除内脏清洗干净后纳入绿豆,炖熟调味食用,每日1次。适用于干湿疥癣,发痒异常。

百部根浸酒方

　　百部根4～5寸,米酒适量。百部根火炙,切碎,加入适量米酒,浸5～7日即成。空腹饮之,每日2～3次,每次1杯。适用于疥癣。

苦参酒

　　苦参50克,白酒250毫升。苦参浸酒中5～7日,每饮25毫升,每日1次,空腹大口咽下。适用于疥疮。

龟板酒

　　炙龟板50克,白酒500毫升。龟板锉末,酒浸10～15日。每饮1～2杯,每日1～2次,酒尽可再添酒浸之。

　　本方具有补肾健骨之功,适用于疥癣死肌。

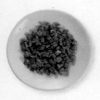

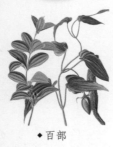

◆百部

特效理疗 偏方验方名方

鱼藤醋外洗法

　　鱼藤15克,食醋100毫升。鱼藤以水500毫升浸2小时后捣烂,洗出乳白色液体，边捶边洗，反复多次，用纱布过滤去渣，再加入食醋100毫升，装瓶备用。

洗澡后，在患部皮肤外擦鱼藤水，每日2～3次，连用3～4日为1个疗程。适用于干疥。糜烂渗液较多、脓液结痂较严重者禁用。

🍁 治疥油涂擦法

硫黄末50克，花椒末20克，桐油90克。先将桐油煎沸，再加硫黄末、花椒末入油内，再煎10分钟，待温储存于瓶中备用。

用时先将药油煎热，用鸡毛擦涂患处，待疮愈再更换内衣。用开水烫洗杀虫。每剂可用10人次。适用于疥疮。

🍁 花椒大蒜涂擦法

花椒、去皮大蒜各15克，熟猪油75克。以上3味药材混合均匀，制成油膏状，每日涂患处2次。适用于疥疮。

🍁 青蒿参矾外洗法

青蒿、苦参各30克，明矾20克。以上药材水煎2次，用第2次煎液洗擦身体后，再用棉签蘸第1次煎液擦疥疮局部，每日3～4次。适用于疥疮。

🍁 海带水外洗法

海带50～100克。先洗去海带上的盐和杂质，用温开水泡3小时，捞去海带，加温水洗浴。适用于疥疮。

🍁 蜈蚣外敷法

老黑醋2500毫升，五倍子粉600克，蜈蚣10条，蜂蜜300克，冰片5克。醋入沙锅加蜂蜜煮沸，入五倍子粉，搅匀，改小火熬成糊状，待冷加入蜈蚣、冰片（均研末），调匀备用，外敷患处，3～5日换药1次。适用于疥疮。

🍁 吴茱萸泥擦法

吴茱萸适量。将吴茱萸风干粉碎过筛，配成10%～15%的泥膏备用。用时洗净患部皮肤，擦以药膏。适用于疥疮。

🍁 红椒外涂法

鲜红椒10克，白酒（或75%酒精）100毫升。将鲜红椒洗净去子切碎，浸泡在白酒或酒精中，1周后取出涂擦患处。适用于疥疮。

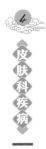

【脓疱疮】

脓疱疮是一种常见的急性化脓性皮肤病,俗称"黄水疮"。

脓疱疮具有接触传染和自体接种感染的特性,易在儿童中传播、流行。病原菌主要为凝固酶阳性的金黄色葡萄球菌或乙型溶血性链球菌单独或混合感染。

一般身体不发热,或仅有微热。局部微痒,约2周内痊愈。病况严重的患儿,脓疱迅速遍布全身,皮肤发红,随即大片表皮脱落,同时伴有全身症状,如拒食、发热、呕吐、腹胀、休克、黄疸,可在两三天内危及生命。

夏、秋季气温高、湿度大,皮肤浸渍等,都易使病菌侵入皮肤繁殖,是引发脓包疮的重要因素。

食疗、药疗 偏方验方名方

半边莲紫金汤

半边莲30克,紫花地丁20克,金银花10克,野菊花15克。所有药材洗净,放入锅中,加适量水,大火煎煮至熟,即可服用。本方清热解毒、凉血消肿,适用于热毒疮毒。

金银花甘草饮

金银花30克,甘草10克。以上药材用水煎服,每日2克,每日1剂。可清热解毒,适用于一切内外痈疮及痱子合并感染。

蒲苍地丁汤

蒲公英、紫花地丁各15克,苍术、黄柏各6克。以上药材用水煎服。每日1剂,日服3次。本方可清热解毒、燥湿敛疮,适用于脓疱疮。

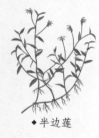

◆半边莲

特效理疗 偏方验方名方

花椒涂抹法

花椒末、米醋、白酒各适量。将3味药材搅匀后涂抹疮疡面,每日3次。适用于小儿黄水疮。

蚕茧白矾涂抹法

蚕茧30克,白矾15克。将蚕茧同白矾一起锤碎,以炭火烧白矾汁尽,取出研末,外涂抹患处,适用于脓疱疮、烫伤。

🍂 苦杏仁外敷法

苦杏仁60克，轻粉1克（轻粉有剧毒，请在医师指导下使用此方），香油适量。将苦杏仁去皮，捣碎如膏状，入轻粉、香油调糊。以淡盐水洗净污痂，外敷，每日1次。适用于脓疱疮、诸疮肿痛。忌搔抓患处。

🍂 黄连软膏外敷法

黄连3克。研末，加凡士林15克，混匀，外敷。本方可清热解毒，消肿止痛。适用于脓疱疮、水疱湿疮、单纯性疱疹、带状疱疹及皮肤烫烧伤。

🍂 葡萄藤外敷法

葡萄藤嫩枝2000克洗净，切碎，水煎将药汁浓缩为糊，待略温时加入枯矾（煅白矾）末50克及冰片末10克，搅匀。淡盐水清洗疮口后，外敷，每日2次。适用于脓包疮。

🍂 玉容膏外敷法

芙蓉叶适量。研末，凡士林加热熔化，按1∶4的比例调匀，外敷，每日2～3次。本方可清热凉血，适用于疮疖、丹毒、脓疱疮等。

🍂 硫灰煎

生石灰160克，硫黄250克。以上药材共研细末、过筛，加水1250毫升，小火煎2小时（加水不足时可再加水），最后煎至1000毫升，静置，取上清液，储存于瓶中备用，勿泄气。用时以棉球蘸药液涂敷患处。每日涂3～5次。可消炎、解毒、敛疮。适用于黄水疮。

🍂 蛇矾散

蛇床子、白矾、黄连、五倍子、白芷各等份。以上药材共研为极细末，过100目筛后，储存于瓶中备用。若见黄水疮糜烂者，直接用此散撒于疮面；结痂者用香油调和成软膏状，涂擦患处。每日换药1～2次。本方可清热燥湿、祛风止痒，适用于黄水疮。

🍂 败酱草汤

败酱草、杠板归各100克，白矾30克。上药加水1000毫升，煎至500毫升，冷却后洗患处，每日洗2～3次，每次洗前要将药液重新煮沸，每日1剂。本方可活血祛风、消炎敛疮，适用于黄水疮。

🍂 黄连粉

取黄连粉50克，用蛋黄油调和成糊状，涂擦患处，日涂3次。与蒲苍地丁汤内外并治，效果尤佳。

皮肤科疾病

143

【疔疮】

疔疮发病迅速，初起如粟，坚硬根深，继则鲜红发热，肿势渐增，疼痛剧烈，脓溃疔根出，则肿消痛止而愈。常见的疔疮有以下几种：

1.鱼脐疔：感染疫毒而发，又称疫疔，初起皮肤发痒，出现小红丘疹，后迅速增大，化脓，破溃，腐肉色黑或暗红，周围有灰绿色水疱，中间呈黑色凹陷，伴有发热，见于现代医学的皮肤炭疽。

2.眼疔：长于眼珠中白黑边缘上，由于眼珠与眼皮时常摩擦，眼睛往往疼痛且泪流不止，尤其是睡醒后，眼分泌物结满眼眶，要用手将眼皮拨开才能睁眼。

3.锁口疔：长于嘴角，初起时不痛不痒，只是肿胀，张口不便。

疔疮初起切不可挤压，以免感染，危及性命。疔疮忌食鸡、鸭、鱼、虾等食物。

食疗、药疗 偏方验方名方

核桃槐花饮

槐花（微炒）、核桃仁各60克，白酒100毫升。以上3味药加水适量煎服，每日2次。适用于疔疮肿毒及一切痈疽发背。

荔枝海带饮

海带15克，荔枝干果5枚，黄酒适量。将以上3味药加水适量煎服，每日1剂。适用于疔毒。

苦瓜叶酒

苦瓜叶、黄酒各适量。苦瓜叶晒干研末黄酒送服，每次10克。适用于疔毒痛不可忍。

菊花甘草茶

金银花、板蓝根各30克，菊花、连翘各12克，甘草、槐花各6克，黄芪、赤芍、紫花地丁各9克。以上药材用水煎服，每日1次。本方可清热、凉血、解毒，适用于疔疮。

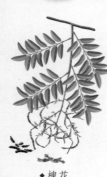

◆槐花

冬菊酒

小朵菊花（又名冬菊，叶、根亦可），白酒适量。酒入沙锅，煮菊花，饮用。适用于一切恶疔初起。

南瓜蒂散

南瓜蒂、黄酒各适量。南瓜蒂焙焦存性，研末，每次2.5克，以黄酒冲服，每日2次。适用于疔疮、疖肿。

瓜皮绿豆汤

取冬瓜皮、西瓜皮、黄瓜皮、绿豆各100克，加水煎1000毫升。分3次服，适用于疔疮初起或红肿疼痛。

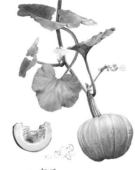

◆ 南瓜

特效理疗 偏方验方名方

大蒜敷贴法

独头蒜2头，香油适量。独头蒜磨碎，以香油搅匀，厚厚地贴在患处，干了再贴，治愈为度。适用于蛇头疔。

黄朴外擦法

雄黄、芒硝（又名朴硝）各等份，猪胆、香油各适量。雄黄、芒硝共研末，调猪胆、香油擦于患部。适用于蛇头疔。

洋葱雄黄敷法

洋葱60克，雄黄30克。将以上药材捣烂敷患处。适用于蛇头疔。

半边莲外敷法

半边莲根、白酒各适量。半边莲根洗净，捣烂如泥，入酒和匀再捣，敷患处，每日2～3次，连用3～5日。适用于蛇头疔。

荞麦面揉搓法

荞麦面500克。将面揉好，患者脱掉上衣坐好，以揉好的面在其前胸后背用力揉搓，面上掺有丝状的细线毛，细长如羊毛，这便是羊毛疔。此时再换一块荞麦面继续揉搓，约揉过10块后，安睡，一觉而愈。适用于羊毛疔。

葱白猪胆外敷法

葱白、猪胆（风干）各适量。将葱白、猪胆共同捣烂如膏状，敷于患处，覆盖纱布，用胶布固定，每日换药1次。适用于疔疮。

葱蜜敷贴法

葱、蜜、醋各适量。刺破疔疮挤去败血，葱、蜜共捣，敷于患处，2小时后用微温醋汤洗去。适用于疔疮恶肿。颜面部疔疮禁用此法。

🍀 芋艿外敷法

生芋艿头、盐各适量。将生芋艿头加盐适量，捣烂敷于患处，每日2次。适用于蛇头疔。如有皮肤过敏者，以生姜捣汁，轻轻擦拭可解。

🍀 菊叶敷贴法

菊花叶、黑糖各适量。菊花叶与等量黑糖同捣成泥状，贴于患部，至多3～5次。适用于膝盖毒疔。

🍀 祛疔法

蜂巢1小片，乳香、没药、白芷、三黄（黄芩、黄柏、大黄）各3克。蜂巢烧灰存性，将其余几味药物研末，将诸药混匀，调成药末调擦患处。每日2次。适用于膝盖毒疔。

🍀 葱韭丝瓜外敷法

连须葱白、丝瓜叶、韭菜各适量。以上3味药洗净共捣烂，以酒调和，病在左手贴左腋下，在右手贴右腋下，在左足贴左胯，在右足贴右胯，盖以纱布，胶布固定。适用于鱼脐疔初起。

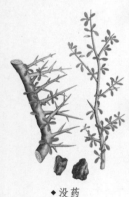

◆没药

🍀 蒜醋膏外敷法

新鲜大蒜、醋各适量。将蒜捣成糊状，包入消毒纱布中拧汁，和等量醋放入锅内，用小火熬成膏状，敷患处。每日1次。本方一般在疔疮未化脓时效果较佳，但也适用于已化脓的疔疮。轻者3天，重者7天左右为1个疗程。

🍀 葱蜜蒲公英外敷法

蒲公英、蜂蜜、葱白各30克。将蒲公英、葱白洗净，共捣成泥状，加入蜂蜜调匀成膏。用时将其摊于纱布上，外敷患处以胶布固定，每日换药1次，连敷数日。适用于疔疮。

🍀 艾灸方

生姜1块，石雄末、艾绒、枣肉适量。生姜切片，中心挖一圆孔，敷于肿处，以石雄末和艾绒捻成艾炷，置姜孔处灸49壮，再取枣肉敷之。适用于疔疮初起。若已成脓，用剪刀（消毒）剪去脓尖，再用此方。颜面部勿用。

【痈疽】

痈是指多个相邻的毛囊及皮脂腺的化脓性感染，有时由一个疖或多个疖发展而成，常发生于较粗厚的皮肤处，如颈后部、腰背部等。临床表现为局部炎症发展迅速，中央坏死、溃烂或出现多个脓头，周围红肿范围较大，无明显界线，局部呈大片酱红色，高出体表，坚硬，有时可大于手掌，形成很多脓栓，久久不能脱落，病变中心凹陷，有带脓血的分泌物，伴有发热、恶寒、头痛等全身症状。

食疗、药疗 偏方验方名方

蒲公英银花粥

蒲公英50克（或鲜品全草80克），金银花、大米各100克。将蒲公英洗净切碎，同金银花煎取药汁，去渣，入大米同煎成稀粥。每日分2次温服，3～5日为1个疗程。本品具有清热解毒的功效，适用于痈疽初起伴恶寒发热、头痛、饮食减少。

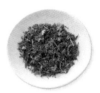

绿豆糯米粥

绿豆、糯米各50克。先将绿豆煮烂，再放入糯米以大火煮成稀粥，食用时可加入糖调味，早、晚餐服食。每日1次，连服数日。本方具有培补气血之功效，适用于痈疽收口期。

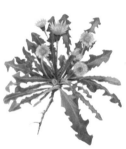

忍冬酒

忍冬草嫩苗1把，甘草24克，白酒1500毫升。将忍冬草嫩苗与甘草同研，入酒煎煮去滓，温服，再以滓敷肿毒上。本方有清热解毒之功，可缓解痈疽肿毒，适用于痈疽初起。

◆蒲公英

二草茶

绿茶3克，甘草10克，白花蛇舌草100克（鲜品250克），白酒适量。先将甘草、白花蛇舌草加水浸过，加酒，小火煎至100毫升，捞出渣后，加入绿茶。分4次服，日服1剂。本品具有清热解毒，活血祛瘀的功效，适用于痈疽初起。

槐花酒

槐花120克，黄酒500毫升。将槐花微炒黄，趁热入酒，煎10余沸，去渣。取汁热服。适用于痈疽初起。

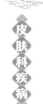

4

皮肤科疾病

鸡丝面

肥鸡1只，面条100克（亦可用龙须面），调料适量。先用水把鸡炖熟，再用鸡汤煮面条，放入姜、葱等调料，另切鸡肉丝放入面中食之。本方可培补气血。适用于痈疮收口期。

金银花酒

金银花50克，甘草10克，白酒适量。将金银花、甘草用水2碗，煎取半碗，再入酒半碗，略煎。分3份，早、中、晚各服1份，重者一日2剂。本方可清热解毒，适用于痈疮溃脓初期。

三豆排脓粥

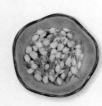

红小豆20克，绿豆、黑豆各10克，甘草5克。以上药材共放沙锅内，加水煎煮。待豆烂熟后，吃豆喝汤。清热解毒，排毒消肿。适用于痈疮溃脓伴有头痛、心烦口渴、便秘者。

银花茶

茶叶2克，干金银花1克。上2味药用沸水冲泡6分钟后饮用。饭后饮1杯。此方排毒消肿。适用于脓熟破溃，伴头痛、心烦口渴、便秘等症。

三花绿茶方

玫瑰花、陈皮各6克，茉莉、甘草各3克，金银花、绿茶各9克。将以上6味药材放茶杯内，加沸水盖盖浸泡10～20分钟后，洗涤患处，每日分3～5次。适用于痈疮等各种皮肤感染。

萝卜盐水茶

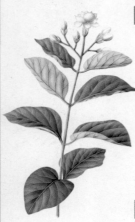

◆茉莉花

白萝卜100克，茶叶5克，盐适量。白萝卜洗净切片，加盐煮烂，掺入茶中，每日服2次。适用于痈疮、疖肿等。

特效理疗 偏方验方名方

鲜百合敷贴法

鲜百合、食盐各适量。鲜百合洗净，加食盐适量，捣烂如糊状，敷于患处，每日更换2次，至痈疮消退为止。适用于痈疮未溃者。

干姜米醋外敷法

干姜、米醋各适量。将干姜炒紫，研为细末，用米醋调如泥状，敷于四周，药干则换。适用于外痈初起。

🍁 红花蛋清膏外敷法

红花10克，鸡蛋1个。红花研末，用蛋清调成膏。外敷患处，每日2次。本法清热解毒，活血祛瘀，适用于痈疮初起。

🍁 葱蜜外敷法

生葱、蜂蜜各适量。以上药材捣烂如泥状，外敷患处，用敷料或绷带固定，每日1次，10日为1个疗程。本方清热解毒、活血祛瘀，适用于痈疮初起，症见局部红肿热痛，伴有恶寒发热、头痛、饮食减少等。

🍁 猪脂敷贴法

猪脂（又称猪板油）1块。猪脂投入冷水中，约3小时后去膜，切片敷患处，热则换。适用于痈疮，一般数日后即可消除。

🍁 醋糊敷贴法

葱白、米粉、米醋各适量。将前2味药炒黑，研为细末，以醋调如糊状。敷于患处，盖以纱布，胶布固定，每日换4次。适用于外痈肿硬无头、不变色者。

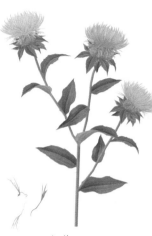

◆红花

🍁 排脓茶油末涂抹法

蛇蜕9克，百草霜3克。以上药材共研细末，入茶油和匀，涂患处，每日3～5次，连涂3～5日。本方可清热、解毒、消肿，适用于痈疮溃脓期。

🍁 蒜油敷贴法

独头蒜3～4头，香油适量。独头蒜捣烂，入香油和匀，厚贴肿处，干则换之。适用于痈疮及一切肿毒。

🍁 生地乌梅末

生地黄10克，乌梅肉12克。将上述药材焙干研末，撒于疮口上，每日2～3次，连用3～5日。本方有培补气血之功效，适用于痈疮收口期。

🍁 地骨皮涂抹法

地骨皮、香油各适量。地骨皮晒干，炒焦，研细，以香油调涂患部。适用于痈疮，涂抹数天后即可痊愈。

🍁 葱头糯米膏外敷法

连须葱头、糯米饭各适量。将2味药材共捣如膏状，敷于患处，盖以纱布，胶布固定，每日换药1次。适用于牛头痈（指生于膝上的痈疮）。

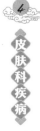
皮肤科疾病

【丹毒】

丹毒是皮肤及其网状淋巴管的急性炎症。丹毒虽以"毒"命名，却并不是病毒感染引起的，而是由乙型溶血性链球菌引起的皮肤黏膜网状淋巴管炎，又称急性淋巴管炎。因患处皮肤红赤，如丹涂脂染，故名丹毒。

丹毒好发于面部和下肢，发于头面的中医称其为"抱头火丹"或"大头瘟"，生于小腿的叫"流火"，游行于全身的则多发于婴儿，是由胎火所致，称为"赤游丹毒"。

丹毒起病急，初起时呈片状红晕，患处肿痛，以后游走蔓延，红肿向四周扩大，疼痛加剧，红晕之上出现黄水泡，溃破流水，痒痛并作，同时伴寒战、高热、头痛、骨节痛等全身症状。

食疗、药疗 偏方验方名方

丝瓜粥

嫩丝瓜1条，大米50克，白糖适量。如常法煮米做粥，半熟时放入洗净切成粗段的丝瓜，待粥熟去丝瓜，加糖，顿服。本方可清热解毒，适用于抱头火丹。

马齿苋茶

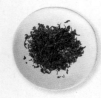

鲜马齿苋30克（干品20克）。将鲜马齿苋洗净，加水适量，煎汤代茶饮。适用于抱头火丹。

蒲公英茶

鲜蒲公英30克（干品20克）。蒲公英洗净，加水适量，煎汤代茶饮。本方可清血热，祛风毒，适用于抱头火丹，伴恶寒发热、头痛、口渴咽干者。

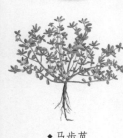

◆马齿苋

荔枝海带酒

海带15克，荔枝干果5枚，黄酒适量。前2味药以黄酒和水适量煎服。本方可清热利湿，适用于小腿丹毒发作初期。

苓菊汤

野菊花、土茯苓各30克，紫草15克。将3味药用水煎服。每日1剂，日服3次。一般服药3～6剂即获痊愈。本方可清热利湿、凉血解毒。适用于丹毒。

姜蜜外敷法

干姜、蜂蜜各适量。干姜研为细末，蜜调如泥敷患处，盖以纱布，每日换药1次。适用于丹毒。

槐花茶调散外敷法

绿豆粉、槐花各等份，细茶30克。将绿豆粉与槐花同炒，如象牙色为度，研末备用；另将细茶加水适量，煎汤汁1碗，放一夜，备用。每次以槐花与绿豆粉末9克，用隔夜茶汁调敷患处，每日1次。适用于小腿丹毒，症见头痛骨痛、小腿肿痛、皮肤发亮等。

芙蓉膏外敷法

干木芙蓉花或叶、凡士林各适量。木芙蓉花研极细末，过120目筛，在粉中加入凡士林，按1∶4比例配方，调匀储存于瓶中备用。用此方涂敷患处，涂敷面宜超过患处边缘1～2厘米，每日涂敷3～4次。适用于丹毒。

油菜方外敷法

油菜适量。将油菜捣烂，用洁净纱布绞汁1小杯（约30毫升）。饮用，每日3次。连服3～5。并用油菜叶捣烂敷患处。每日更换2次，连敷4～5日。本方具有清热解毒之功，适用于头面部丹毒。

乌龙膏外敷法

陈小麦（愈久愈好）、米醋各适量。陈小麦研粉，炒至黄黑色，冷后研末，以陈米醋调成糊，熬如黑漆，涂敷在患处。本方可清血热、祛风毒，适用于抱头火丹。

豆腐樟脑外敷法

豆腐250克，樟脑末3克。豆腐与樟脑末调成糊状，涂敷在患处，豆腐变干时更换，每日5～6次。适用于下肢丹毒。

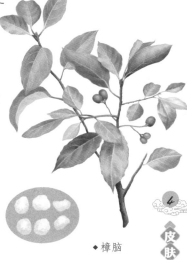

◆樟脑

赤豆蛋清外敷法

红小豆30克，鸡蛋2个（取蛋清）。红小豆研细末，以鸡蛋清调和如糊状，涂敷患处，以愈为度。本方可清热利湿，常在小腿丹毒初起时使用，症见恶寒发热、小腿或足部红肿热痛等。

4

皮肤科疾病

【冻疮】

冻疮是冬季极为常见的皮肤病，由于冬季气候寒冷，外露皮肤长时间受到寒冷刺激，皮下小动脉发生痉挛收缩，血液瘀滞，使局部组织缺氧，组织细胞损害所致。此外，还与患者体质较差不耐寒冷及少动久坐、过度劳累等因素有关。冻疮好发于手、脚、耳郭等部位，一般只有红、肿、痛等症状，个别严重者可能起水疱，甚至出现局部坏死。预防冻疮的办法是：在室外锻炼或劳动时，要注意做好身体保暖工作，可在皮肤上涂些油脂，以减少皮肤的散热。适当增加手脚的活动，以促进血液循环。平时若能做到用冷水洗手、洗脚和洗脸，就能增强身体的抗寒能力，不易患冻疮。

特效理疗 偏方验方名方

蒜椒猪油膏外敷法

大蒜、花椒各15克，猪油70克。将大蒜去皮捣烂，花椒研末，放入炼好的猪油中搅匀，制成膏剂，敷于受冻未破处，每日1次，用纱布包好。本方可防治冻疮。

当归红花酊涂擦法

当归、红花、王不留行各50克，干姜、桂枝、干辣椒各30克，细辛、冰片、樟脑各10克，95%酒精750毫升。前9味药材浸泡于酒精中，1周后以纱布过滤，储存于瓶中备用。使用前将局部洗净拭干，用药棉蘸药液涂擦患处，每日3~5次。适用于冻疮初起未溃破。

辣椒酒涂擦法

辣椒6克，白酒30毫升。辣椒在酒中浸10日，去渣，频擦患处，每日3~5次。适用于冻疮初起，局部红肿发痒。

橘皮生姜外洗法

鲜橘皮3~4个，生姜30克。以上药材加水约2000毫升，煎煮30分钟，连渣取出，待温度能耐受时浸泡并用药渣敷患处，每晚1次，每次30分钟。如果冻疮发生在耳轮或鼻尖时，可用毛巾浸药热敷患处。适用于冻疮。

茄芫液涂擦法

干茄子梗茎100克（切碎），芫花、当归、川椒、生姜各15克，

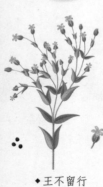

◆ 王不留行

冰片5克，75%酒精1000毫升。前6味药材置于酒精中浸泡1周，用纱布过滤，留取药液存储在瓶中备用。使用前将患部洗净拭干，用药棉蘸药液涂擦局部（未溃烂者），每日4～5次。适用于冻疮。

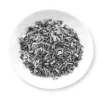

茄梗辣椒梗外洗法

茄梗、辣椒梗、荆芥各60～80克。以上药材加水2000～3000毫升，煮沸后趁热洗患处，每日1次。适用于冻疮。

凡士林蜂蜜外敷法

熟蜂蜜、凡士林等量。将蜂蜜、凡士林调和成软膏，涂于无菌纱布上，敷于疮面，每次敷2～3层。

在敷前凡士林蜂蜜时，要将疮面清洗干净，敷药后用纱布包扎固定。适用于冻疮。

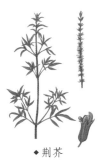

◆荆芥

河蚌散

河蚌壳适量。将河蚌壳煅后研末，敷患处，每日1次。适用于冻疮溃烂。

生姜涂擦法

生姜1块。生姜在热炭中煨热，切开擦患处。适用于冻疮未溃者。

云南白药外敷法

云南白药、白酒各适量。将云南白药和白酒调成糊状外敷于冻伤部位。破溃者可用云南白药干粉直接外敷，消毒纱布包扎。适用于冻疮。

山楂细辛膏外敷法

山楂适量，细辛2克。取成熟的山楂若干枚（据冻疮面积大小而定），用炭火烧焦存性捣如泥状；细辛研细末，和于山楂泥中。上药摊布于敷料上，贴于患处，每日换药1次。适用于冻疮。

丁香酒热敷法

丁香15克，白酒150毫升。丁香用酒煎，热敷患处，每日早、晚各1次。适用于冻疮久治不愈者。

紫草根涂抹法

紫草根15克，橄榄油90克。紫草根切薄片，将橄榄油加热至沸，再将紫草根片投入油内，随即离火，趁热过滤去渣，将滤油装入瓶内，冷却后即可。外用，涂于患部，每日1～3次。适用于冻疮。

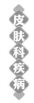

【疖】

　　疖是化脓性细菌侵入毛囊及周围组织引起的急性化脓性炎症。单个损害称为疖，是疼痛的半球形红色结节，过一段时间，中央化脓坏死，终于溃破或吸收，多发而反复发作者称疖病。好发于头、面、颈、臀等部位，夏秋季最为多见。夏日炎热多生痱子，或局部化脓小肿点者为热疖。疖皆因热毒蕴结，或外受暑热之邪而发。

食疗、药疗 偏方验方名方

败酱草膏

　　败酱草500克。败酱草煎煮3小时后过滤，再煎煮浓缩成膏，加蜂蜜等量。口服，每次6克，每日2次。败酱草清热解毒、除湿消肿，适用于毛囊炎、疖等化脓性皮肤病、肛门疾病。

红糖绿豆沙

　　绿豆50克，红糖适量。将绿豆煮烂，碾碎如泥，以小火煮至无汤，加红糖调味，即可食之。红糖性温、味甘，归脾经，具有益气补血、健脾暖胃、缓中止痛、活血化瘀的作用。本方可清暑解毒、健脾益气，适用于小儿暑热生疮疖。

金银花甘草饮

　　金银花30克，生甘草10克，绿豆25克。所有药材用水煎2次，去渣混合药液，当茶饮，每日1剂，连服3～5日。或金银花（鲜品连茎叶）捣汁，煎煮3～5分钟，分2次内服。适用于一切肿毒。金银花味甘、性寒，清热而不伤胃，芳香透达又可祛邪，既能宣散风热，又善清解血毒。

蒲公英汤

　　蒲公英30克，僵蚕10克。以上药材用水煎服，每日1剂，日服3次。本方可清热解毒、祛风散结，适用于多发性疖肿。

特效理疗 偏方验方名方

米醋调乳没外敷法

　　乳香末、没药末各6克，米醋250毫升。将米醋煮沸，与乳香末、没药末搅匀，随搅随下淀粉，成糊状后倒在牛皮纸上涂抹，厚度约1厘

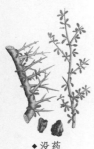

◆没药

米。温热敷。本方消瘀解毒，适用于疖、痈、蜂窝织炎等外科炎症。

🍁 红叶外敷法

落霜红叶晒干研末，以2：3比例与凡士林拌匀。外敷患处，每日2次，至痊愈。本方清热解毒、消肿散瘀，适用于蜂窝织炎、疖肿。

🍁 局部治疗外耳疗肿

取黄连、黄柏、苦参、大黄各10克，麻油250毫升。以上药材同入锅内，置火上煎炸至黄褐色时，候凉备用。浸透小纱条置外耳道内，每日换药1次。本方有清热解毒、消肿止痛的功效。

🍁 涂牙膏

用温水洗净周围皮肤，再涂牙膏，可消肿止痛，适用于小疖子。

🍁 口水

在早晨醒来，不等下床就用指腹抹口水，涂在疖子上即可。

🍁 苦瓜泥

苦瓜3～5条。将苦瓜洗净，连叶茎和瓜瓤一起捣烂成泥状，外敷在疖子上，每日2次，连续敷数日。适用于热疖。

🍁 葱汁

用新鲜葱汁涂抹患处。适用于疖子。

🍁 麝香止痛膏

首先用碘酒或酒精消毒局部皮肤，取药膏（在药膏中央剪1个小孔），贴于患处，每日1次，直至痊愈。本方对初患者效果更佳。适用于疖肿。

🍁 葱蜜膏

大葱、蜂蜜各100克。将大葱和蜂蜜捣细成软膏，放在瓶中备用。每次取此药膏20～30克敷于患处，外包消毒纱布。每日或隔日换药一次。本方可清热解毒、拔脓生肌，适用于颈项部疖肿。

🍁 藤黄液

藤黄10克，马钱子、冰片各6克，新鲜猪胆汁100克。将马钱子用沙拌炒软，去毛，研成粉末。然后将藤黄、冰片分别研成粉末。将3药粉与猪胆汁调和均匀备用。使用时，用棉签或小毛刷蘸药液涂在疖肿上，每日涂2～3次。涂后需保留24小时以上。本方可清热解毒、消毒止痛，适用于多发性疖肿。

【癣】

癣是霉菌引起的传染性皮肤病,多由股癣蔓延至肛门、会阴、臀部所致。夏季多发,冬季少见。中医学记载的阴癣、圆癣、疬疡风、紫白癜风等类似于本病。

癣虽然算不上大病,但由于瘙痒难忍,影响学习和工作,而且让周围的人产生不适的感觉。所以应当引起重视,加以预防。

特效理疗 偏方验方名方

苦参膏外敷法

苦参6克,凡士林24克。将苦参研末,与凡士林调匀。外敷局部。本方可祛湿、杀虫、止痒,适用于治银屑病静止期、股癣、皮肤瘙痒症、阴囊湿疹、阴痒。

韭菜泡脚法

将500克新鲜韭菜捣成泥状,放进脚盆,加入沸水(一般以淹没患处稍上一些为宜),再用与脚盆大小的盖子将脚盆盖紧,待水稍凉,将双脚浸泡在韭菜水中,30分钟左右即可。适用于脚癣,1~2次便可见效。

生姜泡酒法

生姜250克。生姜洗净,切成薄片,晒干,然后放入酒瓶内,用白酒浸泡并密封2~3日。再将泡好的白酒涂抹于患处,每日3次,适用于花斑癣,使用3~5天可好转。花斑癣俗称汗斑,表现为皮肤上出

减少或避免进食有刺激性的食物

癣的症状以痒为主,而辛、辣、腥、有刺激性的食物可诱发或加重这种痒感。刺激性食物为姜、蒜、葱、椒、醋、酒、咖啡、浓茶、咸肉等。植物蛋白质(如豆制品)一般妨碍不大,可以食用。另外,食盐有使水钠潴留和加剧炎症、瘙痒的作用,所以在饮食上口味以淡为宜。

现浅黄色或深褐色圆形斑，不痒也不痛，多见于颈、胸、背部。

🍂 枯矾松香涂抹法

枯矾60克，松香90克，猪板油25克。松香研末用猪板油包裹，松木点燃板油，熔化滴下冷却后，加入枯矾末调匀，涂患处。本方可清热解毒、燥湿，适用于头癣。禁食辛辣发物。

🍂 雄黄蛇床子外敷法

雄黄、蛇床子各等份。2味药共研细末，用猪油调匀。用药前先将局部清洗干净，外敷药膏。每日2次。适用于体癣。

🍁 未熟核桃擦洗法

绿核桃适量。核桃去皮，趁湿用力涂擦癣疮，每日3～5次。或将绿核桃剥下晒干，煎水擦洗患部。本方可去腐生肌，适用于各种癣。

🍂 鸦胆子仁外敷法

甲癣病俗称"灰指（趾）甲"，大多为手脚癣蔓延所致。因此，治疗甲癣首先要治疗手脚癣，否则难以根治。治疗甲癣可先用热水泡软病甲，然后用小刀将增厚的指（趾）甲刮薄，再涂10%冰醋酸，或30%醋酸，或5%碘酒，每日1～2次。亦可将指（趾）甲刮薄后放上1粒鸦胆子仁，挤压出油涂在指（趾）甲上，每日每指（趾）甲1粒。如果甲癣不太严重的话，一般是比较容易治愈的，但要坚持2～3个月。

🍂 松叶外敷法

松针30克，轻粉9克，樟脑10克。将松针焯黑，与其他2味药一同研末，患处湿者干撒，燥者用油调敷，如痒甚者，可用米醋调敷。每日2次。适用于治疗各种顽癣。

🍁 米醋泡花椒

伏天采摘鲜花椒，用纯米醋按1：3（100克花椒、300克米醋）浸泡装玻璃瓶内密封，浸泡10～15天。使用时，根据用量把泡醋倒在玻璃瓶内或瓷器皿中，用棉签蘸醋涂抹患处，每天早、中、晚各1次，一般10天左右即可痊愈。

🍁 木炭烧谷糠

谷糠适量。将谷糠放在干净的铁板上，放入一块烧红的木炭，使谷糠燃烧冒烟。一会儿铁板上就会有黄色的谷糠油析出，用棉签蘸谷糠油适量涂在患处，每日3次，注意治疗期间忌酒、鱼虾、辣椒。

【银屑病】

银屑病是一种常见的慢性皮肤病。通常表现为红色或棕红色斑丘疹或斑块，表面覆盖着银白色鳞屑，边界清楚，故又称"银屑病"。银屑病多发生于头皮、四肢。鳞屑刮去后可见透明薄膜，除掉此膜，有点状出血现象，并有不同程度的瘙痒。皮疹数目、大小不定。患者指（趾）甲会变厚，失去光泽，表面有点状小凹陷。发于头部者，毛发可呈束状，且不断脱落。

银屑病病程较长，反复发作，而且冬季重于夏季。但是，久病之后则无明显季节性。其病因与病毒或链球菌感染、创伤、遗传、代谢或免疫功能障碍、内分泌失调等因素有关，环境寒冷潮湿、季节变换、情绪变化亦可诱发本病。

食疗、药疗 偏方验方名方

玉竹百合粥

生石膏18克，玉竹、百合各15克，大米60克，盐适量。先将生石膏、玉竹加水3碗煎至2碗，去渣取汤再加百合、大米煮成粥，加盐调味服食，每日1剂，连服8～10剂。本方养血润肤、活血通络，适用于银屑病静止期，皮疹日久。

车前蚕沙粥

薏苡仁30克，车前子15克（布包），蚕沙9克（布包），白糖适量。把车前子与蚕沙加水5碗煎成3碗，再加入薏苡仁煮成稀粥，用白糖调服即可。每日1剂，连服8～10剂。本方清热凉血，适用于血热型银屑病。

◆蚕沙

蚕沙是蚕幼虫的粪便。收集后晒干，拣净杂质即成。生用具有祛风除湿、和胃化浊的功效，适用于银屑病等症。

蝮蛇酒

蝮蛇1条，人参15克，白酒1000毫升。将蛇置于净器中，用酒醉死，加入人参，经7日后取饮。不拘时频饮。适用于血燥型银屑病。

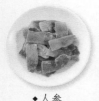

◆人参

土茯苓煎

土茯苓60克。土茯苓研粗末，包煎，每日1剂，分早、晚2次服，15日为1个疗程。本方具有清热利湿，解毒消炎的功效，适用于银屑病。

老茶树根方

老茶树根30~60克。茶树根切片，加水浓煎。每日2~3次，空腹服。本方清热凉血，适用于银屑病进行期。

特效理疗 偏方验方名方 ⬥

木鳖子蛋黄油外敷法

木鳖子5枚，蛋黄油适量，陈醋适量。首先将木鳖子去皮，兑入陈醋研磨成汁。用时洗净患处，先擦上蛋黄油，再敷木鳖子汁。本方清热凉血，适用于血热引发的银屑病。

葱蒜敷涂法

葱白7根，紫皮蒜（略焙）20克，蓖麻子仁15克，白糖15克，冰片1.5克。以上药材共捣如泥，涂患处，每日早、晚各1次。适用于银屑病。

鸡蛋黄去癣法

鸡蛋5个，硫黄、花椒各50克，香油适量。将鸡蛋去清留黄，硫黄、花椒混放鸡蛋内，焙干后同鸡蛋一同研末，加香油调成糊状，外贴患处。适用于银屑病。

大蒜韭菜泥外敷法

大蒜、韭菜各50克。将韭菜与去皮的大蒜共同捣烂如泥，放火上烘热，涂擦患处，每日1~2次，连用数日。本方具有清热、解毒、凉血之功效，适用于银屑病进行期。

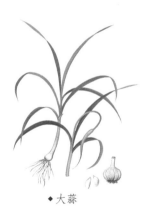
◆大蒜

荸荠醋泥外敷法

鲜荸荠10枚，陈醋75毫升。荸荠去皮，切片浸醋中，与醋一起放锅内小火煎10余分钟，待醋干后，将荸荠捣成泥状。取适量涂患处，再用纱布摩擦，当局部发红时，再敷药泥，贴以净纸，包扎好。每日1次，至愈为止。适用于银屑病。

醋蛋涂擦法

鸡蛋2个，米醋适量。将鸡蛋浸泡于米醋中7日，密封勿漏气。取出后用鸡蛋擦涂患处，1~3分钟后再涂1次。每日涂2~3次，不可间断，以愈为度。本方养血润肤、活血通络，适用于银屑病静止期，癣呈暗红色斑块、有明显浸润者。

【赘疣】

疣由人类乳头瘤病毒选择性感染皮肤或黏膜所引起的表皮良性赘生物。临床分为四型，即寻常疣、扁平疣、跖疣及尖锐湿疣。

寻常疣俗称刺瘊、千日疮。皮疹为黄豆大或更大的灰褐色、棕色或正常皮色的丘疹，表面粗糙，角化过度，坚硬，呈乳头状，好发于手背、手指、足缘等处。跖疣是发生于足底的寻常疣，足跟最为常见。初起为角质小丘疹，逐渐增至黄豆大或更大，因在足底压而形成角化性淡黄或褐黄色胼胝样斑块或扁平丘疹，表面粗糙不平，中央微凹，边缘绕稍高的角质环，疼痛明显。扁平疣是一种病毒性皮肤病，好发于青少年。皮疹为帽针头至黄豆大小扁平光滑丘疹，呈圆形或椭圆形，肤色正常或淡褐。皮疹数目较多，散在或密集分布。病程呈慢性经过，多数患者需1～2年或更久方自行消退，但可复发。尖锐湿疣是由人类乳头瘤病毒感染所致的生殖器、会阴、肛门等部位（少数发生在腋窝、乳房、口腔、耳朵、咽喉等部位）的表皮瘤样增生。尖锐湿疣常无自觉症状，易糜烂出血。有肝脏病变或女性患者妊娠期间，疣体迅速增大，皮损长期不愈。

食疗、药疗 偏方验方名方

鸡蛋浸醋方

鲜鸡蛋1个，陈醋70毫升。鸡蛋煮熟去壳，用竹筷刺若干小孔后切成4等份装入杯中，加入陈醋，拌匀加盖放置6小时。空腹连蛋带醋1次服尽，每周1次。适用于寻常疣。忌盐、酱油及碱性食物、药物。

黄豆芽汤

黄豆芽适量。黄豆芽入锅内，加水适量，煮熟即可，吃豆芽喝汤。适用于寻常疣。

青壳鸭蛋方

青壳鸭蛋7个，米醋适量。鸭蛋用醋浸5～7日后，蛋壳变软，每日煮食（生食更佳）1个，以愈为度。适用于扁平疣。

白果薏苡仁饮

白果（去壳）10枚，薏苡仁60克，白糖50克。薏苡仁、白果水煎至熟，加入白糖即成。温热服，日服1次。适用于扁平疣。

丝瓜叶擦搓法

鲜丝瓜叶数张。鲜丝瓜叶洗净后反复擦搓患处，以叶片搓烂、水汁渗出为度，每日2次，每次10分钟左右。适用于寻常疣。

雄黄散

雄黄（有毒，请在医师指导下选用）、鲜茄子各适量。茄子切片，雄黄研细末。患部用温水洗净，用消毒刀片将疣表面修平，用茄片蘸雄黄末擦2～3分钟，每日1次。适用于寻常疣。

天南星方

天南星（有毒，请在医师指导下选用）适量，醋适量。天南星研末，以醋调为膏，贴涂患处，每日1～2次。适用于寻常疣。

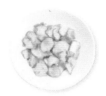

芝麻花搽剂

新鲜芝麻花适量。以芝麻花揉擦患处，每日3次，连用7～10日。如为干品，可用水浸泡30分钟后煎沸，冷却后以汁涂擦患处。适用于寻常疣。

鱼香草外擦法

鱼香草（土薄荷）、75%酒精各适量。先用酒精消毒疣体及周围皮肤，用消毒刀片将疣的表面削去一部分，后取适量鲜鱼香草搓绒擦疣体表面，每日3次。适用于寻常疣。鱼香草性凉、味辛，有散风热、消肿毒之功。

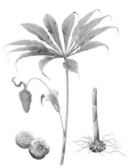

◆天南星

鲜半夏外擦法

鲜半夏（7～9月间采挖的最佳）适量。将疣局部用温水泡洗10～20分钟，用消毒刀片轻轻刮去表面角化层；再将鲜半夏洗净去皮，在疣表面涂擦1～2分钟，每日3～4次。适用于寻常疣。

蟾蜍汤外擦法

蟾蜍1只。将蟾蜍置开水中煮10分钟，去蟾蜍，用水洗疣，每日数次。每只蟾蜍煮沸液可洗2～3日。适用于寻常疣、扁平疣。

薏苡仁霜

薏苡仁100克，雪花膏适量。薏苡仁研末，用雪花膏调和，洗脸后用此霜涂擦患处，每日2次。适用于扁平疣。

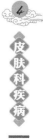

皮肤科疾病

【汗斑】

汗斑，又称紫白癜风、花斑癣，是一种慢性非炎性皮肤浅部真菌病，初起为大小不等紫黑或灰白色斑点，可扩大相互融合成片，表面光滑而有光泽，边缘清楚，搔之稍有细屑，有时微痒，皮肤损害以淡白色与褐色为主，好发于颈、胸、背与腰等多汗部位，常因自觉症状不明显而被忽视治疗。

由于汗斑夏发冬隐，因此在夏季到来之前就应进行预防：防止过度出汗；常洗澡、勤换衣；被单、毛巾与衣服等日用品应经常漂洗、消毒。

特效理疗 偏方验方名方

❀ 香黄百部酒外擦法

丁香、雄黄、百部各10克，白酒300毫升。前3味浸酒中1周后去渣，外擦患处。适用于汗斑。

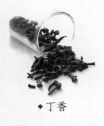

◆丁香

❀ 密陀僧苦瓜外擦法

苦瓜2条，密陀僧10克。将密陀僧研细末，去尽苦瓜的心、子。取密陀僧末灌入苦瓜内，放火上烧熟，切片，擦患处，每日1~2次。适用于汗斑。

❀ 山姜米醋外擦法

鲜山姜20克，米醋100毫升。将山姜捣碎，放入米醋内浸泡12小时，密封保存备用。先以肥皂水洗净患处，用棉签蘸药水涂患处，每日1次，连用3日。适用于汗斑。

❀ 紫皮蒜涂擦法

紫皮蒜2个。捣烂涂擦患处，以局部发热伴轻微刺痛为度。适用于汗斑。

❀ 生姜陀僧外擦法

老生姜1块，密陀僧1.5克。生姜挖空，入密陀僧，黄泥封固，火煅存性，取姜外擦患处。适用于汗斑。

❀ 酒泡生姜

生姜250克，将其洗净切成薄片，在日光下晒干。然后放入酒瓶内用白酒浸泡并密封2~3日。再将泡好的白酒涂抹于患处，每日3次勿间断。

【蛇咬、蜂蜇伤】

　　蛇咬伤是指被蛇牙咬后所造成的一个伤口。被无毒的蛇咬了以后，就像治疗一个针眼大小的伤口一样，而被毒蛇咬伤后果就很严重。

　　蜂蜇是指当蜜蜂感受到生命受到其他生物的威胁时，会执行蜇刺的动作，而在发动针刺的同时，蜜蜂会从蜂针注射一种液体，被针蜇的生物便会产生局部或全身反应。

食疗、药疗 偏方验方名方

雄黄五灵脂末

　　雄黄1份，五灵脂2份。两药材共研细末，每次用黄酒冲服6克（不善饮酒者可用茶调服）。适用于一般蛇咬伤。

马齿苋方

　　鲜马齿苋适量。将马齿苋在清水中充分洗净，不用沥干水分，将其捣烂，外敷，每日3次。本方可清热解毒，适用于各种虫蛇咬伤、蜈蚣所伤。全身症状严重者可内服。

特效理疗 偏方验方名方

了哥王根两面针涂抹法

　　干品了哥王根30克，干品两面针120克，干品虾辣眼根60～90克，干品酸藤根60克，30°米酒适量。将前4味药材洗净，切碎，置容器中，加入米酒，密封，浸泡7～10天后，过滤去渣即可。伤口局部进行消毒，切开排毒后，自内向伤口四周涂擦药酒，每日涂擦4～5次。本方具有清热解毒的功效，适用于毒蛇咬伤。

景天三七叶外敷法

　　鲜景天、三七叶各适量，捣烂，外敷患处。适用于黄蜂蜇伤。

野菊花煎剂外洗法

　　野菊花15克。野菊花水煎10分钟，外洗，也可把野菊花蒸熟热敷10分钟。适用于蚊虫叮咬。

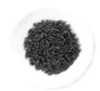
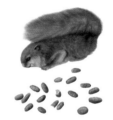

◆五灵脂

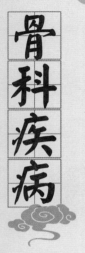

5

骨科疾病

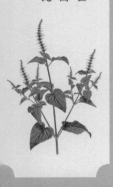

骨科疾病给很多人的生活带来巨大的困扰，此时不妨试试一些偏方验方，会给遭受骨科疾病困扰的朋友们带来一些惊喜。

【颈椎病】

颈椎病又称颈椎综合征，是颈椎骨关节炎、增生性颈椎炎、颈神经根综合征、颈椎间盘脱出症的总称，是一种以退行性病理改变为基础的疾病。主要由于颈椎长期劳损、骨质增生，或椎间盘脱出、韧带增厚，致使颈椎脊髓、神经根或椎动脉受压，出现一系列功能障碍的临床综合征。

食疗、药疗 偏方验方名方

山丹桃仁粥

山楂30克，丹参15克，桃仁（去皮）6克，大米50克。所有原料洗净，丹参先煎，去渣取汁，再放入山楂、桃仁及大米，加水适量，大火煮沸，小火熬成粥。山楂用水煮一下可以去掉一些酸味，如果还觉得酸，可以加适量白糖。

山楂具有活血化瘀、通络止痛的功效，有助于解除局部瘀血状态，对跌打损伤有辅助疗效。

壮骨汤

猪骨（最好是猪尾骨）200～300克，杜仲、枸杞子各12克，龙眼肉15克，牛膝10克，怀山药30克。所有原料洗净，猪骨斩碎，共入锅内，加水适量，大火煮沸，小火煎40～60分钟，加适量植物油、盐、葱、姜等配料，取汤服用。猪骨可健脾养胃、补中益气、强筋骨。适用于肝肾不足型颈椎病。

木瓜陈皮粥

木瓜、陈皮、丝瓜络、川贝母各10克，大米50克，冰糖适量。前5味原料洗净，木瓜、陈皮、丝瓜络先煎，去渣取汁，加川贝母、大米煮成粥，最后加冰糖。

木瓜可平肝舒筋、和胃化湿。适用于湿痹拘挛、腰膝关节酸重疼痛、吐泻转筋。本方对痰湿阻络型颈椎病有疗效。

伸颈运动法

双脚分开与肩同宽，两手臂放在身体两侧，指尖垂直向下（坐姿时两手掌放在两大腿上，掌心向下），眼睛平视前方，全身放松。抬头缓慢向上看天，要尽可能把头颈伸长到最大限度，并将胸腹一起向上伸（不能单纯做成抬头运动）。将伸长的颈慢慢向前向下运动，再缓慢向后向上缩颈。长期坚持可有效预防颈椎病。

旋转头部法

取坐姿上身挺直，双手自然放于膝盖上，先将颈部向左旋转90°，然后恢复到起始姿势，接着向右旋转90°，反复进行，可以预防颈椎功能障碍。

推头部法

双手交叉，双手掌放在脑后部，用力往前推头部，而头部则用力向后顶，持续4～5秒，放松1～2秒。如此反复进行30次，每天做2～3遍。

颈椎膏

葛根、黄芪、川芎各30克，丹参、威灵仙、白芷各15克，乌梢蛇10克。以上药材共研为极细末，混匀备用。每次取20克与适量土豆（连皮）共捣烂如泥状，外敷于颈部（压痛点），用纱布包扎。每日换药1次。7天为1个疗程。本方可益气活血、祛风通络，适用于颈椎病。

热敷散

伸筋草、透骨草、荆芥、防风、防己、附子、千年健、威灵仙、桂枝、路路通、秦艽、独活、羌活、麻黄、红花各30克。以上药材共研为粗末，装入长15厘米、宽10厘米的布袋中，每袋150克。将药袋加水煎煮20～30分钟，稍凉后将药袋置于患处热敷之，每次敷30分钟，每日1次，2个月为1个疗程。敷后用毛巾蘸药液外洗患处。本方可祛风除湿、温经散寒、活血通络，适用于颈椎病。

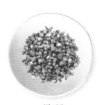

◆防风

保暖法

每晚睡觉时，用一条约70厘米长、7厘米宽的多层软布在脖颈围两三圈，早晨起来颈椎就会感觉舒服，活动自如；除夏天不裹以外，春、秋、冬均如此保暖，病情会逐渐好转，直至消失。治长年颈椎病。

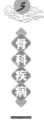

【肩周炎】

肩关节周围炎简称肩周炎，是肩关节周围肌肉、韧带、肌腱、滑囊、关节囊等软组织损伤、退变而引起的关节囊和关节周围软组织的一种慢性无菌性炎症。发病年龄大多在50岁以上，所以又称为"五十肩"，女性发病率略高于男性，且多见于体力劳动者。病程一般在1年以内，较长者可达1~2年。

食疗、药疗 偏方验方名方

莲党杞子粥

莲子60克，生党参40克，大米50克，枸杞子15克，冰糖适量。莲子用温水浸泡，剥去心，大米、生党参、枸杞子淘洗净，除冰糖外全部原料放锅中，加水适量，用大火烧沸，改小火煮熟，加入冰糖溶化即可服食。莲子味甘、性平，具有补脾止泻、益肾固精等功效。党参可补气、止痛、通经活络。此粥能够缓解肩周炎症状，减少疼痛，安神。

茄虾饼

茄子250克，虾皮50克，鸡蛋2个，面粉、植物油、黄酒、生姜、香油、盐、白糖、味精各适量。将茄子切丝，用盐腌渍15分钟后，挤去水分，加入黄酒浸泡的虾皮，并加姜丝、盐、白糖、香油和味精，拌和成馅料。面粉加蛋液、水调成面浆。锅中倒入植物油烧热，舀入一勺面浆，转锅摊成饼，中间放馅，再盖上半勺面浆，双面煎黄。经常食用，能够补钙，抗骨质疏松，预防肩周炎。

黄芪桂枝煎剂

黄芪15克，桂枝10克，白芍12克，生姜3片，红枣4个，细辛3克，制川乌（先煎）、制首乌各5克，止痉散粉1.5克。用时，除止痉散粉随饮片煎汤送服外，其余诸药加适量水煎，分2次服。黄芪能够增强机体免疫功能，桂枝具有解热、镇静、镇痛的功效，白芍扩张血管以解热、抑制神经系统而镇痛。本方有镇痛、改善肩部血液循环，增强免疫力的作用，适用于肩周炎。

特效理疗 偏方验方名方

冲淋保健法

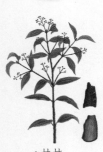

◆桂枝

洗浴时，取站姿或坐姿均可，闭上双眼，双手自然垂于身体两侧，让淋浴的水流冲淋于肩部位，双侧肩部交替冲淋，持续5分钟。冲淋的时候建议使用稍热的水，可以有效促进肩部的血液循环，以便起到更好的效果。

柚子香浴保健法

洗浴时，将一个柚子洗净切成小片放于浴缸中，柚子的香气可以使人彻底放松身心，促进血液循环，改善和缓解肩周部位的不适症状。

◆ 柚子

敷蟹泥

活螃蟹1个（小的2个），先将螃蟹在清水中泡半天，待其腹中泥排完，取出捣成肉泥后摊在粗布上（直径不超过8厘米），贴敷在肩胛最疼的区域，晚上贴第二天早上取掉，2～3次即可。适用于肩周炎。

辣椒灸

肩周炎亦称粘连性关节囊炎，俗称凝肩、冻结肩或露肩风。

将1只小辣椒放在蜡烛上点燃，趁火未灭，在患处轻压。时间不宜过长，以感灼痛为止。为防止灼伤皮肤，可将一张包装纸垫在痛患处。

6种运动治疗肩周炎

单臂上举：取坐姿，上身挺直，先将左手臂单臂上举，掌心向上，然后手臂做旋转运动，先顺时针旋转1分钟，再逆时针旋转1分钟，恢复原位。换右手臂进行。反复操作。

肘部拉肩：取坐姿，上身挺直，双手于身后相握，将双肘向左拉伸至极限，以拉动右肩肩关节，进行10次，再向右拉伸。反复操作。

双臂绕肩：取坐姿，上身挺直，双肘抬高与眉齐平并呈拱形，双手抱住对侧的肘关节围绕肩膀做环绕运动，以拉动肩关节，促进肩关节的活动，缓解肩周疼痛。

划船运动：取坐姿，上身挺直，双肘抬高与嘴部齐平，双臂外展，屈肘做划船运动，反复操作20次。经常做些小动作，可以预防和缓解肩周疾病。

水中捞月：取坐姿，上身挺直，右手自然放于膝盖上，左臂向左下方伸出，与地面成45°，旋转手臂，好似从水中向外捞月一般，持续1分钟。换右臂进行。反复操作。

梳头运动：取坐姿，上身挺直，先做左手梳右边头的动作，然后换右手梳左边头，双手交替进行，反复操作20次。

【骨质增生】

骨质增生又称为增生性骨关节炎、骨性关节炎、退变性关节病、老年性关节炎、肥大性关节炎，是由于构成关节的软骨、椎间盘、韧带等软组织变性、退化，关节边缘形成骨刺、滑膜肥厚等变化，而出现骨破坏，引起继发性的骨质增生，导致关节变形，当受到异常负荷时，引起关节疼痛，活动受限等症状的一种疾病。

食疗、药疗 偏方验方名方

肉桂白芷百合饮

肉桂15克，白芷20克，百合50克，白糖3匙。将肉桂、白芷、百合分别洗净，先将肉桂、白芷置锅中，加清水500毫升，大火煮沸5分钟，改小火煮30分钟，去渣取汁。将汁加入百合，再加清水500毫升，加白糖，大火煮沸5分钟，小火煮30分钟，分次饮服。本方可壮阳强筋、补益肺阴，适用于腰椎骨质增生属虚者，症见周身无力，稍用力即腰痛者。

龙眼丁香饮

龙眼肉50克，丁香10克，白糖2匙。将龙眼肉、丁香洗净，置锅中，加清水500毫升，大火煮沸5分钟，改小火煮30分钟，去丁香，分次饮服。龙眼肉又名桂圆肉，甘平质润，有很好的滋补作用，能壮阳益气，丁香有行气止痛之功。本方可壮阳益气、行气止痛，适用于腰椎骨质增生属阳虚型，腰部疼痛伴畏寒怕冷者。

特效理疗 偏方验方名方

白矾食醋贴敷法

白矾250克，食醋1000毫升，用沙锅小火煮化后外敷患处，温度适中，每日2次，每次30分钟。敷后洗净，局部外敷时避免烫伤患处，15日为1个疗程。使用过程中，有人可能会发生皮肤过敏现象，停药后可自动消失。

川芎末陈醋敷贴法

川芎末6克，加入山西老陈醋调成稠糊状，再用适量药用凡士林调匀，涂抹在增生部位上，再盖上一层塑料纸，外用胶布固定，每2日换药1次，10次为1个疗程。

【腰肌劳损】

腰肌劳损是指腰部一侧或两侧或正中等处发生疼痛之症，既是多种疾病的一个症状，又可作为独立的疾病。主要症状为腰或腰骶部疼痛，反复发作，疼痛可随气候变化或劳累程度而变化，时轻时重，缠绵不愈。腰部可有广泛压痛，脊椎活动多无异常。

食疗、药疗 偏方验方名方

韭子桃仁汤

炒韭菜子6克，核桃仁5个。将炒韭菜子、核桃仁一起放入锅中，加清水200毫升，大火煮沸3分钟，小火煮10分钟，加入适量黄酒，分次食用。韭菜子为温补强壮养生食品，有温肾壮阳之功。核桃仁为果中第一补品，亦有温肾阳之效。本方可壮阳益肾、温暖腰膝，适用于肾阳虚型腰痛，怕冷，遇寒尤剧者。

羊肉米粥

羊腿肉250克，大米200克。将羊腿肉洗净，切成小块，沸水浸泡，去浮沫，置锅中；加大米及清水500毫升，大火煮沸3分钟，小火煮30分钟，成粥，趁热食用。本适用于肾阳虚型腰痛。

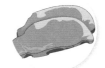

◆羊肉

燕窝粥

鲜品燕窝30克，大米50克。将大米、燕窝置锅中，加清水500毫升，大火煮沸2分钟，改小火煮20分钟，成粥，趁热食用。燕窝为滋养强壮养生佳品，补而不腻，润而不燥，补而能清。适用于肾阴虚型腰肌劳损，症见腰部疼痛、形体消瘦、五心烦热者。

◆大米

鸡蛋蒸胡椒

新鲜鸡蛋3~5个，白胡椒（按每周岁1粒计算，最多不超过50粒），五花猪肉50~150克，食盐适量。以上食材经小火清蒸后食用。每晚吃1次，连续吃3~5天。本方可散气祛痛，恢复运动功能。适用于腰肌劳损。

白紫苏炖猪尾骨

白紫苏头、猪尾骨（尾冬骨）各250克。先以7碗水将白紫苏头用中火熬成1碗半后，再用这些药液炖猪尾骨，约炖1小时后，将药液倒

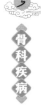

出，分为2份，早、晚空腹各用1份。轻者服2～3剂即可，重者连服6剂。药液炖猪尾骨必须隔水去炖，也可用电锅炖，这样比较方便，水干了再加，务必将骨炖烂。白紫苏与红紫苏外形几乎是一样的，只不过颜色完全没有红紫苏的红色，气味也没有红紫苏浓，因此又称假紫苏，通常是使用干品，如果是新鲜的，则用500克。

🌿 臭杏汁

每次大约以新鲜的臭杏嫩叶挤出2勺的药汁，然后冲适量米酒喝下，约过6小时再服1次，服用2～3天。

臭杏有小毒，每次最多服用2汤勺，小孩应减量服。腰部闪着或扭伤时，最重要的是必须尽快让血脉畅通，把瘀血化解开，伤病才能迅速改善。臭杏，又名土荆芥、蛇药草、臭川芎，用来治疗闪腰扭伤。

🌿 杜仲鸡血藤汤

取桑寄生、鸡血藤、鸡屎藤干品各30克、杜仲9克，再加1条猪尾骨（尾冬骨），以5碗水、1碗米酒用小火熬至3碗，倒出分成3份，每餐饭前半小时服用。每日服1剂，1星期后见效。此方对于一般无此病者，服后亦可增加筋骨的力量。

平时为避免闪着腰，凡是在取物、扛物、背负重物时，切记让腹肌发挥应有的力量；腰部本身就有问题的，最好能在腰部系上"S腰带"或较宽的皮带，这样可强化腰部的力量。平时在提重物时应避免弯着腰、躬着身去提，最好是蹲下去提，这样可以避免突然"闪着"。

🌿 藿香炖鸭蛋

摘一些藿香的嫩叶，一次使用大约1碗，洗净后切碎，用香油炒一下，再放在大碗内，加入1个洗净的青壳鸭蛋，以半水半酒将药淹没，放在电锅中炖约半小时后，即可倒出，吃蛋喝汤。药汤可分成2次服用，每日服1剂，轻者2剂可愈，重者3～5剂亦能康复。

腰闪着后应尽量平躺，避免让身体的重量压迫腰椎；在治疗期间要避免提重物。藿香是一种常见的园艺植物，又名山香，有的地方称之为臭屎婆或逼死蛇。

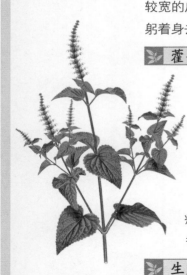

◆藿香

🌿 生鳖甲末

生鳖甲30克，杜仲9克，煅自然铜、土鳖虫各6克，共研细末，每日2次，每次15克，黄酒冲服。治闪挫腰痛（急性腰扭伤）。

王不留行末

王不留行125克。炒后研细末，每日2次，每次4.5克，以黄酒冲服。适用于急性腰扭伤引起的闪挫腰痛。

特效理疗 偏方验方名方

指压法

寻找压痛点，然后用力加以按压，直至局部有酸胀感为止。按完压痛点后，可令患者俯卧，沿脊柱两侧自上而下推揉，手法由轻到重，遇到相关穴位就加重手法，并且要稍加停留。反复10余次。每日或隔日1次。适用于腰肌劳损。

俯卧保健法

采取俯卧位，将双腿反放在背后，然后用力将头胸部和双腿用力挺起离开床面，使身体呈反弓形，坚持至稍感疲劳为止。依此法反复锻炼10分钟左右，每天早、晚各1次。如果长期坚持此项锻炼，可有效预防和治疗腰肌劳损、低头综合征的发生。

倒行

在平地上退着走，膝盖不要弯曲，双手插腰，腰要挺直，两眼直视前方；同时甩开两臂均匀呼吸，每次半小时，每天早晨1次，1～2个月见效。适用于腰肌劳损。

走"8"字

对因颈、腰椎增生压迫引起的腰腿痛症，坚持天天疾步走"8"字，能缓解病情，直至痊愈。早、晚散步，左拐3～4步，再右拐3～4步，急走"S"形前行（根据个人情况和路况，逐渐加快）；晚上看电视时就快步走"8"字（有7～8平方米空地就可绕着走），每天坚持走2000～4000米，锻炼5～6个月下来，就很少犯腰病了。坚持3年后痊愈。防治扭腰、闪腰。

硼砂点眼

取一小包硼砂粉，用食指沾口水后蘸药粉，再轻轻点入两眼靠鼻心处（眼睛头），在流过眼泪后，顿感脊椎两侧肌肉有股松弛的感觉，效果很明显。如果怕硼砂粉未太粗伤着眼球，也可先加一点水，使其溶解，再用棉花棒蘸药点在两眼内侧的眼角上即可。适用于闪腰。

【腰椎间盘突出】

　　腰椎间盘突出是西医的诊断病名。中医学典籍中无腰椎间盘突出症之名，根据该病的临床表现，可归于"腰痛"、"腰腿痛"、"痹症"等范畴。椎间盘突出症是一个多发病、常见病，它主要因腰椎间盘劳损变性、纤维环破裂或髓核脱出等刺激或压迫脊神经、脊髓等引起的一系列综合征。

食疗、药疗 偏方验方名方

核桃仁黑芝麻丸

　　核桃仁200克，黑芝麻180克，杜仲50克，木瓜25克，菟丝子、当归各60克，延胡索30克，香附15克。除核桃仁、黑芝麻外，均晒干、碾碎过筛备用。将黑芝麻于碾槽内碾碎，再放入核桃仁一起碾，当用手摸无颗粒时，与药面一起倒入盆中，以炼蜜250毫升分数次加入盆内搅拌，反复揉搓成团块，取团块7克制成药丸。冬天可装入瓶内储存，夏天制成蜡丸或用油纸单包装入瓷盆放阴凉处。每次服1丸，每日服2次，黄酒20毫升冲服。

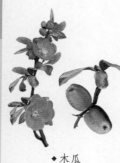

◆木瓜

　　黑芝麻含有的多种人体必需氨基酸在维生素E、维生素B₁的作用参与下，能加速人体的代谢功能，具有补肝肾、润五脏、益气力、长肌肉、填脑髓的作用。核桃仁具有强肾养血的作用，常服可使血脉通润。本方对腰椎间盘突出有预防与治疗作用。

薏苡仁附子散

　　薏苡仁30克，附子10克（先煎1小时）。上述药材洗净后，水煎温服，每日1剂，分3次服。

　　薏苡仁可抗炎，加强体液免疫、镇痛；附子可强心，增强免疫功能、镇静。本方有镇痛、抗炎、增强免疫功能等作用，可缓解腰椎间盘突出不适症状。

肉苁蓉炖羊肾

　　羊肾2个，肉苁蓉30克（布包）。将羊肾去筋膜，切片，加肉苁蓉和水煲汤，酌加各种调味品服用。羊肾可温补肾阳。

　　本方对腰椎间盘突出有较好的食疗效果。

特效理疗 偏方验方名方

❀ 伸展上肢

取跪姿，双手上举，两手掌心向前交叉于头后，双臂尽量向后张开，还原；然后双手向背后伸展，两手掌向后交叉于腰部，双臂尽量向后张开，再还原。反复交替做。适用于腰椎间盘突出。

❀ 伸展下肢

站立，左腿向左迈一步，伸直，右腿下蹲，左手叉腰，右手自然放于右大腿上。两腿交换进行，反复操作。适用于腰椎间盘突出。

❀ 揉腰眼

两手握拳，用食指掌指关节紧按腰眼，做旋转用力按揉30～50次，以腰酸胀为宜。本法可缓解腰椎间盘突出引起的不适症状。

❀ 捏拿腰部肌肉

用双手拇指和食指同时从上向下捏拿、提放两侧腰部肌肉，直至骶部。如此自上而下捏拿4次。本法可缓解腰椎间盘突出引起的不适症状。

❀ 颤动腰部肌肉

两手掌根部按压腰部，快速上下颤动15～20次。本法可缓解腰椎间盘突出引起的不适症状。

❀ 叩击腰骶部

双手握空心拳，反手背后，以双手拳背着力，有节奏地、交替有弹性地叩击骶部。手法要平稳，所用力度由轻到重，要有振动感，有穿透力。可以先从骶部向上叩击至手法不能及为止（腰部），然后再向下叩击至骶部，叩击顺序应按照从上至下，如此往返7～8次。本法可缓解腰椎间盘突出引起的不适症状。

❀ 面壁下蹲

两脚分开约同肩宽，脚尖向外呈八字形，面向墙壁，并使前身贴近墙壁，两手臂伸开，用掌贴壁，慢慢往下蹲。注意下蹲时两脚不要随意移动，两膝部逐渐向外分开，身体仍然贴着墙壁，蹲下后再慢慢站立起来，如此循环往复下蹲。在下蹲、站立过程中，胸、脸、膝、脚尖尽可能贴近墙壁。长期坚持，可治腰椎间盘突出。

骨科疾病

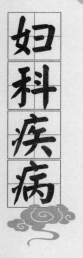

女性特殊的身体结构使得女性朋友更易受到疾病的侵袭，所以了解一些妇科病症的小偏方是十分有必要的。

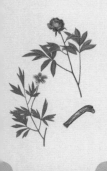

【月经不调】

月经不调也称月经失调，是妇科常见病。表现为月经周期或出血量的异常，或月经前、经期时的腹痛及全身症状。病因可能是器质性病变或是功能失常。许多全身性疾病如血液病、高血压病、肝病、内分泌病、流产、宫外孕、葡萄胎、生殖道感染、肿瘤（如卵巢肿瘤、子宫肌瘤）等均可引起月经失调。

食疗、药疗 偏方验方名方

玫瑰花膏

玫瑰花300朵。将玫瑰花去花蕊，水煎取浓汁，滤去渣，再煎，加红糖500克收膏，瓷瓶密闭，切勿漏气。早、晚沸水冲服。玫瑰花性甘、味微苦，可行气解郁、和血、止痛。适用于肝胃气痛、月经不调、跌打伤痛。

山楂红花酒

山楂30克，红花15克，白酒250毫升。将山楂、红花洗净后，放入酒中浸泡1周。每次30～45毫升，每日2次，视酒量大小，不醉为度。红花可活血化瘀。适用于经来量少、紫黑有块、腹痛、血块排出后痛减。注意忌食生冷，勿受寒凉。

益母草蜜饮

新鲜益母草120克（干品减半），红糖15克，蜂蜜20克。先将益母草择洗干净，晾干，切成碎小段，放入沙锅，加水浓煎2次，每次30分钟，过滤去渣，合并2次滤汁，重新倒入沙锅，再用小火浓缩至300毫升，调入红糖，待溶化后稍凉凉，再兑入蜂蜜，拌匀即可。

早、晚各服1次。益母草能祛瘀生新、活血调经，是相当不错的养颜美容、抗衰防老的中草药。本食疗方对气滞血瘀所引起的月经延后、月经过少、月经先后不定期等症尤为适宜。

益母草月季花

川芎5克，当归、生地黄、延胡索、鸡血藤、益母草各9克，赤芍、月季花各6克。将上药水煎服用，每日1剂，早、晚分服。本品具有活血化瘀、清热解毒的功效，适用于月经不调、闭经、崩漏等症。

枫树皮汤

老枫树皮150克（去外表粗皮）。水煎服。每日1剂，日服2次。用甜酒兑服，连服1周。本方可活血调经、行气止痛，适用于月经不调、经期紊乱。

益母膏

益母草500克（或加丹参60克）。以上药材加水适量，煎2次，两汁混合，再加红糖适量，浓缩成膏，备用。每次服9克，日服2～3次，用开水冲服。本方可活血调经，适用于月经不调。

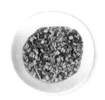

二花汤

月季花、玫瑰花各15克，益母草、丹参各25克。以上药材用水煎服。每日1剂，日服2次。本方可活血调理，适用于月经不调。

先期汤

生地黄、赤芍、牡丹皮、茯苓、石斛、麦冬各9克，黄芩6克。以上药材用水煎服。每日1剂，日服2次。于每次月经前连服5剂。本方可清热养阴、凉血止血，适用于月经先期。

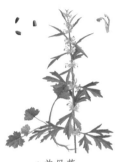

二黄龟芍汤

龟甲、白芍、香附、黄芩、黄柏、陈皮各15克。以上药材用水煎服。每日1剂，日服2次。本方可养阴解郁、清热调经，适用于月经先期。

或取丹参、白芍、制香附各9克，柴胡6克，水煎服，每日1剂。用于月经先期而经量不多者，用之多效。

◆益母草

健脾止血汤

黄芪、熟地黄各30克，党参、山茱萸、当归各15克，茺蔚子、麦冬各10克，蒲黄5克，阿胶10克（烊化）。将前8味药材加水煎3次。每日1剂，日服3次。每次加入烊化后的阿胶，餐前温服。本方可健脾益气、固冲止血，适用于月经过多。

丹参末

丹参500克。晒干研末，每晚临睡前用黄酒送服，每次9克。适用于月经不调。

妇科疾病

6

175

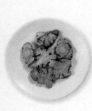

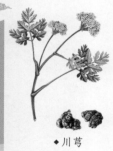

◆ 川芎

二根汤

墨旱莲、白茅根各30克，苦瓜根15克，冰糖适量。将前3味药材洗净、切碎，加水煎服。每日1剂，日服2次，加入冰糖服之，或代茶饮用。本方可凉血止血、清热解毒，适用于月经过多。或取绿茶3克，莲花（取含苞待放的莲花蕾）20克，甘草5克，水煎取汁，代茶频饮或日服3次。咽干口燥者可加蜂蜜服用。

归芎益母汤

当归60克，川芎10克，益母草45克，水煎服。每日1剂，日服3次，或代茶频饮。本方可补血调理、活血和血、行气止痛。适用于月经过少。

桃仁丹参汤

丹参15克，桃仁、红花各10克，当归尾、川芎、香附各6克，水煎服。每日1剂，日服2次。本方可活血化瘀，解郁通经，适用于月经过少。

仙柏汤

仙鹤草、侧柏叶各30克，益母草、制香附各10～15克，水煎服。每日1剂，日服2次。本方可凉血止血、活血调经，适用于月经过多。

红白鸡冠花

红、白鸡冠花各12克，益母草18克，水煎后自月经前5天起服，每日1剂，服至经行。适用于月经不调。

荸荠汁

未削皮的荸荠（马蹄）250克。先将荸荠洗净，然后捣烂，再用纱布挤出汁液。经期前饭前1次喝完，每日服用1次，连服4～5次；如果仍不正常则下月再服用5剂。如果已趋正常则仍可斟酌服用。适用于月经先期症，对肾功能及胃肠均有助益，正常人亦可服用。荸荠已削过皮泡水者不可使用。荸荠洗净后最好再用凉开水洗一下。

丝瓜子汤

丝瓜子30粒，加水2碗，中火熬成1碗，趁热喝下，行经期间服用，每日1剂，服2～3剂。对于行经时血量排出较多者，平时不妨多增加红色蔬菜的摄取，诸如红菜、红甘蓝、番茄等，甚至猪肝、鸡蛋也可以适时加以食用，如果手脚容易冰冷，在烹调食品时，可以将姜炒到焦黄再下菜，对体质会有改善。

🌿 石苋炒蛋

新鲜的石苋叶约半碗洗净切碎，以香油炒1～2个鸡蛋食用。任何时间都可以食用，不过最好是在行经干净后食用；每月食用2～3剂。

石苋又名鸭舌广、过江藤，是多年生葡萄草本植物，郊外常可见到，味道有点儿苦、辣，在民间用药上是一种"妇科良药"，用途极为广泛，具有清热解毒、消肿祛瘀的功效，又能抗癌。石苋有小毒，因此一次用量不宜超过90克。适用于月经不调。

🌿 九层塔炖肉

九层塔根茎、刺苋根各60克，鸡肉（或猪小肠）100克，加3碗清水、半碗米酒共炖，炖30分钟左右（如猪小肠没有炖烂可增加时间）。炖后吃肉喝汤，1剂为1天的用量，最好是在饭前先行食用，一般不要再增添调料。1天吃1剂，连吃3～4剂即可见效；如果病情严重，可吃1周。一般人每个月吃1～2剂，有病治病，无病健身。适用于白带、经期不调、经痛、全身酸痛。

九层塔是做菜用的调味蔬菜，使用时直接用其根部、头部及茎枝，干的、新鲜的均可。刺苋是野生的苋菜类，样子与苋菜差不多，不过全株长满刺。用作本方时，则是挖取它的根头部分。

🌿 白刺苋、决明子

白刺苋（鲜品）150～180克、决明子（干品）30克，可以直接煎服；最好是与猪小排或猪小肠炖半小时更为理想。由于决明子较小，宜先将其装在纱布袋中再与猪小排炖煮。通常每日服1～2剂，连服3天即可，以后视病情需要再服。适用于白带异常。

白刺苋是一种野生植物，样子与苋菜完全一样，只不过全株长满了斜刺。药用时使用其头部与根部。本方无剂作用，正常人服了亦有保健效果。

🌿 疏肝益肾汤

熟地黄12克，补骨脂、菟丝子、制香附、枸杞子、白芍各9克，柴胡6克，水煎服。每日1剂，日服2次。每月经前连服7剂。本方可疏肝理气、益肾调经。适用于月经先后不定期。

🌿 益母草汤

益母草45克，当归30克，加水、酒各半，煎服。适用于月经不调。

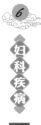

藕汁配黄酒

鲜藕两段，侧柏叶60克，捣烂取汁，加黄酒适量，每日1剂，分2～3次服用。治倒经。

当芎汤

当归30克，肉桂9克，川芎12克，炙姜15克，以4碗水用中火煎至2碗，早、晚饭前服用，每个月行经干净后2～3天服用，大约服2剂即可。服药时间以饭前较好，不过，胃不太好者则以饭后为宜。适用于月经不调。本方亦可采取炖的方式，先将药以清水浸泡1～2小时再炖，不过水的分量则应减少，通常水没过药草即可。炖时可加点排骨或瘦肉。吃素者可改为加鸡蛋；炖的时间在20分钟左右。

酒炖月季花

月季花30克。水煎服，或用月季花根30克洗净，加酒炖服。适用于月经不调。

芙蓉花汤

8～12朵山芙蓉花（干的、新鲜的均可），以5碗水煮成2碗，早、晚服用。经期或平时皆可服，轻症2剂，重者4剂即可见效。如能加9克的益母草则效果更理想。如无花朵，山芙蓉的茎、叶也可以使用，每次使用30～60克。适用于月经过多症。

山芙蓉花除了能治本症外，对于白带过多症亦有效。

特效理疗 偏方验方名方

葱白生姜敷法

将葱白100克、生姜50克、盐250克共捣烂后一起炒热，用干净布包好敷于气海穴（在腹中线脐下1.5寸处），每日2次。适用于月经不调。

益母草敷法

将益母草和苎麻根各100克洗净，切碎，再加黄酒一起炒热，敷于小腹部即可，每日可敷2次。适用于月经不调。

吴茱萸肉桂敷法

将吴茱萸和肉桂各10克，与小茴香20克一起共研成细末，再倒入适量白酒一起炒热，用布将所有材料包好敷于脐部，冷却后可再炒再敷。适用于寒湿凝滞型月经不调。

【痛经】

痛经是指妇女在经期及其前后出现小腹或腰部疼痛，甚至痛及腰骶。每随月经周期而发，严重者可伴恶心呕吐、冷汗淋漓、手足厥冷，甚至昏厥，给工作及生活带来严重影响。

目前临床上常将其分为原发性和继发性两种，原发性痛经多见于青春期少女、未婚及已婚未育者。继发性痛经则多因生殖器官有器质性病变所致。

食疗、药疗 偏方验方名方

山楂红糖汤

山楂25克，葵花子15克，红糖30克。先将山楂、葵花子一同放在锅内炒，以葵花子炒香炒熟为度；再加水，熬成浓汁后，将红糖放入熬化即可。每次于经前1～2天，连服2～3剂。适用于血瘀为主的痛经。

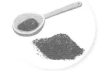

◆红糖

当归生姜羊肉汤

当归24克，生姜30克，羊肉200克。将羊肉洗净切块，同当归、生姜一起炖熟，吃肉饮汤，行经期每日1剂。当归可补血活血，调经止痛，润肠通便。适用于眩晕心悸、月经不调、经闭痛经、虚劳有寒痛经，或寒疝腹痛等症。

延胡索煎剂

延胡索10克，当归24克，红花9克，香附6克。所有药材水煎2次，合并药液，早、晚分2次服用，每日1剂。延胡索味辛、性微温，可活血、利气、止痛。用于胸胁、脘腹疼痛，经闭痛经。适用于气滞血瘀之痛经、月经不调。

红花白酒煎剂

红花18～30克，白酒300毫升。用白酒煎红花，煎至约150毫升，分2次服用。若疼痛不减，再服1剂。红花治疗妇女腹中刺痛有瘀血者，月经色黑，有血块，瘀血下则疼痛减轻。

香油炸面丸

白面、红糖、鲜姜各150克，放在一起捣碎调匀，将其揉成丸状，用香油炸熟吃。经前3天服用，每日服3次，可服3～5天。轻者1个经期，重者3个经期即好。适用于痛经。

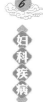

妇科疾病

维生素B₆加蜜牛奶

维生素B₆和加入蜂蜜的牛奶可减轻妇女痛经之苦。建议妇女在经期前后服用维生素B₆，睡前最好喝1杯加蜂蜜的热牛奶。

小茴香茶

小茴香10克，生姜3片，水煎后分2次服。在月经来潮前的3～5日开始服，每日1剂，连服3～5剂。可连用3～5个经期。经期忌食鱼腥和生冷食品。

香附丹芍汤

香附、丹参、白芍、益母草各9克，先以3碗水浸泡半小时，放火上煮开后倒出药液，药渣再用2碗水煎成1碗，将前后药液混合后分成4份，3餐饭前各服1碗，睡前1小时再服1碗。经痛时服用，最好是在行经后1周内服用2～3剂，病情较重者可服3～5剂。如果服本方2～3剂后仍未见效，则宜到医院作进一步检查，因为对某些肿瘤患者本方可能无效，而这类病又常会造成月经失调。适用于调经止痛。

红糖方

鲜姜（干品减半）、红糖各15克，水煎温服。

艾叶6克，红糖15克，水煎服。最好在经行腹痛前先服1～2剂，痛时续服。以上两方适用于经行小腹疼痛。

红糖500克，姜150克。姜洗净切成碎末，与红糖拌匀（不加水），放蒸锅内蒸20分钟。每月月经前3～4天开始服用，每日早、晚各1勺，用温开水冲服，连服2剂。

韭菜250克。先将韭菜洗净，然后甩掉水分，再用凉开水冲洗两遍，切成段；放在果汁机中加半碗水或1碗水打汁，然后用纱布将韭菜汁滤出备用；另外取2～3勺红糖加半碗水煮开，关火后再将打好的韭菜汁冲进沸过的红糖水中，立即饮用，一次喝完最好，如一次喝不完可等半小时后再喝。在发病时每日1次，连续服用2～3天即可。每次服用之后，可趴着小睡一会，或者俯卧片刻。

如果是在外面，一时用具不全，也可以将红糖与韭菜放在塑料袋中搓至出水，然后饮用其汁液亦有效，要注意使用的韭菜务必洗净。

益母草方

益母草60克。水煎服。或用益母膏，每日2次，每次服1勺，以开水或红糖水调服。适用于痛经。

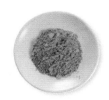

蒲黄、五灵脂各15克，丹参30克，水煎服。适用于行经不畅，腹痛拒按，血色紫黑有血块者。

特效理疗 偏方验方名方
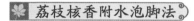

🍂 益母草香附水泡脚法

取益母草、香附、乳香、没药各20克洗净，一同放入锅中，加清水适量，浸泡20分钟，煎数沸，取药液与100毫升沸水同入脚盆中，趁热熏蒸，待温度适宜时泡洗双脚，每日2次，每次40分钟。本方具有温经散寒、活血止痛、理气散结的功效。适用于痛经。

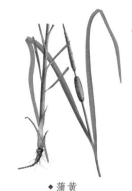

🍂 艾叶益延水泡脚法

取艾叶、益母草、延胡索各20～30克。将以上药材洗净，一同放入锅中，加清水1000毫升，煎沸10分钟后，将药液倒入脚盆内，待温度适宜时浸泡双脚，每日1次。于月经前1周开始治疗至经行停止。也可每日1剂，头煎内服，2、3煎泡脚。适用于痛经。

◆蒲黄

🍂 荔枝核香附水泡脚法

取荔枝核、香附各30克，黄酒50毫升。

将前2味药材洗净，一同放入锅中，加清水适量，煎煮30分钟，去渣取汁，与2000毫升沸水一起倒入盆中，调入黄酒。先熏蒸，待温度适宜时泡洗双脚，每日1次，每次熏泡40分钟，于月经前10天开始泡脚至行经止。适用于以气滞为主的实证痛经。

🍂 推拔冲任法

以透热为度。用掌根从中脘推至中极5～6遍，单掌掌根横擦中极穴，再用双手拇指左右相对反复拨揉中脘至中极一段任脉和两侧冲脉，力度先轻后重，时间3～4分钟。

中脘穴位于上腹部，前正中线上，脐上4寸。中极穴位于人体下腹部，前正中线上。

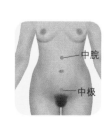

中脘
中极

🍂 敷白药

云南白药适量。以白酒调为稀糊状，填于肚脐处，外用胶布固定，并可用热水袋热熨肚脐处，每日2～3次，每次10～15分钟，药糊每日换1次，连续3～5天。适用于痛经。

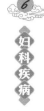

妇科疾病

【月经过少】

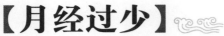

月经过少是指月经周期正常，月经量明显减少（＜20毫升），或行经时间不足两天，甚至点滴即净者。又称"经量过少"、"经少"等。西医学认为其病因为子宫发育不良、性腺功能低下及计划生育手术后导致月经过少。中医学认为其病因为精亏血少，冲任血海亏虚，经血乏源；或者瘀血内停，痰湿阻滞，冲任壅塞，血行不畅。

食疗、药疗 偏方验方名方

当归黄芪阿胶汤

◆ 阿胶

当归、黄芪、制何首乌各15克，阿胶12克。所有药材水煎服。当归味甘、辛、微苦，性温，香郁行散，可升可降，具有补血、活血、调经止痛、润肠通便的功效。适用于血虚、头晕眼花、形瘦、面色淡黄、经色淡之月经过少者。

枸杞炖羊肉

羊腿肉400克，枸杞子30克，羊肉整块用沸水煮透，放冷水中洗净血沫，切块；锅中油热时，下羊肉整块、姜片煸炒，烹入料酒炝锅，翻炒后倒入枸杞子、清汤（2000毫升）、盐、葱、烧沸，去浮沫，小火煮1～1.5小时，待羊肉熟烂，去葱、姜，入味精调味。枸杞子可补肾养血。适用于肾阳亏虚而致月经少或点滴不净，色淡红或暗红，质稀，腰膝酸软。

特效理疗 偏方验方名方

敷神门、足三里穴

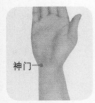

神门

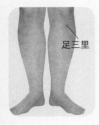

足三里

准备适量的生麦芽，仔细剥出里面的细芽，扔掉外面的壳，然后捣碎，贴在患者右侧神门穴（位于人体手腕部，仰掌取穴，手腕关节手掌侧，尺侧腕屈肌腱的桡侧凹陷处）；再取一小段甘草捣烂或捣碎，贴在右侧足三里穴（正坐屈膝，于外膝眼直下3寸，距离胫骨前嵴一横指处取穴），将这两个部位的药贴用医用胶布固定。晚上贴，早晨起床后取下。本方可通络调气，适用于月经过少。

【不孕症】

育龄夫妇性生活正常，同居、未避孕，2年内从未妊娠者为不孕症。中医学认为女子不孕多由先天禀赋不足，或肾阴不足、胞宫虚冷；或素体虚弱，阴血不足，胞脉失养；或情志不畅，肝气郁结，气血失和；或素体肥胖，恣食膏粱厚味，脾肾阳虚，蕴生痰湿，气机阻滞，冲任不通；或血瘀凝结，积于胞中等引起。

食疗、药疗 偏方验方名方

益母草红糖膏

新鲜益母草1000克，红糖适量。益母草洗净，切段，水煎50分钟，去渣，加红糖，继续用温火煎熬成膏状。每日服5次，每次1汤匙。注意：寒证（手脚凉、怕冷等）煎药时加红糖，如为热证（易口渴、便干等）加白糖。益母草性微寒，味苦辛，可祛瘀生新、活血调经，是历代医家用来治疗妇科疾病之要药。

枸杞肉丁

猪肉250克，枸杞子15克，番茄酱50克。猪肉洗净后切成小丁，用刀背拍松，加酒、盐、水淀粉拌和，腌渍15分钟后，滚上干淀粉，用六七成热的油略炸后捞出，待油热后复炸并捞出，油沸再炸至酥盛起；枸杞子磨成浆调入番茄酱、糖、白醋，成酸甜卤汁后倒入余油中炒透后投入肉丁拌匀即可。

枸杞子味甘、性平，具有补气强精、滋补肝肾、暖身体的功效。适用于阴虚之不孕患者。

特效理疗 偏方验方名方

指压疗法

将手握拳，一面吐气一面强力敲打三阴交穴（正坐或仰卧，内踝尖直上3寸处，胫骨内侧后缘取穴），每10次作为一组，反复做3组。然后用两手拇指强力按压在第2腰椎左、右约1厘米处的肾俞穴。每次按压20下。

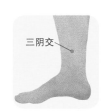

三阴交

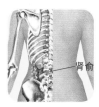

肾俞

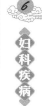

6

妇科疾病

【乳腺炎】

乳腺炎是指乳腺的急性化脓性感染，多见于妇女哺乳期，尤其是初产妇。乳腺炎的危害是较大的，初起时乳房肿胀、疼痛，肿块压痛，表面红肿，发热；如继续发展，则症状加重，乳房搏动性疼痛。严重乳腺炎患者可伴有高热、寒战，乳房肿痛明显，局部皮肤红肿，有硬结、压痛，患侧腋下淋巴结肿大，压痛。

食疗、药疗 偏方验方名方

蒲公英地丁汤

蒲公英50克，地丁20克，露蜂房10克。上述药材用水煎，去渣取药液，再煎1次，合并药液，分2次服，每日1剂。蒲公英可清热解毒、消肿散结，适用于乳腺炎热毒炽盛者。

黄花菜炖猪蹄

干黄花菜50克，猪蹄200克，清汤、料酒、精盐、味精、姜片、葱段各适量。将泡好的干黄花菜去根，洗净，切段；将猪蹄去毛洗净，放入沸水锅中煮5分钟，捞出；起火上锅，放入猪蹄、清汤、料酒、精盐、姜片、葱段，用大火烧沸后，改用小火煨炖，大约1小时后，放入黄花菜段，烧至肉烂时，放入味精，即可出锅。

◆黄花菜

大黄赤芍桃仁

大黄、赤芍、桃仁各15克，水煎服，每日1剂，日服2次。一般服药1~3剂即可治愈。本方可通便泄热，适用于急性乳腺炎无溃破者。

特效理疗 偏方验方名方

仙人掌贴敷法

取新鲜仙人掌或仙人球适量，除去表面的刺和绒毛，捣泥，敷于乳房患处，上盖纱布，每日更换数次，使敷料保持湿润，至红肿消退为止。适用于急性乳腺炎引起的乳房红肿胀痛。

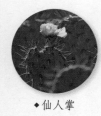

◆仙人掌

黄菊花蚤休金银花外敷法

黄菊花、蚤休、金银花各适量。以上药材共研末，用醋调匀，外敷患处，用纱布覆盖并固定，每日3次。适用于乳腺炎、腮腺炎。

🍃 新鲜葡萄叶外敷法

新鲜葡萄叶洗净，捣烂为泥。敷于乳房周围，用纱布包好。每4小时换药1次，数次可愈。本方适用于乳腺炎初起。

🍃 鲜大葱

先用葱白200克煎汤，用毛巾浸泡药液，热敷乳房20分钟，再将葱白250克捣烂如泥敷患处，每日2次。可发表通阳，解毒散结。适用于哺乳期急性乳腺炎。

🍃 按揉肿块

坐位，以润滑油或滑石粉作推拿介质。用健康一侧手指抵住乳房肿块，顺时针方向轻轻按揉5分钟。每日2～3次。用双手的四指托住乳房，双手的拇指在肿块上方向乳头方向交替地抹、推、揉，使乳汁从乳腺口流出。每日2～3次。

🍃 拨动肩井

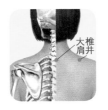

用健侧食、中指抵住患侧肩井，微用力做前后分筋拨动5分钟，以穴位有酸胀感为宜，每日2～3次。肩井穴位于人体肩上，大椎与肩峰端连线的中点。

🍃 自我按摩法

推抚法：患者取坐位或侧卧位，充分暴露胸部。先在患侧乳房上撒些滑石粉或涂上适量石蜡油，然后双手全掌由乳房四周沿乳腺管轻轻向乳头方向推抚50～100次。

揉压法：以手掌上的小鱼际或大鱼际着力于患部，在红肿胀痛处施以轻揉手法，有硬块的地方反复揉压数次，直至肿块柔软为止。

揉、捏、拿法：以右手五指着力，抓起患侧乳房部，施以揉捏手法，一抓一松，反复施术10～15次。左手轻轻将乳头揪动数次，以扩张乳头部的输乳管。

振荡法：以右手小鱼际部着力，从乳房肿结处，沿乳根向乳头方向做高速振荡推赶，反复3～5遍。

🍃 仙人掌膏

鲜仙人掌100克，白矾10克。将以上药材捣烂如泥。敷贴患处，干后再换。本方可清热解毒，适用于急性乳腺炎早期。

【急、慢性盆腔炎】

盆腔炎是指女性盆腔生殖器官炎症及周围结缔组织和盆腔腹膜发生炎症反应的统称，包括子宫体炎、输卵管卵巢炎、盆腔结缔组织炎及盆腔膜炎等，为妇科常见病之一。盆腔炎常见的发病原因为分娩及流产后的感染，性生活、经期性交等均可导致病原体的侵入而引起炎症。

食疗、药疗 偏方验方名方

金荞麦煎剂

金荞麦45克，土茯苓30克，败酱草25克。所有药材水煎内服，每日2次，每日1剂。适用于慢性盆腔炎、阴道炎等。

金荞麦可清热解毒，适用于肺脓疡、咽喉肿痛、风湿性关节痛。

蒲公英汤

蒲公英25克，紫花地丁30克，鸭跖草20克。所有药材水煎2次，合并药液，分2次服用，每日1剂。本方可清热解毒，适用于慢性盆腔炎。

桃仁红花汤

桃仁、红花各10克，生地黄20克，大米100克，白糖适量。将桃仁、红花、地黄用干净纱布包好，与大米同入锅，加清水共煮，粥煮熟后去药包，调白糖煮沸即可。适用于急性血瘀型盆腔炎，症见小腹疼痛明显、腰骶部疼痛、有下坠感、肛门排便感、白带黄或黄赤。

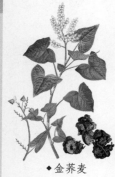

◆金荞麦

莲子排骨汤

莲子40克，芡实30克，枸杞子20克，怀山药25克，猪排骨200克。将猪排斩成大块，用沸水焯一下洗去浮沫，与莲子（去心）、芡实（去杂质）、怀山药、枸杞子一起放入沙锅中，加水、料酒、盐、胡椒、姜、葱等，用中火炖1小时，再加少量味精调味，即可食用。

枸杞子可补益肝肾精血；莲子、芡实清心和胃、固涩下焦，以止带下；怀山药健脾培土，以实坤宫；猪排骨能够坚筋骨而益肾。本方对于肝肾不足、湿热下注的盆腔炎患者康复有非常好的疗效。

白花蛇舌草

白花蛇舌草50克，入地金牛9克，穿破石15克，水煎服。每日1剂。适用于盆腔炎。

白芍蒲公英

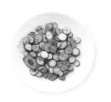

当归、木通各12克，白芍18克，桂枝9克，细辛3克，甘草6克，萆薢15克，蒲公英30克，金银花24克，大枣3颗，水煎服。每日1剂。1剂水煎2次，取汁400毫升，早、晚分服，10天为1个疗程。本方可温经散寒、养血通络、清热解毒、利湿，适用于慢性盆腔炎。

黄柏红藤

黄柏、苍术、香附各12克，红藤、败酱草、生薏苡仁各30克，白芍20克，甘草8克，水煎服。每日1剂，分3次服。本方可清热燥温、活血清带，适用于慢性盆腔炎。

特效理疗 偏方验方名方

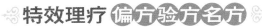

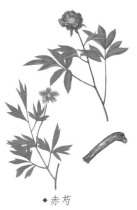

◆赤芍

赤芍、蒲公英外洗法

取赤芍10克，蒲公英15克，败酱草20克。将赤芍、蒲公英、败酱草洗净，放入锅内，加适量水，煎煮约半小时，取汁100～150毫升，经阴道灌入。每日1次，5次为1个疗程。最多用2个疗程，月经期暂停使用本方。

大黄、丹皮、桃仁药外敷法

大黄300克，丹皮200克，桃仁150克，冬瓜100克，芒硝120克，米醋适量。将前4味药材共研为末，分3份，用时取1份，加米醋拌匀，拌入芒硝40克，装入布袋后放锅内蒸至透热，热敷于小腹，药袋上加热水袋，温度以热而不烫为宜，每日早、晚各敷40分钟，每袋用2～3日，每6～9天为1个疗程，4～5疗程为宜。

大黄外敷法

大黄100～200克。研细末，以米醋调成糊状，直接敷于下腹部，保持湿润，随时可以加醋。适用于湿热蕴结型慢性盆腔炎，腰腹疼痛，带下量多、色黄。每天再以大黄30克水煎液冲洗阴道，并保留灌肠。

芒硝大蒜泥外敷法

芒硝100克（细末）、大蒜泥50克加入少量温水，和成糊状，纱布包好，敷贴于下腹疼痛处，20分钟后皮肤潮红即取下。适用于急、慢性盆腔炎，症见腰腹疼痛，带下量多、色黄，尿黄便秘。

【阴道炎】

阴道炎是阴道黏膜及黏膜下结缔组织的炎症，是妇科门诊常见的疾病。正常健康妇女由于解剖学及生物化学特点，阴道对病原体的侵入有自然防御功能，当阴道的自然防御功能遭到破坏，则病原体易于侵入，导致阴道炎症。幼女及绝经后妇女由于雌激素缺乏，阴道上皮薄，细胞内糖原含量减少，阴道抵抗力低下，易受感染。

食疗、药疗 偏方验方名方

百部乌梅汤

百部15克，乌梅30克，白糖适量。将百部和乌梅加适量清水煎煮，煎好后去渣取汁，加入适量白糖煮沸。趁热服，分2～3次服完，每日1剂，连用3～5日。

乌梅可清热利湿、杀虫，适用于湿热型滴虫性阴道炎，症见带下黄稠、有异味，阴痒明显。

怀山鱼鳔瘦肉汤

怀山药30克洗净，猪瘦肉250克洗净，切块；鱼鳔15克用水浸发，洗净，切丝，把全部用料放入锅，加清水适量，大火煮沸后，改小火煲2小时，调味食用。怀山药可滋阴补肾、涩精止带，适用于老年人阴道炎，证属肝肾阴虚，症见腰酸脚软、头晕耳鸣、带下不止，也适用于产后血虚、眩晕。

马齿苋白果鸡蛋汤

将鸡蛋3个打碎取鸡蛋清，把鲜马齿苋60克、白果仁7个混合捣烂，用鸡蛋清调匀，用刚煮沸的水冲好，空腹服，每日1剂，连服4～5日。马齿苋可清热解湿、止带，适用于细菌性阴道炎，症见湿热下注、白带黄稠、小便黄。

特效理疗 偏方验方名方

黄柏汤坐浴

黄柏100克，甘草、花椒、白芷各50克。以上药材加水1500毫升，煎至1000毫升，倒出药液，待药温适宜时，坐浴20～30分钟。

每日1剂，早、晚各1次。本方可清热解毒、祛风止痒，适用于老年性阴道炎。

茶包外敷法

茶包中的单宁酸具有止痒的作用，可缓解阴道炎的炎症。用沸水冲泡茶包，泡开后放进冰箱里冷却后敷在患处即可。

连翘汁塞阴道法

连翘100克（中药店有售），放沙锅中加水600～700毫升，煎取200毫升，过滤去渣，温度适宜时用小块无菌纱布浸药汁后塞入阴道。每日1次，每次保留3～4小时，连用至愈。

苦参茶熏法

绿茶25克，苦参150克。将绿茶、苦参加入水1500毫升共煮10分钟后，趁热先熏后洗患处（也可酌加少量明矾）。每天可以固定使用1次。苦参茶能够清热泻火，有效缓解阴道炎的不适症状。

甘草汁熏法

将甘草30克用水煮约20分钟后去渣取液即可熏洗外阴部。本方可有效减轻阴道炎症。

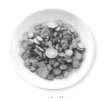

◆甘草

五倍子石榴皮熏法

五倍子、石榴皮、蛇床子、白鲜皮、黄柏各24克，枯矾6克。将以上药材水煎，去渣取液。熏蒸、坐浴和冲洗外阴、阴道15分钟，每日1剂，每日2次，连用6天为1个疗程。适用于滴虫性阴道炎。

大蒜汁疗法

将大蒜洗净，捣烂取汁，纱布消毒后用大蒜汁浸透，然后将其塞入阴道内30分钟，每日1次。但因其刺激性强，易灼伤黏膜，所以阴道以蒜汁施治应在医生指导下进行。大蒜汁可有效杀灭真菌，局部外用效果也不错。

苦参龙蛇汤

苦参、蛇床子、龙胆草、夏枯草、栀子、黄柏、白头翁、蒲公英各40克，白矾20克。以上药材加清水2500毫升，煎至2000毫升，倒出药液，坐浴熏洗（先熏后洗，再坐浴）阴道20分钟，每日1剂，早、晚各1次。本方可清热利湿、杀虫止痒，适用于滴虫性阴道炎。

【宫颈炎】

宫颈炎是育龄妇女的常见病，有急性和慢性两种。急性宫颈炎常与急性子宫内膜炎或急性阴道炎同时存在，但以慢性宫颈炎多见。

其症状主要表现为白带增多，呈黏稠的黏液或脓性黏液，有时可伴有血丝或夹有血丝。急性宫颈炎白带呈脓性，伴下腹及腰骶部坠痛，或有尿频、尿急、尿痛等膀胱刺激征。慢性宫颈炎是行经和性生活对宫颈的刺激所致。

❖食疗、药疗 偏方验方名方 ❖

❧ 赤石脂海螵蛸散

赤石脂、海螵蛸各18克。两药材共研成细末。每次服3克，每日3次。适用于宫颈炎赤白带下。

❧ 天花粉栀子芦根汤

天花粉、栀子各15克，芦根、绿豆各30克。所有药材水煎内服，每日2次，每日1剂。天花粉可清热解毒，利湿。适用于宫颈炎湿热证，症见小便短赤、涩痛等。

❧ 鸡冠花瘦肉汤

鸡冠花20克，瘦猪肉100克，红枣（去核）10颗。将鸡冠花、红枣、猪瘦肉洗净；把全部用料一起放入沙锅，加入适量清水，大火煮沸，改小火煮30分钟，调味即可。鸡冠花有白色、红色两种，白色者以渗湿清热为主，治白带；红色者除能清热利湿，尚能入血分以治赤白带，使用时可按症候不同选用。本方具有清热、利湿、止带的功效。

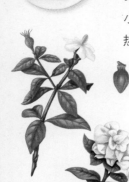

❧ 野芝麻汤

野芝麻15克。洗净，放入锅中，加水适量，水煎服，每日2次，每日1剂。野芝麻可治肺热咯血、血淋、白带、月经不调、跌打损伤、肿毒。

◆栀子

❧ 儿茶软膏

儿茶15克，白矾10克，黄柏5克，冰片3克。以上药材共研为极细末，加适量香油或豆油或甘油，调成软膏状，储存于瓶中备用，或用时调制。先对阴道宫颈常规消毒后，再将软膏涂患处，每次取软膏1克。

如合并湿热下注的阴道炎症（如阴道炎、滴虫阴道炎）采用六药汤（百部、苦参各30克，蛇床子50克，艾叶20克，白矾、防风各15克煎水，趁热先熏后洗再坐浴后上药）。本方可消炎活血、收敛生肌，适用于宫颈糜烂。

◆黄柏

❋ 儿茶参柏散

儿茶、苦参、黄柏各25克，白矾20克，冰片5克。先将儿茶、苦参、黄柏洗净干燥后粉碎，过120目筛。另将白矾、冰片研成细面，与以上药粉混匀，储存于瓶中备用，密封好勿漏气。同时每取本散5克，用香油调成糊状。上药时，先用干棉球擦拭阴道，再将带线棉球蘸已调好的药糊，放在糜烂面上。24小时内将棉球取出。每隔2天上药1次。本方可清热利湿、收敛活血，适用于宫颈糜烂。

❖ 特效理疗 偏方验方名方 ------------------◆

🍁 孩儿茶涂抹法

取儿茶适量研细末，用温水加3克盐化开后，冲洗宫颈，然后药末均匀地涂撒患处，每日1次，5天为1个疗程。适用于宫颈炎。

🍁 五倍子涂抹法

取五倍子、枯矾各等份研细末，加甘油调成糊状，用棉签蘸药粉涂子宫颈管口内外，每日1次，15次为1个疗程。病较重者可连用1个疗程。月经来潮时，可以暂停用药。适用于慢性宫颈炎。

🍁 鸡蛋清塞宫颈法

鸡蛋清适量。宫颈部位用生理盐水擦拭干净，用鸡蛋清涂抹患处，然后再用蘸满蛋清的棉球塞子宫颈处，次日取出，连用5天为1个疗程。适用于宫颈糜烂有出血者。

🍁 猪苦胆石榴皮塞宫颈法

取猪苦胆5～10个（晒干），石榴皮60克共研成细粉，用适量花生油调成糊状，装瓶备用。用前先清洁宫颈，再将有线的棉球蘸药塞入宫颈糜烂处。每日1次，连用多次。适用于宫颈糜烂。

🍁 金银花甘草塞阴道法

取金银花、甘草各等量研细末，先用温盐水将阴道分泌物冲洗干净，用带线的药棉蘸药末放入阴道，每晚1次，12小时后拉出药棉，5天为1个疗程。本方可清热解毒，适用于宫颈炎。

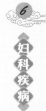

【更年期综合征】

更年期综合征是由雌激素水平下降而引起的一系列症状。更年期妇女由于卵巢功能减退，垂体功能亢进，分泌过多的促性腺激素，引起自主神经功能紊乱，从而出现一系列程度不同的症状，如月经变化、面色潮红、心悸、失眠、乏力、抑郁、多虑、情绪不稳定、易激动、注意力难以集中等，称为更年期综合征。

食疗、药疗 偏方验方名方

益智仁粥

益智仁5克，糯米50克，盐适量。益智仁研末；糯米煮粥，然后调入益智仁末，加盐适量，稍煮片刻。每日早、晚餐温热服。益智仁可补肾助阳、固精缩尿。适用于妇女更年期综合征以及老年人脾肾阳虚、腹中冷痛、尿频、遗尿等。阴虚血热者忌服。

莲芡粥

莲子（去心）、芡实（去壳）各60克，鲜荷叶1块。上述材料洗净，鲜荷叶撕成小片，与适量糯米煮粥，亦可加适量砂糖服食。莲子味甘、性平，具有补脾止泻、益肾固精、养心安神等功效。芡实自古作为永葆青春活力、防止未老先衰的良物。适用于更年期综合征、心烦、失眠。

糯米灵芝粥

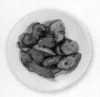

糯米、灵芝各50克，小麦60克，白砂糖30克。将糯米、小麦、灵芝洗净，再将灵芝切成块，放入沙锅内，加水1碗半，用小火煮至糯米、小麦熟透，加白砂糖即可。每日1次，一般服5～7次有效。灵芝可养心、益肾、补虚。适用于妇女心神不安、更年期综合征。

决明子汤

决明子、紫地榆、带皮的桑枝各20克。在以上药材中加入2碗水，煎20～30分钟，剩下半量时即可饮用。可连服3～4个月。本方在月经停止、身体感到异常时即可用。

浮小麦汤

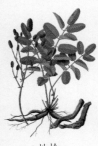

◆地榆

浮小麦20克，甘草9克，大枣6枚，水煎温服。每日2次。适用于妇人脏燥（癔病）、悲伤欲哭、神经性心悸、怔忡不安、失眠等。

赤神曲汤

赤神曲、香附、乳香各等份。将以上药材共研细末。每次3克，用温黄酒送服，每日3次。适用于更年期腹痛。

白芍薄荷汤

白芍15克，丹皮、栀子、柴胡、白术、茯苓、当归各10克，薄荷5克，甘草、生姜各3克。将以上药材用清水洗净后，置于容器中，加水800毫升，煮至200毫升，滤出药液后再加水700毫升，煎煮至160毫升，2次药液共360毫升。每日3次，每次120毫升，饭前半小时服下，20天为1个疗程，休息7天后再服1个疗程，共3个疗程。适用于妇女更年期综合征。

特效理疗 偏方验方名方

女贞子首乌水泡脚法

女贞子、制首乌各50克，苦丁茶15克。以上药材洗净，一同放入锅中，加清水2000毫升，煎至水剩1500毫升时，滤出药液，倒入脚盆中，先熏蒸，待温度适宜时泡洗双脚，每晚临睡前泡洗1次，每次40分钟，15天为1个疗程。适用于妇女更年期综合征。

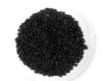

白萝卜合欢水泡脚法

取白萝卜250克，合欢皮、夜交藤各50克；将白萝卜切片，与另两味药材同入药锅，加清水适量，煎煮30分钟，去渣取汁，与2000毫升沸水一起倒入盆中，待水温适宜时泡洗双脚，每日2次，每次40分钟，15天为1个疗程。适用于妇女更年期综合征。

柴胡白芍水泡脚法

取柴胡、白芍、香附各15克，枳壳、郁金各30克，陈皮、木香各9克洗净，一同放入锅中，加清水2000毫升，煎至水剩1500毫升时，滤出药液，倒入脚盆中，先熏蒸，待温度适宜时泡洗双脚。每晚临睡前泡洗1次，每次30分钟，20天为1个疗程。适用于妇女更年期综合征。

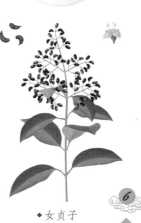

◆女贞子

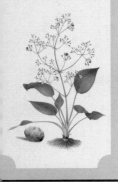

【急性前列腺炎】

急性前列腺炎是指前列腺非特异性细菌感染所致的急性炎症，主要表现为尿急、尿频、尿痛、直肠及会阴部痛，多有恶寒发热等。急性前列腺炎是男性泌尿生殖系统常见的感染性疾病，致病菌以大肠埃希菌为主，约占80%。感染途径为血行感染，常继发于皮肤、扁桃体、龋病（龋齿）、肠道或呼吸道急性感染，细菌通过血液到达前列腺部引起感染。

食疗、药疗 偏方验方名方

绿豆车前子汤

绿豆60克，车前子30克。将绿豆淘洗干净，车前子用细纱布包好，同置锅中加水烧沸后，改用小火煮至豆烂，去车前子食用。车前子具有利水、清热、明目、祛痰的作用。适用于各种前列腺炎。

番茄苹果汁

番茄200克，苹果100克，芹菜30克，柠檬汁30毫升。将番茄洗净，用沸水烫一下后剥皮，用榨汁机或消毒纱布把汁挤出；苹果、芹菜洗净，苹果削皮切块，芹菜切段，一起放入榨汁机中搅打成汁；苹果、芹菜汁兑入番茄汁中，果蔬汁中加入白糖、柠檬汁调匀，冲入温开水，即可直接饮用。

番茄中的番茄红素能清除自由基，预防前列腺癌；烟酸可维持胃液的正常分泌，促进红细胞的形成，利于保持血管壁的弹性和保护皮肤。番茄多汁，可以利尿，肾炎患者也宜食用。

解毒汤

龙胆草、土茯苓、金银花各30克，延胡索9克，甘草6克，水煎服。每日1剂，日服3次。5剂为1个疗程。本方可清热解毒、利湿止痛，适用于急性前列腺炎。

蒲公英金银花粥

将蒲公英60克、金银花30克，加水300毫升后用小火共煎45分钟，滤渣取汁后加入大米100克煮成稀粥。分早、晚服用，服用时如果感到苦涩的话，可略加些白糖。《本草纲目》记载，蒲公英性平、味甘微苦，有清热解毒、消肿散结及催乳作用，有明显的利尿作用。金银花，又名忍冬、银花、双花等，自古被誉为清热解毒的良药。两者配合食用，有利尿解毒的功效。本方能够有效缓解前列腺炎。

特效理疗 偏方验方名方

麝香、白胡椒敷肚脐

麝香0.15克，白胡椒7粒。两药分别研为细末。脐部清洗干净，消毒，先用麝香纳入肚脐，再用胡椒将肚脐填满，盖上塑料薄膜，胶布固定，使其密不透气。7～10天换药1次，10次为1个疗程，每疗程间隔5～7天。

甘草、冰片外敷中极穴

甘草10克，研为细末，加冰片5克，面粉适量，拌匀，温水调为糊状，外敷中极穴，用胶布固定，一般外敷5分钟可见尿液排出。

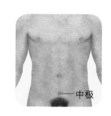

——中极

芒硝、益母草熏洗会阴部

取芒硝、益母草、天花粉、生大葱各30克，大黄、白芷、艾叶、车前草各10克，水煎取药液约2000毫升，置入盆中，坐盆上先熏蒸，待水温稍降后以毛巾浸渍药液洗会阴部，水温再降后坐盆内，至水凉为止，每次1剂，每日3次。7～8天，即可排尿如常。

热敷小腹法

取肉桂30克、升麻15克共研为细末，加麝香0.3克混匀，制成药兜佩戴在小腹部，每5日换药1次，并且每晚用热水袋热敷药兜15～30分钟。连续1～2个月。

生葱热熨腹部

盐500克，生葱250克。将生葱切碎，与盐一同放入锅内炒热后用布包裹，待触之不烫手时，热熨小腹部，药包冷后再加热熨，交替数次，连续2～3小时，即可见效。

【慢性前列腺炎】

　　慢性前列腺炎是一种发病率非常高（4%～25%）且让人十分困惑的疾病，接近50%的男性在其一生中的某个时刻将会遭遇到前列腺炎症状的影响。由于慢性前列腺炎的病因、病理改变、临床症状复杂多样，并对男性的性功能和生育功能有一定影响，严重地影响了患者的生活质量，使他们的精神与肉体遭受极大的折磨。

　　其病因一般认为私欲不遂或房事过度，相火妄动，湿热下注，与心、肾、脾等脏腑密切相关。

食疗、药疗 偏方验方名方

墨鱼桃仁汤

　　墨鱼200克，桃仁10克。将墨鱼洗净切片，与桃仁同入锅，加水适量，煮熟后食墨鱼饮汤。

　　墨鱼适宜阴虚体质、贫血、妇女血虚经闭、带下、崩漏者食用。本品适用于肾虚血瘀之不育及性功能障碍，适用于慢性前列腺炎。

知母黄柏降火汤

　　知母、黄柏各15克，肉桂5克，川牛膝20克，广木香8克，琥珀3克（研末，冲服），黄芪20克，穿山甲12克（先煎），桔梗7克，升麻6克。所有药材水煎服。留取药渣复煎，熏洗会阴处，每日1次，每次30分钟。知母佐黄柏可滋阴降火，有金水相生之意，配合其他药材可治疗慢性前列腺炎。

六味地黄汤

　　熟地黄24克，山茱萸、山药各12克，茯苓、泽泻、牡丹皮各9克。所有药材水煎温服，每日1剂，分3次，饭前约1小时服。本方有增强免疫功能、抗炎、降血糖、增强性功能等作用，适用于慢性前列腺炎。

　　熟地黄可兴奋造血功能、强心、扩张血管、降血压；山药可滋补身体、助消化、降血糖。

大黄牡丹汤

　　大黄、桃仁各5克，牡丹皮、冬瓜子各10克，水煎服，每日1剂，日服2次。或共研为粗末，放入保温杯中，冲入沸水，加盖闷15分钟

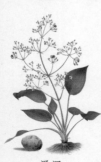

◆泽泻

即可。代茶饮。本方可泻热破积、活血化瘀，适用于气滞血瘀型慢性前列腺炎。

特效理疗 偏方验方名方

🍃 压腿法

先坐在床上，身心放松，双腿和双手同时向前缓缓伸直，然后上半身慢慢地尽力向前往下压，最好能做到手摸到脚趾。在整个过程中，注意双脚都要保持伸直。保持这个动作数秒后，再慢慢恢复到坐姿，此动作可反复进行。

这个动作主要是通过对腹部和阴部器官的锻炼，改善性功能，加强性的控制能力，以此改善和缓解前列腺炎。

🍃 抖膝部法

先站立，双手自然地叉腰，身心放松，接着两脚叉开与肩同宽，以每秒2～3次的频率抖动膝部，抖动时长为1～2分钟，抖动时会感觉到浑身肌肉连同睾丸处都在震颤。这个动作能够引起睾丸的震颤，活动睾丸的气血，有效缓解前列腺炎。

🍃 叉腿法

坐在地板或床面上，双腿先向前伸直，接着慢慢地分别向两边张开双腿。在整个过程中，双腿都要保持伸直，不要弯曲，并且大腿的背面与小腿的腿肚要平贴地面。

这个动作通过扩张双腿来拉动会阴部的肌肉，锻炼会阴部器官，可有效地减轻前列腺炎。

🍃 生大黄敷贴法

生大黄90克，加水400毫升，煎液倒入盆中熏蒸会阴部，待药液不烫手时，用毛巾浸液擦洗会阴处，同时在局部做顺时针按摩30分钟。早、晚各1次，每剂药熏2次。熏洗完毕，取中极、会阴两穴，用生姜汁调大黄末2克外敷，以胶带固定。体质强壮或有热象者，每天可用生大黄3～6克泡茶饮。

🍃 小茴香、荆芥熏洗法

将适量小茴香、防风、荆芥加水放在一起煎，煎后将药水倒入水温42℃左右的浴池里进行洗浴即可。洗浴的过程中，要保持水温。可以每天照此方法洗浴1次，长期使用可有效缓解前列腺炎。

【男性不育】

　　男性不育是指夫妇同居未采取避孕措施2年以上而无生育者。女方检查正常，男方检查出现异常状况。属于男方的病症，常见病因有：先天不足、肾精不充、肾气不足、精关不固或肾精亏耗、滑脱不禁或房劳过度、肾不藏精或情志紧张、精气失调等。总之，该病多是由于肾、肾精、气虚及至肾阳虚、肾阴虚、肾阴阳两虚所致。

食疗、药疗 偏方验方名方

淫羊藿、熟地黄煎剂

　　淫羊藿15克，熟地黄12克，丹参30克，赤白芍、肥知母、川黄柏、丹皮、车前子各9克（包），金银花25克，生甘草6克。所有药材加清水适量，浓煎2次，头煎二煎取汁混合均分2小碗，上、下午各1次，连服1周为1个疗程。淫羊藿使精液分泌亢进，精囊充满后，刺激感觉神经而间接兴奋性欲，其功效优于海马。适用于男子精液不液化所致的不育症。

嚼食枸杞子

　　每晚取枸杞子15克，嚼碎咽下，连服1个月为1个疗程。一般服至精液常规检查转为正常后，再继续服药1个疗程。枸杞子可滋补肝肾、益精明目，为药食两用佳品。适用于虚劳精亏、腰膝酸痛、眩晕耳鸣、目昏不明。

苁蓉羊肉粥

　　肉苁蓉15克，精羊肉100克，大米80克，盐、葱白、生姜各适量。分别将肉苁蓉、精羊肉洗净后切细；先入沙锅煎肉苁蓉取汁去渣，入羊肉和大米同煮，待煮沸后，加入盐和佐料，煮成粥即可。适于冬季服食，以5～7天为1个疗程。

　　肉苁蓉可补肾助阳、健脾养胃。适用于治疗肾阳虚衰所致的阳痿、早泄以及不孕等症。夏季以及性功能亢进者，不宜食用。

怀山药薏苡仁萝卜粥

　　怀山药、薏苡仁各20克，大萝卜1000克，大米50克。萝卜煮熟绞汁，与怀山药、薏苡仁、大米同煮至粥熟。每天2次分食。薏苡仁

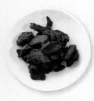

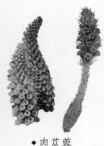

◆肉苁蓉

上篇　对症祛病偏方验方名方

可燥湿祛痰、健脾和胃。适用于不育、阳痿、早泄、气短懒言。

🌿 乌梅党参 🌿

乌梅、干姜、桂枝各9克,党参、当归各15克,细辛3克,黄柏10克,黄连6克,水煎内服。本方可温补肾阳,清热通络,适用于男性不育。

🌿 鱼骨散 🌿

醋炒鱼骨50克,紫河车粉7克,炒鸡蛋壳18克,白糖25克。将上述药材共研细末,储存在瓶中备用。每次服0.5~1克,日服3次,用温开水送服。本方可益肾壮骨生精,适用于男性不育。

特效理疗 偏方验方名方

🌸 自我按摩方法 🌸

推擦腰骶部→掌心揉按关元穴、曲骨穴→轻轻拿捏大腿内侧→推腹部正中线→点揉足三里穴→擦涌泉穴→提捏乳头。这套方法共做10~15分钟,每日晨起前和睡觉前各做1遍。过性生活前,可先做1遍以上按摩方法,再用一手掌心揉按下腹部,另一手搓揉睾丸1~2分钟,以睾丸微感酸胀为度。然后,再用一手将阴茎上提并按于脐下,另一手掌心揉擦阴囊根部,在揉擦时用掌根将睾丸上推,反复揉擦使阴囊根部微发热。本法对增进夫妻的房事和谐,防治性功能衰退、早泄有较好疗效。

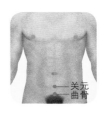

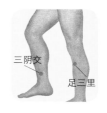

🌸 搓涌泉 🌸

盘膝而坐,双手掌对搓发热后,两手紧握脚面,从趾根处起,对踝关节至三阴交部位往返用力摩擦20~30次,然后左、右手分别搓涌泉穴(在足底前1/3处,足趾后屈时呈凹陷处)81次。

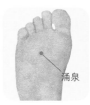

🌸 按摩肾俞 🌸

两手掌贴于肾俞穴(在第2腰椎棘突下,旁开1.5寸处),两手中指对命门穴(在第2腰椎棘突下凹陷中),双手同时从上向下、从外向里的方向做环形转动按摩,各转运36次。此为顺转,是补法;反之,为泻法;肾俞穴宜补不宜泻,转动时要注意顺逆,如有肾虚、腰痛者,可以9次为序,增加转动次数,转动意守命门。

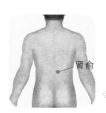

男科疾病

【阳痿】

　　阳痿是指在有性欲要求时，阴茎不能勃起或勃起不坚，或者虽然有勃起且有一定程度的硬度，但不能保持性交足够的时间，因而妨碍性交或不能完成性交。引起阳痿的原因很多，一是精神方面的因素，如夫妻间感情冷漠，或因某些原因产生紧张心情，均可导致阳痿；二是生理方面的原因，如阴茎勃起中枢发生异常。

食疗、药疗 偏方验方名方

肉苁蓉粥

　　肉苁蓉15克，精羊肉100克，大米50克。肉苁蓉加水100毫升，煮烂去渣；精羊肉切片加入沙锅内加水200毫升，煎数沸，待肉烂后，再加水300毫升，将大米煮至米开花汤稠时，加入肉苁蓉汁及羊肉再同煮片刻即可，盖紧盖闷5分钟。每日早、晚温热服。肉苁蓉可补肾壮阳、润肠通便。适用于阳痿早泄、遗精、便秘等。

菟丝子粥

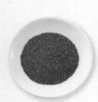

　　菟丝子30～60克（鲜者可用60～100克），大米100克，白糖适量。先将菟丝子捣碎，水煎，去渣取汁后，入大米煮粥，粥将成时，加入白糖稍煮即可。早、晚服用，7～10天为1个疗程。菟丝子味甘、性微温，可滋补肝肾、固精缩尿、安胎、止泻。本方可补肾益精、养肝，适用于肾气不足所致的阳痿、遗精、头晕眼花。

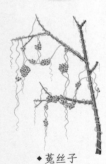

◆菟丝子

枸杞羊肉粥

　　枸杞子150克，羊肾1个，羊肉100克，葱白2根，大米100～150克，盐适量。将羊肾去内膜，切腰花，再把羊肉切小块，枸杞子煎汁去渣，同羊肾、羊肉、葱白、大米一起煮粥。待粥成后加入盐适量，稍煮即可。每日1～2次，温热服。枸杞子可滋肾阳，补肾气，壮元阳。适用于肾虚劳损、阳气衰败所致阳痿、腰脊疼痛等。

鹿角胶粥

　　鹿角胶15～20克，大米100克，生姜3片。先煮大米，待沸后，放入鹿角胶、生姜同煮为稀粥。每日1～2次。5天为1个疗程。鹿角胶补肾阳、益精血。适用于肾气不足所致的阳痿、早泄、遗精、腰痛等。

🌿 雪莲花冬虫夏草浸酒

绵头雪莲花15克，冬虫夏草50克，白酒1000毫升。将前2味药物浸泡在白酒中，拧紧瓶盖，1个月后饮用，每次5毫升，每日1～2次。雪莲花可温肾壮阳散寒，适用于阳痿、腰膝软弱，外伤出血（雪莲花味辛、性热、有毒，过量易中毒）。

❋ 特效理疗 偏方验方名方

🍃 摩擦双耳

晨起时，用指尖或螺纹面在双侧对耳轮体等耳部轻轻环形摩擦，或点压揉按，以局部微胀痛有热感为度。此法具有调和阴阳，疏通气血，健肾固精之效。

◆雪莲花

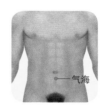

气海

🍃 手心搓脚心

先在床上坐下，用右手心搓擦左脚心9～36次，直至稍感微热即可；再用左手心搓擦右脚心9～36次。两边动作皆完成之后，再将左、右手手掌相叠，按揉气海穴（在腹中线上，脐下1.5寸处）9～36次。此动作简单易学，能够缓解阳痿、遗精等症。

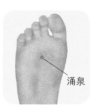

涌泉

🍃 脚心互搓

先在床上坐下，用双手支撑着身体，慢慢地抬高双脚，然后用双脚的脚心互搓涌泉穴9～36次，稍感温热即可。此动作能够有效地缓解阳痿、遗精等症。

🍃 双手搓下腹部

临睡前，将一只手放在脐下耻骨上小腹部位；另一只手放在腰上，然后一面按住腰，一面用手在下腹部由右向左慢慢摩擦按摩，以自觉腹部温热感为度。

🍃 按摩腹股沟

临睡前，将两手放于两侧腹股沟处（大腿根部）。以掌沿斜方向轻轻按摩36次，可每周按摩数次。对增强性欲，提高精力有一定作用。

男科疾病

【早泄】

早泄是男性性功能障碍的常见病，是指射精发生在阴茎进入阴道之前，或进入阴道中时间较短，在女性尚未达到性高潮时提早射精而出现的性交不和谐障碍。早泄的诊断标准在于女方是否满足。类型分为器质性（疾病引起）和非器质性（心理性、习惯性及因包皮过长等正常原因引发的射精过快现象）。早泄与阳痿关系密切，早泄严重可导致阳痿。

食疗、药疗 偏方验方名方

◆ 芒果

芒果炒虾仁

芒果100克，明虾或者基围虾300克，小尖椒6～8个，青豌豆50克。将虾去皮、留尾，一切两半，用料酒、盐、水淀粉充分抓匀；芒果切长滚刀块；热锅中加植物油烧温，放入虾尾段划出；锅中留底油，放入葱姜末烹出香味，加入芒果、盐稍炒，加入虾、青豌豆，调味淋明油即可。本方可改善男性早泄症状。

芡实茯苓粥

芡实15克，茯苓10克，大米适量。将芡实、茯苓捣碎，加水适量，煎至软烂时再加入淘净的大米，继续煮烂成粥。分顿食用，连吃数日。本品可补脾益气，适用于小便不利、尿液混浊、阳痿、早泄。

腐皮白果粥

白果9克，腐皮45克，大米适量。将白果去壳和心，与腐皮、大米置锅中加水适量，煮粥。每日1次，当早餐食用。本品可补肾益肺，适用于早泄、遗尿、小便频数、白带过多、肺虚咳喘等。

黄柏牡蛎汤

焦黄柏、生地黄、天冬、茯苓各10克，煅牡蛎20克，炒山药15克，水煎服。每日1剂，日服2次。本方可清热泻火、滋肾养阴、健脾固涩，适用于早泄。

二莲汤

苦石莲12克，人参、甘草、莲须各3克，麦冬、远志、芡实各6克，水煎服。每日1剂，日服2次。本方可养心安神，适用于早泄。

🍃 龙胆黄芩汤

龙胆草15克，当归、黄芩、木通各10克，泽泻12克，生地黄、甘草、栀子、车前子各9克（包煎），水煎服。每日1剂，日服2次。本方可清泻肝经湿热，适用于肝经湿热型早泄。

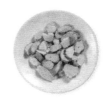

🍃 知柏生地汤

知母、黄柏、山茱萸、山药、泽泻、牡丹皮、金樱子各9克，生地黄、沙苑子各10克，龙骨、牡蛎各30克，水煎服。每日1剂，日服2次。本方可滋阴潜阳、止遗固精，适用于阴虚阳亢型早泄。

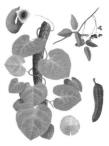

🍃 参芪当归汤

当归10克，人参、茯神、白术各9克，黄芪、龙眼肉各12克，远志、酸枣仁、木香、甘草各6克，水煎服。每日1剂，日服2次。本方可补益心脾，适用于心脾虚损型早泄。

◆木通

🍃 三子黄精汤

黄精、五味子、女贞子、金樱子、桑螵蛸、牡蛎各30克，益智、补骨脂各12克，水煎服。每日1剂，日服2次。本方可益肾固精，适用于早泄。

❀特效理疗 偏方验方名方 ----------------◆

🍁 按摩腹部法

取仰卧位，先用右（或左）掌根揉神阙穴，以脐下有温热感为度。再用掌摩法摩小腹部，时间约5分钟。每晚临睡前空腹，将双手搓热，掌心左下右上叠放贴于肚脐处，逆时针做小幅度的揉转，每次揉转20～30圈，腹部按摩可起到温养神阙穴的作用。

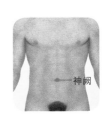

神阙

🍁 夫妻挤捏操

妻子将拇指放在丈夫龟头的下系带部位，食指放在龟头冠状缘的上方，轻轻地挤捏4秒钟，然后松开，每分钟挤捏1次，每晚4～5次，1周为1个疗程。经过1～2个疗程之后，便可将此挤捏操运用于性生活中，当男性将阴茎插入女性的体内前，女性先进行挤捏，待阴茎进入阴道片刻后，可将阴茎抽出再次进行挤捏，反复如此。此法可有效改善男性的早泄症，当症状有所改善之后，亦可改为挤捏阴茎根部。

7

男科疾病

【遗精】

遗精是一种生理现象，是指不因性交而精液自行遗出。中医将精液自遗现象称遗精或失精。有梦而遗者名为"梦遗"。即做梦而遗，甚至清醒时精液自行滑出者为"滑精"，由肾虚精关不固所致。西医可见于包茎、包皮过长、尿道炎、前列腺疾患等。有梦而遗往往是清醒滑精的初起阶段，梦遗、滑精是遗精轻重不同的两种症候。

食疗、药疗 偏方验方名方

• 莲子

煮莲子

新鲜带莲心的莲子适量。将新鲜带莲心的莲子10颗放入饭中蒸熟后嚼服，或将带莲心的莲子20克，加水适量煎煮后食莲子饮汤。每日2次，连服15天。莲子为睡莲科植物莲成熟的种子，是常见的滋补之品，有很好的滋补作用。莲子碱有平抑性欲的作用，对于青年人梦多、遗精频繁或滑精者，服食莲子有良好的止遗涩精作用。

熟白果

白果10颗。将白果带壳放入锅中，用小火炒熟，取仁嚼服，每日2次，连食15天。白果又叫银杏，性平、味甘、微苦、涩，有小毒，有敛肺定喘、止带缩尿及化痰的功能，适用于遗精过多。外用则能"消毒杀虫"。

韭菜炒核桃肉

韭菜400克，核桃肉（去皮）100克。上述材料用芝麻油炒熟食用。连用1个月。核桃为补益中药，有补肾固精、润肠通便等作用。适用于肾虚腰酸足软、阳痿遗精、肺虚久咳、肠燥便秘等症。

淫羊藿炖驴肉

淫羊藿10克，驴肉500克，姜、葱、茴香、盐、鸡精、花生油、料酒、桂皮各适量。将淫羊藿用纱布包好与狗肉一起放入锅中，加上适量的水用大火煮；水沸腾后加入料酒、茴香、桂皮、葱、姜，待肉熟后，再放入鸡精、花生油和盐，水再次沸腾即可食。淫羊藿可补肾益气、强筋骨、助阳益精，可改善遗精症状。适用于阳痿、遗精、腰膝冷痛、半身不遂等症。

连桂汤

黄连、肉桂各3克，甘草6克，水煎服。每日1剂，日服2次。可滋阴降火、交通心肾。适用于心肾不交型遗精。

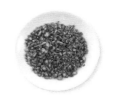

五倍散

五倍子120克，茯苓、牡蛎各60克，荷叶45克。以上药材共研细末，备用。每次服6克，日服3次，以淡盐水送服。可清热利水、止遗固精。适用于遗精。

栀芩龙胆汤

栀子、黄芩、龙胆草、木通、柴胡、川楝子、甘草各6克，白芍、生地黄、牡丹皮、五味子各10克，水煎服。每日1剂，日服2次。可疏肝解郁、清泻相火。适用于相火炽盛型遗精。

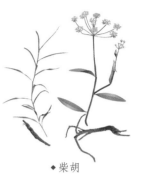

◆柴胡

固精散

金樱子50克，韭菜子30克，五味子20克。以上药材炒焦共研细末，备用。于每晚睡前用淡盐汤冲服20克。本方可益肾固精，适用于肾虚遗精。

或取龙骨、牡蛎各60克，韭菜子90克，芡实、莲梗各30克。共研细末，每次服6～9克，日服2次，用开水冲服。

特效理疗 偏方验方名方

黄连、煅牡蛎泡脚

取黄连、肉桂各6克，仙鹤草、煅牡蛎、煅龙骨各30克，知母、黄柏、五倍子、菟丝子各15克，加足水量煎煮，去渣后倒入盆内，趁热将两足浸泡于药液中15分钟，每晚临睡前1次。每剂药可煮沸后重复用1次，5日为1个疗程。

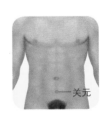

—关元

按摩特效穴位

梦遗患者，多由相火过旺，而阴精走泄，或烦劳过度，心肾不交，或肾阴内烁而导致；若无梦而遗者，则因肾关不固，精窍滑脱，比有梦遗者更深一层。

对本病的治疗，需有恒心，宜隔日一次，并清心寡欲，戒除一切不良习惯，当以肾俞（在第2腰椎棘突下，旁开1.5寸处）、关元（正仰卧位，在下腹部前正中线上脐下3寸）为主穴，梦遗者配神门穴（仰掌取穴，于手腕关节掌侧，尺侧腕屈肌腱的桡侧凹陷处）。

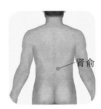

—肾俞

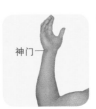

神门—

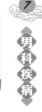

男科疾病

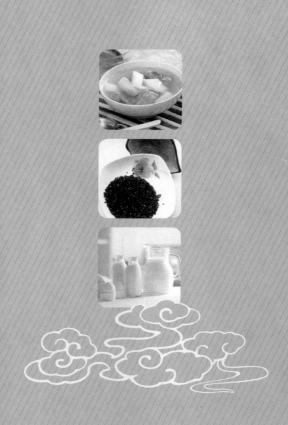

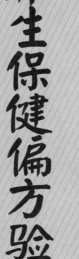

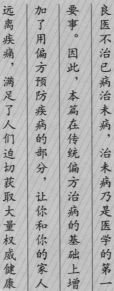

下篇

养生保健偏方验方名方

良医不治已病治未病，治未病乃是医学的第一要事。因此，本篇在传统偏方治病的基础上增加了用偏方预防疾病的部分，让你和你的家人远离疾痛，满足了人们迫切获取大量权威健康信息的需要。

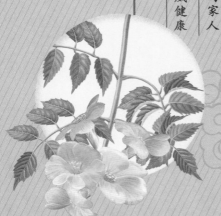

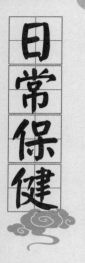

日常保健

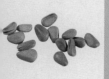

【补血养气】

中医所说的气，一是指构成人体和维持人体生命活动的精微物质，如水谷之气、呼吸之气；二是指脏腑的生理功能，如脏腑之气、经络之气等。但是，两者又是相互联系的，前者是后者的物质基础，后者是前者的功能表现。气虚常由久病体虚、劳累过度、年老体弱等引起，表现为脏腑功能减退，如少气懒言、神疲乏力、头晕目眩、自汗、活动时诸症加剧、舌淡苔白、脉虚无力。

血是维持生命活动的物质基础，如脾胃虚弱、生血不足，或失血过多、新血未生，或肠中虫积、营养消耗过多等，均可导致血虚，出现面色苍白或萎黄，口唇苍白、头晕眼花，心悸失眠，手足麻木，舌质淡，脉细无力等症。

气和血是生命活动的动力和源泉。气为阳，血为阴，血与气有阴阳相随、互为资生、互为依存的关系。气之于血，有温煦、化生、推动、统摄的作用。所以，气虚无以生化，血必因之而减少。血之于气，则有濡养、运载等作用。故血虚无以载气，则气亦随之而减少。因此，气虚、血虚日久者，可出现气血两虚，表现为少气懒言、自汗乏力、面色苍白、萎黄、心悸失眠、舌淡而嫩、脉细弱等症。

食疗、药疗 偏方验方名方

黄芪蒸乳鸽

肥乳鸽2只，黄芪、枸杞子各6克，水发口蘑30克。将鸽子宰杀，去毛、内脏、头、脚，切成块，洗净。黄芪切成长薄片。碗内调入湿淀粉、鸡蛋清、调料，加入鸽子肉、口蘑拌匀摊平，将枸杞子码在四周，黄芪片放在碗的中央，上屉蒸烂熟。佐餐服食。本方可养气。

烩双菇

罐头蘑菇200克（或鲜蘑菇250克），香菇50克。香菇用开水泡开，锅内放入植物油，烧热，加入香菇煸炒1分钟，投入蘑菇与泡香菇的水，再加盐、白糖，待汤汁微沸时，勾芡，调入味精。佐餐服食。本方可养气。

烧牛蹄筋

牛蹄筋250克，青菜心25克。将生牛蹄筋放入小沙锅里，加3倍水，用小火煮至八成熟时取出，切成条状，原汤留用；青菜心切成宽条；干团粉加水20毫升调成糊状。用热油锅煸青菜，随即将牛蹄筋、料酒、生姜、酱油及原汤一起倒入，煮开后，加味精、胡椒粉及调好的团粉汁，稍煮即可。佐餐服用。本方可养气。

荷叶乳鸽片

乳鸽4只（宰后洗净），鲜荷叶1张，水发冬菇60克，熟瘦火腿15克，蚝油6克，姜5片，湿淀粉10克，熟猪油30克，白糖、香油、胡椒粉、盐各适量，水草1根。将乳鸽、冬菇、火腿切片，荷叶用开水泡过。将鸽片和头、翼放入瓦钵内，用姜、蚝油、盐、香油、白糖、胡椒粉及湿淀粉拌匀，后下猪油拌匀，放于长碟中。横放1根水草，将荷叶放上面，将鸽片、冬菇片、火腿片互相间隔，分三行排在荷叶上，再将鸽头、翼摆好，用水草扎紧裹成长方形，入笼蒸15～20分钟取出，去水草即可。佐餐服食。本方可养气。

莲子薏苡仁排骨

莲子30克，薏苡仁50克，排骨2500克，冰糖500克，生姜、蒜、花椒各适量。将莲子浸后去皮、心，与薏苡仁同炒香，捣碎，水煎取汁。排骨洗净，放汁液中，加拍破的生姜、蒜、花椒，煮至七成熟时，去泡沫，捞出晾凉。将汤倒入另一锅内，加冰糖、盐，小火煮浓汁，放入排骨，烹黄酒，翻炒后淋上香油。佐餐服食，每日1次，连服7～10天。本方可养气。

◆冰糖

人参粥

白米50～100克，人参10克。将人参切成小块，用清水浸泡40分钟，放入沙锅（或铝锅）内，先用大火煮开，后改用小火熬约2小时，再将米洗净放入参汤中煮成粥。早、晚各食1次，常服有效。本方可养气。

补虚正气粥

黄芪20克，党参10克，粳米100克，白糖适量。将黄芪、党参切片，用清水浸泡40分钟，按水煮提取法，提取黄芪、党参浓缩液30毫升。粳米洗净煮粥，粥将成时加入黄芪、党参浓缩液，稍煮片刻即可。早、晚各食1次，服时酌加白糖。本方可补虚养气。

◆白菜

春盘面

白面粉3000克，羊肉100克，鸡蛋5个，韭黄250克，羊毛肚、蘑菇、白菜各500克。将羊肉、羊肚、蘑菇洗净，切块。白菜洗净，切段。韭黄洗净，剁碎待用。面粉用水和好，放入韭黄、食盐，揉成面团，切成面条。将羊肉、羊肚放入铝锅内，加入生姜、蘑菇、白菜，置大火上烧熟，然后将面条下入，烧开，放入食盐、料酒、醋、胡椒粉即成。可作正餐食之。本方可养气。

糯米阿胶粥

阿胶30克，糯米60克，红糖适量。先用糯米煮粥，待粥将熟时，放入捣碎的阿胶，边煮边搅匀，稍煮2～3沸加红糖即可。早晨空腹食用。本方可养气。

人参莲肉汤

白人参10克，莲子10枚，冰糖30克。将白人参、莲子放在碗里，加水适量泡发，再加入冰糖。将碗置蒸锅内，隔水蒸炖1小时。人参可连续使用3次，次日再加莲子、冰糖和水适量，如前法蒸炖。喝汤，吃莲肉，第3次时，同人参一起吃下。早、晚各食1次。本方可养气。

黄芪气锅鸡

嫩母鸡1只，黄芪30克，精盐5克，料酒15克。将鸡宰杀，去毛、爪、内脏，洗净。黄芪洗净，切段，装入鸡腹内。将鸡放入蒸锅内，加入调料，用绵纸封口，上屉用旺火蒸熟。佐餐食用。本方可养气。

枸杞羊脊骨

生枸杞根1000克，白羊脊骨1具。将生枸杞根切成细片，放入锅中，加水5000毫升，煮取1500毫升，去渣。将羊脊骨锉碎，放入沙锅内，加入熬成的枸杞根液，以微火煨炖，浓缩至500毫升，储存于瓶中密封备用。服用时，用绍兴黄酒兑浓缩药液30毫升。每日早、晚空腹服用。本方可补血。

归参山药猪腰

当归、党参、山药各10克，猪腰500克。将猪腰切开，剔去筋膜、臊腺，洗净。将当归、党参、山药装入纱布袋内，扎紧口，与猪腰一同放入铝锅内，加水适量，清炖至猪腰熟透。捞出猪腰，切成薄片，放入盘子里，加调料拌匀食用。本方可补血。

归参山药猪心

当归、米醋、姜丝各10克，党参30克，山药20克，猪心200克。将猪心切开，洗净，放入铁锅内加盐。将当归、党参、山药装入多层纱布袋内，扎紧袋口，亦放入锅内，加水适量，清炖至猪心熟透，切成薄片，加调料拌食。本方可补血。

归参炖母鸡

当归、党参各15克，母鸡1只。将母鸡宰杀，去毛和内脏，洗净。将当归、党参放入鸡腹内，放进沙锅，加入调料，用小火炖烂即成。食用时，可分餐吃肉喝汤。本方可补血。

地黄鸡

生地黄、饴糖各250克，乌鸡1只。将乌鸡宰杀，去毛及内脏，洗净。将生地黄与饴糖拌匀，装入鸡腹内，鸡放入盆中，入蒸笼内，蒸熟即成。食用时不放盐、醋，吃肉喝汤。本方可补血。

当归羊肉羹

当归15克，黄芪25克，羊肉500克。将羊肉洗净，当归、黄芪装入纱布袋内，扎好口，一起放入铝锅，加水适量。置大火上烧沸，再用小火炖烂即成。食用时加味精。吃肉喝汤，早、晚各食1次。本方可补血。

龙眼酸枣仁饮

龙眼肉、炒枣仁各10克，芡实12克，白糖适量。炒枣仁捣碎，用纱布袋装。芡实入锅，加水500毫升煮半小时，加入龙眼肉和炒枣仁，再煮半小时，取出枣仁，加白糖，滤出汁液即可。本方可补血。

◆龙眼

蜜饯姜枣龙眼

龙眼肉、大枣、蜂蜜各250克，姜汁适量。将龙眼肉、大枣洗净，放入锅内，加水适量，置大火上烧沸，改用小火煮至七成熟时，加入姜汁和蜂蜜，搅匀，煮熟。起锅待冷，装入瓶内，封口即成。日服3次，每次吃龙眼肉、大枣各6～8粒。本方可补血。

归芪蒸鸡

当归20克，炙黄芪100克，子母鸡1只。将子母鸡洗净，沥净水。把当归洗净，切块。将当归、黄芪装入鸡腹内，然后放入盆内（腹部向上），摆上葱、生姜，加入清汤、调料，盖好，用湿绵纸将盆口封严，上笼蒸约2小时取出，揭去绵纸，拣出生姜、葱，加味精，调味即成。本方可气血双补。

参芪鸭条

党参、黄芪各15克，陈皮10克，老鸭1只，猪瘦肉100克。将老鸭宰杀，去毛和内脏，洗净，在鸭皮上用酱油抹匀，下入八成热的熟菜油锅，炸至皮色金黄捞出，用温水洗去油腻，盛入沙锅内，加水适量。将猪瘦肉切块，下沸水氽一下捞出，也放入沙锅内，加入党参、黄芪、陈皮、味精、料酒、酱油、姜片、葱段。再将沙锅放于炉上，用小火将鸭肉、猪肉焖烂，将鸭子剔去大骨，切块，放入大碗内摆好，倒入原汤即成。佐餐食，吃肉喝汤。本方可气血双补。

归参鳝鱼

当归、葱白各15克，潞党参20克，鳝鱼500克，料酒30克，大蒜25克，食盐3克，酱油适量。将鳝鱼剖背脊后，去头、尾及内脏，切丝备用。将当归、党参装入纱布袋内，扎口备用。将鳝鱼丝置锅内，放入药袋，加水适量，放入料酒、葱、姜、蒜、盐。小火熬1小时以上，捞出药袋，加入味精即成。多次服完，鱼、汤皆服。本方可气血双补。

◆ 鳝鱼

牛肉冻

将牛肉洗净，切成小块，入锅，加水适量，煎煮，每小时取肉汁1次，加水再煮，共取肉汁4次，合并肉汁，以小火继续煎熬至稠黏时为度，再加入黄酒，至黏稠时停火。将黏稠液倒入盆内冷藏，取牛肉冻吃。本方可气血双补。

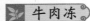

◆ 牛肉

参归炖猪心

潞党参50克，当归10克，猪心1只，味精、食盐各适量。将猪心去油脂，洗净。将党参、当归和猪心放入沙锅内，加水适量，用小火炖至猪心烂熟即成。食用时放味精和食盐适量。本方可气血双补。

珠玉二宝粥

山药60克，苡米600克，柿霜饼24克。先将山药、苡米捣成粗渣，煮至烂熟，再将柿霜饼切碎，调入溶化。早、晚各食1次。本方可气血双补。

仙人粥

制首乌30～60克，粳米60克，红枣3～5颗，红糖适量。将制首乌煎取浓汁，去渣，与粳米、红枣同入沙锅内煮粥，粥将成时放入红糖适量以调味，再煮沸1～2次即可。早、晚各服1次。本方可气血双补。

【滋阴壮阳】

　　滋阴即治疗阴虚。阴虚的症状表现为肢体消瘦、面容憔悴、口燥咽干、虚烦不眠、大便干燥、小便短黄，甚至骨蒸盗汗、呛咳无痰、颧部发红、梦遗滑精、腰酸背痛、脉沉细数、舌红少苔、少津等，药膳进补治疗可取得良好的效果。壮阳即治疗阳虚。阳虚表现为腰膝酸痛、四肢不温、酸软无力、小腹拘急冷痛、小便不利或频数、阳痿早泄、肢体瘦弱、消渴、脉沉细或尺脉沉伏等。

❀食疗、药疗 偏方验方名方 ❀

二母元鱼

　　元鱼1条（重约500克），贝母、知母、前胡、柴胡、苦杏仁各5克，食盐适量。将元鱼宰杀，去头、内脏，切块，放大碗中，加其余上药材及食盐，加水没过肉块，放入蒸锅中蒸1小时。去药渣，分顿趁热食用，食肉饮汤。本方可滋阴。

姜附烧狗肉

　　熟附片30克，生姜150克，狗肉1000克，大蒜、葱各适量。将狗肉洗净，切块。将附片放入沙锅内煎熬2小时，然后将狗肉、大蒜、生姜、葱放入，加水适量炖熟。可分餐服食，一次不宜过饱。本方可壮阳。湿热及阴虚体质者忌用。

葱烧海参

　　水发海参1000克，清汤250克，油菜心2棵，料酒、湿玉米粉各9克，植物油45毫升，葱120克。用植物油将葱段炸黄，制成葱油。把海参下锅，加入清汤100克和调料，用微火炖烂。将海参捞出，放入大盘内，将菜心放在海参上。锅内剩余清汤150克，再加入调料，用湿玉米粉勾芡后浇在海参、菜心上，淋上葱油即成。本方可滋阴。

红枣煨肘

　　猪肘1000克，冰糖150克，红枣100克。将猪肘以常法处理，红枣洗净，冰糖30克熬成深黄色糖汁。在沙锅底垫几块猪骨，加汤1500毫升，放入猪肘烧开，打去浮沫，再将红枣、冰糖汁及其余冰糖放入，用微火慢慢煨，待猪肘煨至烂熟、黏稠、汁浓即成。本方可滋阴。

日常保健

虫草全鸭

冬虫夏草10枚，老雄鸭1只。将鸭宰杀，去毛和内脏，剁去脚爪，洗净。用温水洗净冬虫夏草。把生姜、葱切好待用。将鸭头顺颈劈开，取冬虫夏草8~10枚，装入鸭头内，再用绵纸缠紧，余下的冬虫夏草和生姜、葱白一起装入鸭腹内，然后入盆，注入清汤，用食盐、胡椒粉、料酒调好味，用湿绵纸密封盆口，上笼蒸约2小时，出笼后去绵纸，拣去生姜、葱白，加味精即成。佐餐食。本方可滋阴。

饴糖鸡

母鸡1只，生地黄30克，饴糖100克，枸杞子适量。将母鸡宰杀，洗净，切开鸡腹，加入生地黄、葱、姜、食盐等调料，再灌入饴糖，然后将切口缝合，入枸杞子，翻炒几下，淋入香油，起锅即成。本方可滋阴。

红烧鹿肉

鹿肉500克，水发玉兰片25克。将鹿肉洗净，切块，玉兰片切成片，香菜切段。在铁锅内放入菜油，烧热时将鹿肉下入，炸至火红色时捞出。下调料，再下鹿肉，小火炖熟，勾芡粉，淋芝麻油，撒上香菜段即成。佐餐食，亦可作下酒菜。本方可壮阳。

附片蒸羊肉

鲜羊肉1000克，制附片30克。将羊肉刮洗干净，煮熟，切块。取大碗1个，放入羊肉（皮朝上）、附片、调料，然后隔水蒸3小时。食用时，撒上葱花、味精、胡椒粉即成。可单食或佐餐食。本方可壮阳。湿热及阴虚体质者忌用。

不同类型的阴虚调理注意事项

1.肺阴虚时，应注意气候变化，防寒保暖，及时增减衣服。忌食辛辣及肥甘食物。

2.心阴虚时，宜滋心阴，养心安神，保持心情舒畅。进食易消化的食物，不吃刺激性食物。劳逸结合，保证足够的睡眠。

3.胃阴不足时，忌食辛辣食物，忌服辛香、燥热之药物及食品。

4.肾阴亏虚时，注意休息，避免过劳。节制房事，避免耗伤肾阴。预防外感。忌服温燥劫阴之品。

韭菜炒鲜虾

韭菜150克，鲜虾240克。将韭菜切段，鲜虾去壳。锅烧热，放入食用油，倒入韭菜、鲜虾，反复翻炒，撒入味精、食盐，炒匀即起锅。可作佐膳菜肴，亦可作下酒菜。本方可壮阳。

◆ 韭菜炒鲜虾

韭菜粥

新鲜韭菜30～60克或用韭菜子5～10克，粳米60克，精盐适量。取新鲜韭菜，洗净切细（或韭菜子研细末）。先煮粳米为粥，待粥沸后，加入韭菜或韭菜子细末、精盐，同煮成稀粥。早、晚各食1次。本方可壮阳。

苁蓉羊肉粥

肉苁蓉10～15克，精羊肉、粳米各60克，精盐适量，葱白2茎，生姜3片。分别将肉苁蓉、精羊肉洗净后切细，先用沙锅煎肉苁蓉，去渣取汁，入羊肉、粳米同煮，待煮沸后，加入细盐、葱白、生姜，煮为稀粥。早、晚各食1次。本方可壮阳。

壮阳狗肉汤

附片15克，菟丝子10克，狗肉、食盐、味精、生姜、葱各适量。将狗肉洗净，整块放入开水锅内氽透，洗净，切块，姜、葱切好备用。将狗肉放入铝锅内，同姜片一起煸炒，加入料酒后倒入沙锅内，同时将菟丝子、附片用纱布袋装好扎紧，与食盐、葱一起放入沙锅内，加清汤适量，用大火烧沸、小火煨炖2小时，待肉熟烂后即成。服时加味精调味。本方可壮阳。湿热及阴虚体质者忌用。

山药蛋黄汁

山药半碗、蜂蜜1勺、蛋黄1粒、米酒2勺；山药为新鲜品，洗净削皮后切成小丁或小片，与蛋黄、蜂蜜、米酒一起加入果汁机内，倒入1碗凉开水，然后打成山药汁，早、晚空腹喝下1杯（200～300毫升）。适用于阳痿。

特效理疗 偏方验方名方

转动脚踝

坐在床上或椅子上，用手抓住脚尖，转动踝部，由缓到快，转动时不宜用力过猛，以防踝关节扭伤。每次40次左右。可使一天劳累、紧张缓解，发热病人体温下降，早晚进行效果较好，浴后壮阳效果更好。

【健脑益智】

　　盛年以后，随着年龄的增长，大脑皮质功能开始减退，大脑皮质负责着人的思维功能，如推理、计算、逻辑、语言和概念的产生等，如不注意大脑的营养与锻炼，势必影响人的思维活动。因此，"脑保健"应当成为现代人重要的保健内容。

食疗、药疗偏方验方名方

猪脑枸髓汤

　　猪脑1具，猪脊髓15克，枸杞子10克，调料适量。将猪脑、猪髓洗净，放入碗中，再加入枸杞子、食盐、味精、料酒、酱油等，上笼蒸熟服食。

双耳炖猪脑

　　白木耳、黑木耳各10克，猪脑1具，调料适量。将黑木耳、白木耳发开洗净，与猪脑同置锅中，加鸡汤适量，小火炖至烂熟，加入食盐、味精、料酒、椒粉等调味，再煮沸1～2次即可服食。

◆黑木耳

核桃龙眼鸡丁

　　核桃仁、龙眼肉各10克，鸡肉250克，调料适量。将鸡肉洗净切丁，用料酒、淀粉、酱油拌匀，锅中热油，将姜、葱爆香后，下鸡丁煸炒变色，再下核桃仁、龙眼肉、葱、姜、椒等，炒至熟时加食盐、味精调味。

龙眼猪髓鱼头汤

　　龙眼肉10克，猪脊髓100克，鱼头1个，调料适量。将猪脊髓、鱼头洗净，同置锅中，加清水适量，煮沸后下龙眼肉及葱、姜、椒、蒜、料酒、米醋等，小火炖至烂熟后，加食盐、味精调味，下紫苏叶、香菜，再煮沸1～2次即可。

益智鳝段

　　干地黄、菟丝子各12克，净鳝鱼肉250克，净笋、黄瓜各10克，木耳3克，调料适量。将菟丝子、干地黄水煎2次，去渣取汁。用水泡发木耳，将鳝鱼肉、笋、黄瓜切片。把鳝鱼片放入碗内，加水淀粉、蛋清、盐、药汁拌匀，放温油中炸熟。原勺留油，炸蒜末、姜末，下笋片、黄瓜片、木耳、鳝鱼片，加调料，淋香油，出勺装盘，撒上胡椒面，佐餐食。

🌿 黄精蒸鸡

黄精、党参、山药各30克，母鸡1只，调料适量。将鸡宰杀，去毛及内脏，洗净，剁成块，用沸水烫3分钟，捞出，洗净，装入蒸锅内，加入调料、黄精、党参、山药，蒸3小时即可。空腹分餐食用，吃鸡喝汤。

🌿 莲子炒鸡丁

净鸡脯肉250克，莲子60克，香菇、火腿肉各10克。将鸡脯肉切丁，用蛋清、淀粉拌匀。香菇泡软，同火腿肉切成块。莲子去心，蒸熟备用。先将鸡丁在油锅中煸至七成熟，沥去油，加入莲子、香菇、火腿及适量调味品翻炒片刻，出勺装盘。分数次佐餐食。

🌿 地黄乌鸡汤

雌乌骨鸡1只，生地黄、饴糖各150克。将乌鸡宰杀，去毛及内脏，洗净。生地黄洗净，切成条状，加饴糖拌匀，装入鸡腹内。将鸡仰置瓷盆中，隔水用小火蒸熟即可。分两日食用，吃肉喝汤。

特效理疗 偏方验方名方

🍁 口腔运动

疲倦时打哈欠，平时多叩齿、鼓漱等，这些口腔运动可以刺激口腔和咽喉，进而促进脑部血液供应，增加血液的含氧量，消除大脑疲劳。

预防大脑老化的方法

1.学会几种锻炼大脑的方法，如听音乐、两手交替写字、与陌生人交谈等。

2.多吃鱼，尤其多吃海鱼对大脑最有益。常吃蒜、葱可利血、降压、健脑。

3.避免用脑过度，如"开夜车"。

4.锻炼注意力。大脑老化的一个突出表现是注意力不能集中，但可以通过锻炼得以改善。如选准一个目标，两眼盯住一段时间，最好是较远处的绿色植物，或平心静气地倾听钟的嘀答声，如果开始时感到声音远而弱，后来感到近而强，这表明你的注意力已比较集中了。

日常保健

217

【延年益寿】

人到老年，机体逐渐衰退，尤其各种慢性病相继出现。但是人们可通过一些方式、方法来改善机体组织代谢及器官的功能，从而提高机体抗病能力，使自己延年益寿。

食疗、药疗 偏方验方名方

松子抗衰膏

松子仁、蜂蜜各200克，黑芝麻、核桃仁各100克，黄酒500毫升。将松子仁、黑芝麻、核桃仁同捣成膏状，放入沙锅中，加入黄酒，用小火煮沸约10分钟，倒入蜂蜜，搅拌均匀，继续熬煮收膏，冷却装瓶备用。每日2次，每次服食1汤匙，用温开水送服。

◆松子

松子核桃膏

松子仁、核桃仁各30克，蜂蜜250克。将松子仁、核桃仁用水泡过，去皮，然后研成末，放入蜂蜜，拌匀即成。每日2次，每次取1汤匙，用开水冲服。

乌发糖

核桃仁、黑芝麻各250克，赤砂糖500克。将赤砂糖放入铝锅内，加水适量，小火煎熬至稠厚时，加炒香的黑芝麻、核桃仁，搅拌均匀后停火即成。将乌发糖倒入涂有熟菜油的搪瓷盘中摊平、晾凉，用刀划成小块，装糖盒内备用。早、晚各食3块。

芝麻白糖糊

芝麻500克，白糖适量。将芝麻拣净，放入铁锅，小火炒香后晾凉，捣碎，装入瓦罐内备用。每次2汤匙，放入碗中，再加白糖适量，用开水冲服。

养元鸡子

鸡蛋2个，小茴香6克，菟丝子、桑寄生、蜜炙黄芪各15克。把鸡蛋打入碗中备用。将小茴香、菟丝子、桑寄生、蜜炙黄芪放入沙锅中，加水适量，煎煮2小时，趁沸时滤取药汁冲调蛋花，可依个人口味调以白糖或食盐。每晚睡前服1次。

归参炖母鸡

当归15克，党参20克，母鸡1只。将母鸡宰杀，去毛及内脏，洗净。把当归、党参、葱、姜、料酒、食盐一起放入鸡腹中，再把鸡放入沙锅内，加适量水，小火炖至鸡肉熟烂即成。可分餐食用，吃肉喝汤。

锅贴杜仲腰片

猪腰、猪肥膘肉各200克，杜仲10克，核桃肉50克，补骨脂8克，火腿150克。将补骨脂、杜仲、核桃肉烘干制成粉末，猪腰去腰臊，与火腿、肥膘肉切成薄片。在鸡蛋清中加面粉、中药末、湿淀粉、熟猪油，调成浆。把肥膘肉摊开，抹上蛋清浆，贴上腰片、火腿片，入油锅中炸成金黄色即成，食用时撒上花椒面即可。

强补猪肝

猪肝250克，香菇、枸杞子各30克，北五加皮、北五味子各10克。将北五加皮、北五味子装入细纱布袋内，扎紧口，与香菇、枸杞子、猪肝共入沙锅内，加清水适量、盐适量，置小火上煮熟，捞出药袋，加入味精、酱油适量即可。每日早、晚各食适量，每周2剂。

鹌鹑肉片

鹌鹑肉100克，冬笋20克，水发香菇15克，黄瓜10克，鸡蛋1个。将鹌鹑肉切成薄片，用鸡蛋清和水豆粉拌匀。将冬笋、香菇、黄瓜切成片。把炒锅烧热，放适量食用油，下入以上料片，翻炒变色后，加入调料即可。可2~3天1次，佐餐食。

桑葚蜜膏

鲜桑葚1000克（或干品500克），蜂蜜300克。将桑葚洗净，加水适量煎煮30分钟，取煎液后加水再煎，取二汁，合并煎液，以小火煎熬浓缩，至较黏稠时加入蜂蜜，煮沸后停火，冷后装瓶备用。早、晚各1次，每次1汤匙，沸水冲饮。

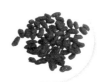

◆ 桑葚

黄芪方

黄芪、枸杞子、桑葚，茯神、芡实各20份；党参、黄精、首乌、黑豆、五味子、玉竹、紫河车、葡萄干、白术、大生地黄、菟丝子各10份；大熟地黄、麦冬、莲子、山茱萸、炙甘草、怀山药、柏子仁、龙眼肉、丹参各5份；乌梅2份。以上药每份以克为单位，酌量研末和蜜为丸，每服9克，早、晚长期服用，具有补固神气精血、保护脏腑之功。

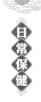

日常保健

龟肉炖虫草

龟1只（重约500克），冬虫夏草3克，猪瘦肉50克，鸡汤500毫升。将龟宰杀，揭去硬壳，剁去头及爪尖，清水洗净，剁成块，开水氽后捞出。将猪瘦肉切丝，用开水氽过。把油锅烧热，放葱、姜煸香，倒入龟肉，翻炒片刻，加入开水，烧沸2～3分钟，捞出龟肉，放蒸碗内，再将冬虫夏草、猪瘦肉同放碗内，倒入鸡汤、料酒、精盐适量，放笼屉内蒸至龟肉熟烂，调入味精即可。佐餐食。

熙春酒方

枸杞子、龙眼肉、女贞子、生地黄、淫羊藿、绿豆各20克，白酒2千克。将女贞子、生地黄、淫羊藿、绿豆洗净，晒干，共入绢袋内，扎紧，备用。瓷瓶内装白酒2千克，放入药袋，再入枸杞子、龙眼肉，严密封口，浸制1个月即成。早、晚各服1次，每次15毫升。

当归菟丝子方

当归、菟丝子、枸杞子各9克，何首乌12克，黄芪15克，西洋参、肉苁蓉各6克，以4碗水、半碗米酒、1只小鸡腿一起炖30分钟后，分成3次饭前服，每天1剂，不要间断，至少连续服20天后，再改为每2～3天服用1剂。为避免常食鸡腿吃腻，可改用鲜鱼、猪肉、排骨等共炖。如果是出外者，不方便炖煮，也可请中药店一次配10剂～20剂，研成细粉配开水或酒服用，也可以请中药店制成药丸，每次服用9克。

本方不但可以延年益寿，而且对于提高免疫力亦有实质助益，同时可以治疗血气虚弱、头晕眼花、未老先衰、早生白发、腰酸背痛、男梦遗不坚、女带下冷感。男女老少均可服用。不过，女性在月经前后应暂停。

紫河车鹿茸方

紫河车、珍珠各30克，川七、鹿茸各60克、粉光参120克、冬虫夏草90克、琥珀15克。将以上药材研粉混合备用。服法分为开水送服、酒泡及炖补法。如果是开水送服应在早晨空腹或临睡前服4小药勺（服用剂量谨遵医嘱）；酒泡法可将药粉浸泡在3瓶米酒内，每次饮小酒杯1～2杯；炖补法则用鲜鱼、鸡蛋、豆腐、排骨、瘦肉、鸡肉等250～500克，以药粉10～20小勺加水、酒炖煮半小时。本方药性温和，作用属渐进型，应长期连续服用方能生效。

养生还少丹

大枣、山茱萸、五味子、茴香、杜仲、远志、茯苓、巴戟天、肉苁蓉、人参、楮实子各9克，熟地黄、枸杞子、银杏叶、石菖蒲、甘草各6克，山药15克，牛膝12克。将以上各药材研粉蜜炼为丸或将各药材浸泡米酒亦可。一般药房均可代加工蜜丸，订制时可按药量比例加倍制作，每日早、晚饭前饭后均可服用，每次服用梧桐子大之药丸10～15粒，开水送服或配酒亦可。至于浸泡米酒（高粱酒亦可），需泡1个月以上才可饮用，每次饮用小酒杯1～2杯。泡酒的药材可连泡3次，待味道淡时，最后可用来炖鸡炖排骨食用。

牛膝杜仲方

牛膝30克，杜仲60克，以3碗米酒、2碗水用中火熬成2碗，然后放进120克排骨或猪尾椎骨末端部分上锅炖，大约炖40分钟即可。排骨与药液各分成两份早、晚各吃1份。如是尿酸过高者服用，本方可不加排骨，吃素者可改炖鸡蛋。每个月至少服用1～2剂，强筋壮骨补脚力。

延年益寿的好方法

人到老年，机体逐渐衰退，尤其各种慢性病相继出现。但是人们可通过一些方式、方法来改善机体组织代谢及器官的功能，从而提高机体抗病能力，使自己延年益寿。注意以下方法：

食补：坚持"三高四低"的饮食原则，即高蛋白质、高维生素、高纤维素、低钠、低脂、低热量、低胆固醇。适当限食。

药补：补其不足，针对自身的具体情况施补。

动补：坚持运动。

神补：此项非常重要，一定要保持精神愉快，开朗乐观。

【养心安神】

　　神是人体生命活动现象的总称，有广义和狭义之分：广义的神指整个人体生命活动的外在表现，也就是人的精神状态；狭义的神是指人的精神、思维活动。中医学认为心主神志。如果心的功能正常，则人的精神饱满、意识清楚、思维不乱；如果心得了病，轻则出现失眠、多梦、健忘、心神不宁等症，重则可见谵妄、昏迷。因此，养心则安神。

食疗、药疗 偏方验方名方

龙眼童子鸡

　　童子鸡1只（重约1 000克），龙眼肉30克。将鸡去内脏，洗净，放入沸水中汆一下，捞出，放入钵或汤锅内，再加龙眼肉、调料和清水，蒸1小时左右，取出葱、姜即可。佐餐食。

玫瑰枣仁心

　　猪心1个，枣仁20克，玫瑰花10克。将猪心去脂膜，洗净。把枣仁略炒，与玫瑰花共研末，灌入猪心中。将灌药的猪心盛碗中，隔水蒸或上笼蒸至熟透。食用时去猪心内药末，切片，拌调料服食。

姜枣龙眼蜜膏

　　龙眼肉、大枣肉、蜂蜜各250克，鲜姜汁2汤匙。将龙眼肉、大枣肉放入锅内，加水适量，煎煮至熟烂时，加入姜汁、蜂蜜，小火煮沸，调匀。待冷后，装瓶即可。每日2次，每次取1汤匙，开水化开，饭前食用。

参砂蒸蛋

　　潞党参、山药各30克，朱砂6克，鸡蛋1个。将潞党参、山药研成细末，与朱砂拌匀备用。每次用6克混合药末与鸡蛋在碗内搅匀，用蒸锅蒸熟即成。每日晨起吃1碗蒸蛋，连吃半个月以上。

柏子仁炖猪心

　　柏子仁15克，猪心1个。将猪心洗净，用刀剖开，把柏子仁放入猪心内，放入沙锅，加水适量，隔水炖熟，以猪心透烂为度。食猪心喝汤。

【健脾益胃】

中医学认为：脾胃主饮食消化。脾主运化水谷，胃主受纳腐熟，脾升胃降，共同完成食物的消化、吸收与输布，为气血生化之源、后天之本。脾胃虚弱，影响食物的摄入、消化与吸收，日久导致气血虚弱、脏器功能减退。

食疗、药疗 偏方验方名方

桂花肚片

桂花30朵，熟猪肚500克，胡萝卜50克。将桂花用清水洗净，猪肚切成大片，胡萝卜切成象眼片。在炒勺中加入猪油150克，当烧至八成热时，放入猪肚及胡萝卜片，翻炒片刻捞出。炒勺中留适量底油，加入葱、姜、蒜末、肚片、胡萝卜片，烹入料酒、醋，加入鸡汤、精盐、味精，烧开后加入湿淀粉勾芡，倒入桂花搅匀。佐餐服。

芪蒸鹌鹑

鹌鹑2只，黄芪10克，姜2片，葱白1节，胡椒粉、盐各1克，清汤250克。将鹌鹑煺毛洗净，挖去内脏，斩去爪，冲洗干净，入沸水锅焯1分钟捞出。黄芪用湿纱布擦净，切薄片，纳入鹌鹑腹内。将鹌鹑放入碗中，注入清汤，加葱、姜、胡椒粉，用湿绵纸封口，上笼蒸约30分钟，取出，滗出汤汁，调入盐，将鹌鹑扣入另一汤碗内，浇上汤汁。单食或佐餐食。

薏米烧鹌鹑

鹌鹑10只，苡米20克，黄芪、生姜、酱油各10克，胡椒粉3克，植物油50克，肉汤1000毫升。将苡米洗净，黄芪洗净切片，鹌鹑宰杀，去毛、内脏及脚爪，洗净，入沸水锅中焯去血水，对剖成两块。姜切片，葱切长段。将净锅置火上，加植物油烧至六成热，下姜片、葱段、肉汤、鹌鹑、黄芪、薏米及调料，大火烧开，改用小火煨至肉烂，用大火收汁，装盘即成。佐膳食。

甜辣藕丁

嫩藕250克，鲜蘑菇100克，甜面酱50克，干辣椒1个，调料适量。将藕洗净刮去皮，切丁，浸冷水中。蘑菇切丁，辣椒切末。炒锅置火上，加入食用油，烧至五成热，爆入干辣椒末，倒入甜面酱，再加藕丁、蘑菇丁及适量水，调入姜片、精盐、白糖、味精，煮沸，焖2分钟即可。单食或佐餐食。

【清肺排毒】

久病劳损，或久咳耗伤肺阴，可出现口干咽燥、干咳少痰，或痰少而稠，或咳痰带血，声音嘶哑，形体消瘦，甚则午后潮热、盗汗、颧红、舌红少津、脉细数等症，称为"肺阴虚"。

秋承夏后，炎热余威仍存，且秋季气候干燥，人们常会感到口干鼻燥、干咳无痰等燥热症状。粥能和胃补脾、润肺清燥，在煮粥时加入梨、萝卜、芝麻、菊花等食药俱佳的食物，可清暑热、散风热、清肝火、明眼目。

食疗、药疗 偏方验方名方

川贝酿梨

川贝母12克，雪梨6个，糯米、冬瓜条各100克，冰糖180克，白矾适量。将糯米淘洗干净，蒸成米饭。把冬瓜条切成黄豆大的颗粒，川贝母打碎，白矾溶化成水。将6个雪梨去皮后，由蒂把处切下1块为盖，用小刀挖出梨核，再把它们浸没在水内，以防变色，然后将梨在沸水中烫一下，捞出放入凉水中放凉，再捞出放入碗内。将糯米饭、冬瓜条和适量冰糖屑和川贝母拌匀后，分成6等份，分别装入6个雪梨中，盖好蒂把，装入碗内，然后上笼，沸水蒸约50分钟，至梨酥烂后即成。将锅内加清水300毫升，置大火上烧沸后，放入剩余的冰糖，收浓汁，待梨出笼时逐个浇在雪梨上。每次食用雪梨1个，早、晚各服1次。

玉参焖鸭

玉竹、沙参各50克，老鸭1只。将老鸭宰杀，去毛和内脏，洗净放沙锅内。再将沙参、玉竹放入，加水适量，小火焖煮1小时以上，使鸭肉粑烂，放入调料。饮汤吃肉。

杏仁豆腐

苦杏仁150克，洋菜9克，白糖、奶油各60克，糖桂花、菠萝蜜、橘子、冷甜汤或汽水各适量。将苦杏仁放入适量水中，带水磨成杏仁浆。将锅洗净，放入冷水150克，加入洋菜，置火上烧至洋菜溶于水中，加入白糖，拌匀，再加杏仁浆拌透后，放入奶油拌匀，烧至微开，出锅倒入盆中，冷却后，放入冰箱中冻成块，即为杏仁豆腐。用刀将其划成菱形块，放入盆中，撒上糖桂花，放上菠萝蜜、橘子，浇上冷甜汤或汽水，即可食用。可作点心吃。适宜于夏季早、晚食用。

贝母甲鱼

甲鱼1只，川贝母5克，鸡清汤1000毫升。将甲鱼切块放入蒸钵中，加入鸡汤、川贝母、调料，上蒸笼蒸1小时即成。佐餐趁热食。

萝卜杏仁煮牛肺

萝卜500克，苦杏仁15克，牛肺250克。将萝卜切块，杏仁去皮尖。把牛肺用开水烫过，再以姜汁、料酒上旺火炒透。瓦锅内加水适量，放入牛肺、萝卜、杏仁，煮熟即成。吃肺饮汤，每周2～3次。

百合粥

鲜百合30～50克，粳米50克，冰糖适量。将粳米洗净，入锅内，加水适量，置大火上烧沸后改小火煮40分钟，放入百合煮熟即可，食时加入冰糖。早、晚各服1次。

黄芪膏

生黄芪、生石膏、鲜茅根、山药细末各12克，甘草细末6克，蜂蜜30克。将石膏捣细，同茅根、黄芪煎沸，去渣，澄取清汁500毫升，调入甘草、山药末同煮成膏，再调入蜂蜜即可。日服3次，1日服完。

杏仁炖雪梨

苦杏仁10克，去皮、打碎。雪梨1个，去皮、切片。将杏仁和雪梨同放碗内，加冰糖20克、开水适量，然后置锅内隔水炖煮1小时即可。早、晚各1次。

鸭梨粥

鸭梨1个，大米50克。先将鸭梨洗净，加水适量，煎煮半小时，除去梨渣后，加入大米煮粥，趁热食用。有润肺、清心、降火之功效。

银耳炖冰糖

取银耳5克，漂洗后用冷开水浸泡1小时，撕碎，加入冰糖30克，炖熟。每晚睡前服用。

川贝炖雪梨

取雪梨1个，洗净，横断切开，挖去核后纳入川贝末10克，然后将两半合拢，用竹签固定，放碗中，加冰糖20克，隔水炖煮1小时即可。吃梨喝汤，每晚1次。

白蜜萝卜汁

蜂蜜20毫升，白皮萝卜适量。将萝卜洗净，去皮，切碎，以干净布包好，绞榨取汁，每取50毫升，加入蜂蜜调匀。顿服，每日3次。

雪梨白藕汁

雪梨2个，白藕1节。将雪梨洗净，去皮、核，切碎。把白藕去节，切碎。将两碎末绞榨取汁。代茶饮用，次数不限。

贝母冰糖汁

川贝母5克（研末），冰糖20克。将2味药材同放碗内，加水150毫升，隔水炖煮30分钟即可。早、晚各服1次。

百合杏仁粥

鲜百合50克（干品30克），苦杏仁10克（去皮、打碎），粳米50克。将以上药材同煮为稀粥，调白蜜适量。温食，每日3次。

玄参麦冬粥

玄参、麦冬各30克，粳米50克，煎取汁备用。以粳米煮粥，熟后倒入药汁令沸，调蜂蜜食用。每日3次。

秋季防燥妙方

秋承夏后，炎热余威仍存，且秋季气候干燥，人们常会感到口干鼻燥、干咳无痰等燥热症状。粥能和胃补脾、润肺清燥，在煮粥时加入梨、萝卜、芝麻、菊花等食药俱佳的食物，可清暑热、散风热、清肝火、明眼目。所以应注意以下方面：

1.预防感冒。

2.进入秋季，气候变化时要及时加减衣服。

3.保持室内空气清新，避免接触刺激性气体、粉尘等。

4.不吸烟，不喝酒。

5.忌食辛辣、生冷、肥甘之品。

【温肾补虚】

肾藏精，主生殖，为先天之本，主骨生髓充脑。补肾又分为补肾阴（滋阴）、补肾阳（壮阳）。肾阴虚表现为腰膝酸痛，眩晕耳鸣，失眠多梦，男子阳强易举、遗精，妇女经少经闭，形体消瘦，潮热盗汗，五心烦热，咽干颧红、舌红少津，脉细数；肾阳虚表现为腰膝酸软而痛，畏寒肢冷，头目眩晕、精神委靡，舌淡胖苔白，脉细弱，或男子阳痿、妇女宫寒不孕，或大便久泻不止、完谷不化，或水肿（腰以下为甚，按之凹陷不起），甚则腹部胀满、全身肿胀、心悸咳喘。

食疗、药疗 偏方验方名方

鹿茸酒

鹿茸6克，山药60克，白酒500毫升。将前2味药材放入白酒中，浸泡7日后饮用。适量服用。

淫羊藿酒

淫羊藿50克，白酒1000毫升。将淫羊藿放入酒中，浸泡7日后饮用。适量饮用。

仙茅酒

仙茅250克，白酒1000毫升。将仙茅放入酒中，浸泡7日后饮用。适量饮用。

猪肾粥

猪肾2个，粳米50克，葱白、五香粉、生姜、盐各适量。将猪肾洗净，去筋膜，切细，粳米淘洗干净，同入锅内煮成粥，将熟时入葱、姜、盐及五香粉调之。佐餐食用。

炖猪肾

猪肾2个，杜仲15克，核桃肉30克。将猪肾切开，洗净，与杜仲、核桃肉一起炖熟后，去杜仲。佐餐食用。

金樱子膏

金樱子100克，蜂蜜200克。先将金樱子洗净，加水煮2小时后，倒出汤后再加水煮，如此4次。将4次汤混合，继续煮熬蒸发，由稀转浓，加入蜂蜜拌匀，冷却后，去浮沫即可。

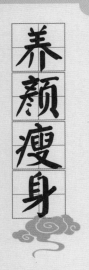

窈窕的身姿，白皙的皮肤，乌黑的秀发，是很多女性追逐的梦想。其实，收获美丽并不难，生活中的偏方验方就可以帮爱美的人们实现梦想。

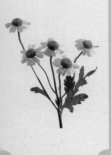

【美白】

俗话说"一白遮百丑"，女性对美白的追求从未停止过。女性经常会不惜代价，购买昂贵的化妆品。其实，美白护肤品不仅仅出现在化妆台上，各种天然的食物和常见的药材，都可以让你拥有白净的肌肤。

食疗、药疗 偏方验方名方

薏米牛奶改善皮肤粗糙

薏米15克，鲜奶250毫升。将薏米浸泡4小时，然后放入锅中煮熟，加入鲜奶，调小火搅拌一下，再煮5分钟即可。每日适量服用。薏米主要成分为蛋白质、维生素B1、维生素B2，有使皮肤光滑、减少皱纹、消除色素斑点的功效。在薏米粥中加入牛奶，会使美白效果更胜一筹。

枸杞酒酿使皮肤细腻

酒酿200克，鹌鹑蛋50克，枸杞子5克，冰糖适量。先将酒酿煮沸，然后依次加入枸杞子、冰糖和搅拌均匀的鹌鹑蛋蛋液，最后大火煮沸即可，每日喝1碗。枸杞子富含维生素A，鹌鹑蛋中含有丰富的蛋白质、B族维生素和维生素A、维生素E等，与酒酿一起煮，会产生有利于女性皮肤的酶类与活性物质，女性食用后皮肤细嫩有光泽。

蔬果汁美白皮肤

黄瓜1/2根，苦瓜1/4根，西芹1根，苹果、青椒各1个。将青椒、黄瓜、苦瓜、西芹、苹果打成蔬果汁，每日饮用1杯。这些蔬果汁中含有丰富的维生素C，对于美白皮肤有非常好的效果。

冬瓜子仁美白面部

冬瓜子仁5克，橘皮6克，桃花12克。将上述3种材料混合研为细末，饭后用米汤调服，每日3次，连服数月。常饮此方可使面部变得白嫩光滑。

养颜瘦身

2

多味中药补血美白

广茯苓、土瓜根、皂角末、川芎、细辛、附子、藁本、藿香、冬瓜子、沉香各30克，白檀、甘草、杜茯苓、白及、百年堂阿胶、吴白芷、白茯苓各60克，白术、生栗子第二皮各15克，核桃250克，白蔹45克，丝瓜4个，糯米粉750克。以上药材共研为极细粉。每日早、晚蘸药粉洗面。常用此方洗面可滋润皮肤、减少皱纹，使得面色红润、白皙、有光泽。

土豆美白面膜

土豆1个，鲜牛奶150毫升，面粉50克。土豆洗净并去皮切块，放进榨汁器中榨汁；在该容器中倒入鲜牛奶，并拌入面粉，制成糊状，即可作为面膜使用。将土豆面膜敷于脸上，20分钟后洗净。土豆中含有丰富的维生素，可以促进皮肤细胞生长，保持皮肤光泽，不仅可以美白嫩肤，而且可以减退夏日晒斑。

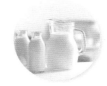

◆牛奶

菊花面膜抑制面部黑色素

菊花适量。将新鲜菊花捣烂，加入半个蛋清，拌匀后敷面。菊花内含有丰富的香精油、菊色素，可有效抑制皮肤黑色素的产生，柔化表皮细胞，美白肌肤。

茶水美白面部

洗脸后，将茶水涂到脸上，并用手轻轻拍脸。将蘸了茶水的脱脂棉敷在脸上2～3分钟，然后用清水洗净。有时脸上的茶水颜色不能马上洗掉，但过一个晚上会自然消除。此方有除色斑、美白的效果。

白芷蜂蜜美白面部

白芷粉末6克，鸡蛋1个（取蛋黄），蜂蜜10毫升，小黄瓜汁5毫升，橄榄油15毫升。先将白芷粉末装在碗中，然后加入蛋黄搅拌均匀，再加入蜂蜜和小黄瓜汁，调匀后涂抹于脸上，约20分钟后，再用清水冲洗干净。脸洗净后，用化妆棉蘸取橄榄油敷于脸上，约5分钟。然后再用热毛巾覆盖在脸上，此时不需要拿掉化妆棉。等毛巾冷却后，再把毛巾和化妆棉取下，洗净脸部即可。常敷此面膜可均匀肤色，缩小毛孔，美白皮肤。

【除皱】

皱纹是女人衰老的标志，随着年龄的增长，再美的女性也难逃岁月的销蚀。除皱是赶走面容衰老最快捷的方法。那么，如何消灭脸上的细纹呢？不妨试试以下小偏方。

食疗、药疗 偏方验方名方

银耳枸杞除皱润肤

银耳15克，枸杞子25克，蜂蜜适量。将银耳、枸杞子同入锅内，加适量水，用小火煎成浓汁后，加入蜂蜜再煎5分钟即可服用。隔日1次，用温开水对服。此方有滋阴补肾、益气和血、除皱、润肤之功效。

啤酒减少面部皱纹

每日中餐、晚餐各饮150～250毫升啤酒。啤酒中含有大量的B族维生素、糖类和蛋白质。适量饮用能增强体质，减少面部皱纹。

嚼口香糖消除皱纹

每日咀嚼口香糖5～20分钟，可改善面部的血液循环，增强面部细胞的新陈代谢功能，使皱纹逐渐消退。每日适量咀嚼口香糖能使面部皱纹减少，面色红润。

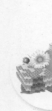

◆蜂蜜

◆枸杞子

特效理疗 偏方验方名方

苹果膏增强皮肤弹性

苹果1/2个，蜂蜜10毫升。将苹果捣碎后，加蜂蜜和面粉适量，调成糊状。使用时，将这种膏状物涂敷于面部，30分钟后洗净。每周1～2次。常敷苹果膏可达到去皱、增强皮肤弹性的效果。

米饭团去皱法

当米饭做好后，挑些较软温热的米饭揉成团，放在面部轻揉，把皮肤毛孔内的油脂、污物吸出，直到米饭团变得油腻污黑，然后用清水冲洗面部。常在面部揉米饭团可使皮肤呼吸畅通，减少皱纹。

栗子蜂蜜面膜舒展面部皱纹

栗子、蜂蜜各适量。将栗子的内果皮捣成末，用蜂蜜调匀敷面，15分钟后用清水洗净。能使脸面光洁，皱纹舒展。

【祛斑】

再完美的肌肤也难免会有些瑕疵，小雀斑、晒斑、蝴蝶斑等斑点令我们倍感苦恼。那么，如何拥有一张无瑕的漂亮脸蛋呢？其实日常生活中一些简单的小偏方，就能让你轻松拥有晶莹剔透的肌肤。

食疗、药疗 偏方验方名方

黄瓜粥

嫩黄瓜300克，大米100克，生姜10克，盐2克。将黄瓜洗净，去皮、心，切成薄片；大米淘洗干净；生姜洗净拍碎。锅里加水600毫升，放入大米和生姜，大火烧沸后，转小火慢慢煮至米烂时下入黄瓜片，再煮至汤浓稠，加盐调味即可。每日2次。此方可以润泽皮肤、祛斑。

醋鸡蛋祛斑

新鲜鸡蛋1个，米醋500毫升。将洗净的鸡蛋泡在米醋里，1个月后，蛋壳就溶化在醋里了，每日取50克醋蛋液加入温沸水中喝下，每日1次，可以淡化面部斑。此法能使皮肤光滑细腻，祛斑效果非常显著。

黑木耳红枣驻颜祛斑

黑木耳30克，红枣20颗。将黑木耳洗净，红枣去核，加水适量，煮30分钟左右。每日早、晚餐后各喝1次。经常服用，可驻颜祛斑、健美丰肌，防止皮肤老化。

特效理疗 偏方验方名方

苦瓜祛斑面膜

苦瓜1/2根，蜂蜜15毫升，鸡蛋1个（取蛋清）。将苦瓜洗净，去子，榨汁，然后与蜂蜜、蛋清混合均匀。再将面膜纸放入混合汁中，待面膜纸充分吸收后，敷在脸上15分钟，最后用清水洗净。苦瓜、蜂蜜搭配使用，可促进面部细胞的新陈代谢，从而达到祛斑美白的效果。

红糖面膜美白祛斑

红糖100克，矿泉水200毫升。将红糖放在小锅里，加入矿泉水加热，直至煮成黏稠的糖胶状，关火。等糖胶冷却后，均匀地涂在脸上，敷20分钟左右后清洗掉。每周2次。常涂此面膜能够有效地美白、祛斑。

◆红糖

养颜瘦身

【祛痘】

　　每个女孩都希望拥有一张精致无瑕的脸蛋，可是恼人的痘痘总是不期而至，而且很难消除。有什么好办法可以迅速剿灭痘痘吗？下面就来介绍一些非常简单有效的小偏方，看它们如何将痘痘绝杀于无形吧！

◆苦瓜

食疗、药疗 偏方验方名方

苦瓜羹清火祛痘

　　苦瓜1根。将苦瓜洗净，切成小块放入锅中，加入适量清水煮，煮成糊状即可。经常饮用此羹能够有效地去火，帮助治疗青春痘等皮肤疾患。

薏米百合润肤祛痘

　　薏米50克，百合15克，蜂蜜适量。将薏米、百合洗净，放入锅中，加水适量，煮至薏米熟烂，加入蜂蜜调匀，出锅即可食用。常吃此粥，有健脾益胃、润肤祛痘之功效。

特效理疗 偏方验方名方

白果祛痘法

　　找一些银杏树上长的新鲜白果，挤出乳白色的汁液涂在痘痘上。此方可清热排脓，能够很快地消除痘痘。

薄荷艾叶浴

　　薄荷、艾叶各50克。将薄荷和艾叶洗净，煎水。再将煎液放入澡盆中即可沐浴。此浴可以预防各种皮肤疾病，并能起到嫩白肌肤之功效。

白菜面膜祛痘法

　　大白菜叶3张。把整片新鲜大白菜叶取下来洗净，在干净的菜板上摊平，用擀面杖或啤酒瓶轻轻碾压10分钟左右，直至叶片呈网糊状。剩下叶子筋络，这时将网糊状的菜叶贴在脸上，每10分钟更换1张菜叶，连换3张，每日1次。坚持1~2个月就能看到效果。

　　大白菜中富含维生素C等天然营养，叶片筋络能去除油脂，此面膜具有独特的清热解毒作用。

【去黑眼圈】

忙碌的白领一族，经常熬夜加班，可是加班后就会悲伤地发现自己白嫩的脸蛋上多了两个黑眼圈。试试以下的小偏方吧，只要轻松的几个步骤，就能让你迅速摆脱疲倦，轻松甩掉熊猫眼！

食疗、药疗 偏方验方名方

黑木耳猪肝治疗黑眼圈

黑木耳30克，猪肝60克，生姜1片，红枣2颗，盐适量。黑木耳用清水透发，洗净备用。猪肝切片，生姜刮皮，红枣去核备用。煲内加入适量清水，先用大火煲至水沸，然后放入黑木耳、生姜和红枣，继续用中火煲1小时左右，加入猪肝片，等猪肝片熟透，加盐调味即可饮用。适当饮用此汤，有补益血气、活血化瘀的作用，可预防和治疗黑眼圈。

荸荠莲藕渣敷眼

荸荠、莲藕各适量。将荸荠和莲藕洗净，去皮，切碎。放入榨汁机，再加500毫升水搅拌。将水隔渣，然后敷眼10分钟，水可以饮用，效果更加。此法可以防止第二天出现黑眼圈。莲藕和荸荠含有丰富的铁及蛋白质，有活血化瘀的作用。

◆ 莲藕

红枣水去除黑眼圈

红枣数颗，用热水冲泡。每天至少喝1杯红枣水。常喝红枣水可加速血气运行，减少瘀血积聚，降低黑眼圈出现的概率。

特效理疗 偏方验方名方

冷热交替促进眼部血液循环

在脸盆内倒入冷水，再加入冰块，再将毛巾浸泡1分钟左右制成冰毛巾，毛巾变冷后拧去水分，但注意不要拧得太干，否则毛巾会无法保持温度。将另一条毛巾完全浸湿后，用保鲜膜包好放进微波炉里加热大约1分钟备用。将冰毛巾折叠敷在眼睛上，5分钟左右再换热毛巾敷眼睛，冷热交替敷5次。

交替使用冷热毛巾贴敷眼睛可促进血液循环，紧急解决青色黑眼圈问题。注意热敷时，热毛巾的温度不能超过38℃，否则会加快肌肤老化。

养颜瘦身

【去眼袋】

眼袋被人们称为"美容杀手"，眼睛是女人最容易衰老的地方。因此，怎样消除眼袋是许多女性所关注的焦点。现在就来看看为你精心准备的"去眼袋"实用小偏方吧，帮你轻轻松松消除眼袋，成为电眼美女。

食疗、药疗 偏方验方名方

苹果炖鱼防止眼袋生成

苹果3个，生鱼1条，红枣10颗，生姜2片。苹果去皮、心、蒂，切成块状；红枣去核；生鱼煎至鱼身成微黄色。瓦煲内加入清水，用大火煮沸，然后放入全部材料，改用中火继续煲2小时左右，加盐、味精调味食用即可。此汤可治脾虚血气不足，防止眼袋生成。

甘菊花明目去眼袋

甘菊花120克，枸杞子90克，肉苁蓉60克，决明子30克。将上述药材研为细末，炼蜜为丸，用温开水送下。每日1次，每次6克。此方有养肝明目、延缓眼部皮肤衰老之功效。

◆甘菊花

特效理疗 偏方验方名方

番茄敷去眼袋

熟透的番茄1个。切开番茄，用小汤匙挖出番茄肉，捣匀，敷在眼上10分钟，用湿毛巾抹掉。最好早、晚各敷1次。番茄含丰富维生素C，能增强皮肤的更新能力，去除眼袋。

◆番茄

盐水去眼袋

水220毫升，盐10克，化妆棉数个。将水与盐均匀融合，然后让化妆棉充分吸盐水敷于眼袋上，冷则更换，反复做数次后敷上眼霜，数天后眼袋黑眼圈将逐步消失。盐水可以让血流顺畅，减少静脉瘀血、组织水肿。

苹果片去除黑眼圈

苹果2片，敷在眼部黑眼圈处。每天1～2次，每次10分钟。此方可有效去除黑眼圈。

【护肤】

每一位女性都希望自己能够拥有光滑细致、紧致红润的肌肤，但是又觉得瓶瓶罐罐涂抹个没完没了，护肤麻烦。下面推荐几款简单、实用的小偏方，让你轻松拥有水润净白的好皮肤，一起来试试吧！

食疗、药疗 偏方验方名方

山药鸡肝改善皮肤色泽

山药、青笋、鸡肝、盐、味精、高汤、淀粉、食用油各适量。首先将山药、青笋去皮，洗净，切成条，然后将鸡肝用清水洗净，切成片，再将山药条、青笋条、鸡肝片分别用沸水焯一下，最后在锅内放入适量植物油，加适量高汤，调味后下入全部材料，翻炒数下，勾芡后即可食用。本品具有调养气血、改善皮肤的滋润感和色泽的作用。

土豆苹果汁使皮肤润泽光滑

土豆、苹果各1个，蜂蜜适量。将土豆及苹果洗净切块，用榨汁机榨汁后加入蜂蜜搅拌均匀饮用即可。土豆和苹果都含有丰富的膳食纤维，能促进胃肠蠕动，排出身体内的毒素，使皮肤润泽光滑。

参麦炖牛奶令皮肤光滑细嫩

西洋参6克，麦冬10克，鲜牛奶200毫升。将西洋参、麦冬切片，加清水500毫升炖1小时，然后将牛奶煮沸，再调入西洋参麦冬汁中，温服即可。此方可改善皮肤粗糙，使肤色细嫩、红润。

特效理疗 偏方验方名方

番茄蜂蜜美白

番茄1/2个，蜂蜜适量。可将番茄搅拌成番茄汁后加入适量蜂蜜搅至糊状。均匀涂于脸或手部，15分钟后洗去。建议每星期做1～2次。此方可有效去除油腻，防止暗疮生长，使皮肤光滑细腻。

香蕉面膜使皮肤润泽

香蕉1根，橄榄油5毫升。香蕉去皮捣烂后，加橄榄油，搅拌调匀，涂于脸上，15分钟后用清水洗净即可。此方可使皮肤润泽，富有弹性，淡化皱纹。

●香蕉

养颜瘦身

【美发】

亮泽柔顺的秀发是健康的象征，也是美丽的点缀。要想拥有健康的头发，仅仅靠选择好的洗发水、护发素是远远不够的，头发同样需要各种营养。下面介绍的一些小偏方，可以让你的秀发更加顺滑光亮。

食疗、药疗 偏方验方名方

桑葚蜂蜜令头发乌黑亮丽

新鲜熟透的桑葚、蜂蜜各适量。将桑葚捣烂后用纱布滤取汁液，放入瓦罐里煮，待稍浓时加入适量蜂蜜，直至煮成膏状，冷却后装瓶备用。每日早、晚各服50克，用温开水送服。本方可益气、养血、补虚，并有乌发、美发的作用。

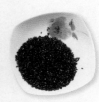

◆黑芝麻

首乌芝麻糊美发法

制何首乌100克，黑芝麻50克，蜂蜜50毫升。将制何首乌洗净，放于锅内蒸30分钟，使制何首乌变软；将蒸软的制何首乌取出，再放入锅内煎1小时，制何首乌的汁溶于水中；将黑芝麻炒熟，放于盛有制何首乌片的锅内煮10分钟；晾凉后加入蜂蜜，将所有材料搅匀即可。每日早、晚各吃50克首乌芝麻糊，坚持2个月可见明显效果。制何首乌有养血益肝、固精益肾、乌须发的作用；黑芝麻含有大量的脂肪和蛋白质，常食可令头发变得乌黑光亮。

何首乌酒乌发

制何首乌、白何首乌、赤茯苓、白茯苓各10克左右，5000毫升老酒。将前4味药材捣碎，以绢袋盛之，浸于老酒内。封好后，蒸15分钟。放阴凉处静置3个月后饮用。每日适量。此方可乌发，长精神，益气血。

特效理疗 偏方验方名方

啤酒令头发顺滑光亮

准备适量的啤酒，先将头发洗净、擦干，然后将啤酒均匀地涂抹在头发上，轻轻按摩，使啤酒渗透至头发根部。15分钟后用清水洗净头发，再用木梳或牛角梳梳顺头发。啤酒中的营养成分对防止头发干枯脱落有很好的治疗效果，还可以使头发顺滑光亮，促进头发的生长。

【丰胸】

拥有坚挺、丰满的乳房，是每一个女性的梦想。在日常生活中，有很多非常有效的丰胸方法，而且简单易学。

食疗、药疗 偏方验方名方

芝麻圆白菜丰胸方

芝麻100克，圆白菜、植物油、盐各适量。将芝麻用小火炒，炒到芝麻香时出锅，等凉后压碎。圆白菜切段，锅中放入适量植物油烧热，放入圆白菜翻炒片刻，熟时加盐，撒上芝麻屑拌匀即可。

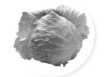

◆ 圆白菜

圆白菜含有丰富的维生素E，能够促进卵巢的发育，增加雌激素的分泌，从而刺激乳房的发育；芝麻含有丰富的蛋白质、脂肪、糖类等，是上好的丰胸食品。

核桃松仁粟米丰胸方

核桃仁、松仁、粟米、冰糖、高汤各适量。将核桃仁、松仁炒熟。将冰糖、粟米加入高汤中，小火炖熟，撒上炒好的核桃仁和松仁即可食用。最好买生的核桃仁和松仁，自己炒制加工。每日喝1小碗即可。核桃仁和松仁是女性经典的滋补食品，有很好的丰胸作用。此外，还有利于滋润皮肤、延缓皮肤衰老。

花生红枣黄芪粥丰胸方

黄芪20克，花生、去核红枣各100克。将3种食材洗净后放入锅中熬煮成粥，经期后连食7天。花生含有丰富的维生素E、蛋白质及油脂，能促使卵巢发育和完善；红枣是调节内分泌、补血养颜的传统食品；黄芪行气活血，三者搭配有很好的丰胸效果。

特效理疗 偏方验方名方

按摩法令乳房丰满圆润

一只手放在乳房的下侧，从胸骨往腋下按摩；另一只手放在乳房上侧，从腋下往胸骨按摩；两只手同时进行，共按摩20次。按摩乳房不仅可以促进雌激素的分泌，促进乳房的发育。同时还可以活血理气，加强乳房部位的血液循环，使乳房获得更多的营养，逐渐变得丰满圆润。

【瘦腰】

随着年龄的增长，你是否发现体重在不断地增长，而且赘肉总是喜欢集中在腹部。腰上的赘肉就像一个难看的游泳圈，让人愁眉莫展。以下几个瘦腰的小偏方，能够让你轻松甩掉水桶腰，快来试试吧！

食疗、药疗 偏方验方名方

什锦蔬菜瘦腰方

芹菜100克，青葱2根，鸡胸骨、大白菜各200克，洋葱、青椒、番茄各1个，盐、鸡精各适量。将鸡胸骨放入沸水中焯烫去血水后，捞起用凉水洗净备用。青葱、芹菜切小段，洋葱、青椒、番茄、大白菜切小块。在锅中放入鸡胸骨与适量水，以大火煮沸后，转小火煮约30分钟。将其余食材放入锅中，以小火再煮约1小时，起锅前加入盐、鸡精拌匀食用即可。鸡肉富含蛋白质，而蔬菜富含各种维生素和膳食纤维，能够减弱脂肪在体内的聚集，有减肥瘦腰的功效。

冬瓜芦荟汤减脂瘦腰

冬瓜250克，芦荟3片，雪梨1个，红枣4颗，盐适量。芦荟、冬瓜洗净切段，红枣、雪梨洗净切块。将冬瓜放入锅中，加入适量水煮沸，转小火煮至熟，再加入红枣、雪梨、芦荟及盐略煮即可饮用。冬瓜不含脂肪，并且含钠量极低，有利尿排湿的功效，常吃冬瓜可以避免脂肪在腰部囤积，使人快速瘦下来。

荷叶饮瘦身塑形

荷叶15克，金银花10克，竹叶心6克。将上述药材一起用沸水浸泡，代茶饮用即可。此饮品有清热消暑的功效，常饮能消除体内多余脂肪，起到瘦身塑形的作用，还能清热除燥。

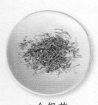

◆金银花

山楂丸开胃

山楂、六曲、槟榔、山药、白扁豆、鸡内金、沙棘、麦芽、砂仁各50克。将上述药材炼蜜为丸，每颗以重9克为宜。温水送服，每次1丸，每日1～2次。此方具有健脾胃，助消化，治疗便泻、肥胖之功效，适用于因饮食积滞引起的脘腹胀满、疼痛、消化不良。

【美腿】

一双纤细修长的美腿，能够散发出女性的优雅与性感之美。如何才能令腿部显得更修长，尽显女性的魅力呢？以下的小偏方能帮助你打造腿部修长的曲线，是美腿的法宝。

食疗、药疗 偏方验方名方

香椿鸡蛋消除腿部脂肪

香椿叶芽儿、鸡蛋、盐各适量。香椿叶芽儿切碎，加盐腌渍一下，和鸡蛋一起翻炒即可食用。鸡蛋含丰富维生素A和B族维生素；香椿富含丰富的维生素C、胡萝卜素等物质。经常食用，有助于增强机体免疫功能，可使双腿肌肤滑嫩，消减腿部脂肪。

红小豆冬瓜治疗腿部浮肿

红小豆、冬瓜各适量。将冬瓜洗净去皮切块，红小豆洗净，浸泡6小时备用。再于锅中放适量水烧沸，倒入红小豆煮熟。最后将冬瓜块放入锅中，开盖中火煮至冬瓜变透明，加盐调味即可。晚餐时食用，配合清淡饮食。红小豆富含维生素B_1、维生素B_2、蛋白质及多种矿物质，可预防及治疗腿部水肿，有减肥瘦身之效。

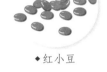
◆红小豆

特效理疗 偏方验方名方

生姜泡澡法

用刀背把姜敲碎，加入泡澡的热水中，如果想让生姜里的汁液全都发挥出来，可以将敲碎的姜末先放入茶壶里用小火煮沸，再倒入澡盆中。注意生姜泡澡水位不可以超过胸部。生姜能使血管扩张，血液循环加快，促使身上的毛孔张开，能消除身体里多余的热量。

刮痧美腿法

腿上抹好乳液，用牛角刮痧板从上向下刮20下。要快速、用力，直到刮出红道道，左腿刮完换右腿。最好是每日晚上睡觉之前刮1次，刮完后不要接触冷水。此法可使经络通畅，气血通达，消减脂肪。静脉曲张及脉管炎患者禁用此法。

养颜瘦身

很老很灵的偏方验方名方

- **文字撰写**　　尚　品　杜　峥　柳泉吉
- **图片拍摄**　　王小鸥
- **插图绘制**　　北京阳光图书工作室
- **图片提供**　　上海富昱特图像技术有限公司

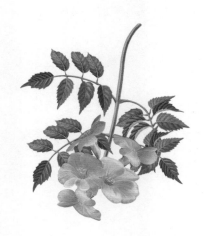